AF454414

NOUVEAUX ÉLÉMENS

DE LA SCIENCE ET DE L'ART

DES ACCOUCHEMENS.

I.

ADRIEN EGRON, IMPRIMEUR
DE SON ALTESSE ROYALE MONSEIGNEUR DUC D'ANGOULÊME,
rue des Noyers, n° 37.

NOUVEAUX ÉLÉMENS

DE LA SCIENCE ET DE L'ART

DES ACCOUCHEMENS.

SECONDE ÉDITION,

REVUE, CORRIGÉE ET AUGMENTÉE

DU TRAITÉ

DES MALADIES DES FEMMES ET DES ENFANS;

PAR J.-P. MAYGRIER,

Docteur en Médecine de la Faculté de Paris, Professeur d'Anatomie et de Physiologie, d'Accouchemens, de Maladies des femmes et des enfans; Médecin attaché aux Comités de Bienfaisance et aux Dispensaires; Membre de la Société médicale d'Emulation, etc. etc.

TOME PREMIER.

PARIS,

DE PELAFOL, LIBRAIRE,

RUE DES GRANDS-AUGUSTINS, N° 21.

1817.

AVIS

SUR CETTE NOUVELLE ÉDITION.

Lorsqu'en 1814 je fis paraître mes *Nouveaux Elémens de la science et de l'art des Accouchemens*, j'avais toujours eu l'intention de publier, à la suite, un second volume qui devait contenir les maladies des femmes grosses et des enfans nouveau-nés ; mais le temps qui s'écoule si rapidement, les occupations qui se multiplient toujours davantage pour le médecin praticien, à mesure que les années se succèdent, m'avaient empêché de me livrer à ce travail, lorsque certaines circonstances, que je ne veux point révéler pour l'honneur de quelques brocanteurs en librairie, qui, spéculant sur la confiance et la bonne foi des auteurs, savent si bien leur ravir le fruit de leurs veilles et de leurs travaux, vinrent mettre de nouveaux obstacles à mes projets, et retardèrent de plus en plus la publication de ce second volume. Sur ces entrefaites le premier volume s'est écoulé, et je me suis trouvé, contre mon attente, dans la nécessité d'en publier une seconde édition. Je me serais peut-être contenté de faire réimprimer mon ouvrage tel qu'il était, c'est-à-dire en un seul volume, qui n'aurait offert, comme auparavant, que la science et l'art des accouchemens ; mais, j'en atteste tous les élèves qui ont suivi et qui suivent encore mes cours, c'est d'après leurs sollicitations réitérées, c'est d'après leur empressement, dont je leur témoigne ici toute ma reconnaissance, que je me suis décidé à publier un second volume qui contiendra spécialement les maladies des femmes grosses et celles des enfans, depuis le commencement de leur naissance jusqu'à l'âge de sept ans.

Je me serais d'autant plus dispensé de m'imposer ce pénible fardeau, que, loin de me dissimuler les difficultés d'un pareil travail, je suis, au contraire, de plus en plus convaincu, aujourd'hui qu'il est terminé, qu'il était au-dessus de mes forces. Je pense même qu'il est impossible de présenter, dans un volume plus ou moins considérable, un tableau fidèle et complet des maladies des femmes et de celles des enfans. Cette matière est trop vaste ; la resserrer ainsi, c'est l'étrangler. C'est pour cette raison que j'ai cru ne devoir parler, dans mon second volume, que des maladies de la grossesse proprement dite, et de celles qui se manifestent après l'accouchement, mais qui appartiennent essentiellement aux suites de cette fonction pénible. Quant aux maladies des enfans, elles seront exposées très-succinctement, le court espace dans lequel je suis obligé de me renfermer ne me permettant pas de m'étendre davantage sur ces maladies. Je borne là les observations que j'avais à faire sur cette nouvelle édition de mon ouvrage, me réservant d'entrer dans des considérations plus étendues dans l'Introduction qu'on va lire.

INTRODUCTION.

Le titre de l'ouvrage que je publie aujourd'hui annonce assez que je ne considère pas les accouchemens sous un seul et même point de vue. Il y a deux choses très-distinctes dans cette branche importante de la médecine, la science et l'art. L'une est exposée, avec plus ou moins d'intérêt, dans des ouvrages dont le temps et le jugement des hommes éclairés ont consacré le mérite, et qui forment le guide qui doit diriger les premiers pas du jeune praticien ; l'autre se compose de l'ensemble des faits qui ont successivement amené cette partie de la médecine au point de perfection où elle se trouve aujourd'hui. L'un et l'autre objet réclament également la plus sérieuse attention de la part de celui qui veut consacrer ses soins et ses talens, non seulement pour soulager les femmes, et leur rendre moins cruelles les difficultés de l'une des plus pénibles fonctions de l'économie animale, mais aussi pour combattre avec succès les accidens graves qui accompagnent trop souvent cette grande opération de la nature, et qui peuvent, comme l'attestent les tristes mo-

numens de l'art, compromettre éminemment la
vie de deux individus à la fois.

Le domaine de la médecine s'est tellement
agrandi depuis quelques années, les hommes qui
écrivent sur cette belle science, ou qui la pro-
fessent, se sont élevés à des considérations d'un
si haut intérêt, et ont embrassé un champ si vaste,
qu'il est impossible, en écrivant sur une branche
quelconque de la médecine, de ne pas être entraîné par l'impulsion générale, et de ne pas suivre, au moins de loin, si on ne peut les devancer
ou même les atteindre, les hommes de génie qui
ont enfanté ces prodiges.

Les accouchemens ne sont point restés étrangers au noble essor donné à toutes les sciences.
Moins avancés peut-être que les autres branches
de la médecine, ils ont aussi, sous ce rapport,
fait plus de progrès en moins de temps, en profitant heureusement des découvertes qui sem-
blaient hors de leur domaine. Egalement en
contact avec toutes les autres parties de la médecine, les accouchemens se sont tout-à-coup
enrichis de leurs découvertes réciproques, et il
en est résulté, pour cette partie essentielle de
l'art, les avantages les plus précieux. On peut
aussi avancer, sans crainte d'être démenti, que
les hommes qui, dans ces derniers temps, se sont
plus particulièrement appliqués, soit à l'enseigne-

ment, soit à la pratique des accouchemens, possèdent également à un très-haut degré les rares qualités d'un chirurgien très-habile et d'un médecin très-distingué ; et si les accouchémens sont aujourd'hui professés ou exercés avec tant de succès, cela ne peut être que le résultat des circonstances heureuses que je viens d'indiquer.

C'est d'après ces considérations préliminaires que j'ai cru devoir présenter ici l'histoire séparée de la science et de l'art des accouchemens. Ce tableau n'est qu'une ébauche très-imparfaite, ou, pour mieux dire, qu'un léger aperçu. D'ailleurs, pour offrir un véritable intérêt, un pareil travail aurait eu besoin d'un cadre plus vaste, les détails dont il est susceptible ne pouvant être renfermés dans un espace aussi circonscrit que celui dans lequel je suis obligé de me renfermer. Le voici tel que je le conçois.

Les accouchemens se composent essentiellement de la science et de l'art ; l'une et l'autre n'ont point eu la même origine, et leurs progrès, n'ayant pas eu les mêmes causes, ont dû présenter des résultats bien différens. L'origine de l'art des accouchemens, par exemple, se rapporte nécessairement à la naissance de Caïn et d'Abel. L'Ecriture-Sainte dit qu'après la faute du premier homme, Dieu annonça à la femme qu'elle enfanterait avec douleur. L'origine de la science des accouchemens est beaucoup plus rapprochée de nous, et ne date que du temps où vécut Hippocrate. Si l'origine de la science et de l'art est si différente, leurs progrès ne le sont pas moins : le tableau suivant va le confirmer.

Histoire de la science des accouchemens.

Afin de ne point confondre les objets, et de ne présenter ici qu'une froide et sèche nomenclature des auteurs qui ont écrit sur les accouchemens, j'ai cru devoir me borner à indiquer seulement les époques où la science des accouchemens a fait de véritables progrès. Ces époques elles-mêmes appartiennent aux hommes célèbres, qui nous ont laissé des preuves écrites et non équivoques des profondes connaissances qu'ils possédaient sur cette partie de l'art. Cette manière d'envisager une science quelconque a des inconvéniens, sans doute, mais elle présente l'avantage inappréciable de faciliter son étude et de la rendre plus profitable, en n'offrant aux méditations des élèves que les auteurs qui peuvent leur donner une instruction aussi solide qu'étendue.

Première époque. La première époque appartient nécessairement à Hippocrate, qui, pour les accouchemens, les maladies des femmes et des enfans, comme pour presque toutes les autres branches de la médecine, s'est élevé à un tel degré de supériorité, qu'il peut, à juste titre, en être appelé le créateur. « L'enfant, a dit Hippocrate, doit être comparé à une olive dans une bouteille; pour en franchir le goulot, il faut que l'olive s'engage par l'une ou l'autre extrémité : alors l'accouchement est naturel; si elle se présente en travers, elle ne peut sortir spontanément, exige des secours étrangers, et donne l'idée de l'accouchement appelé contre nature. » Rien de plus ingénieux, et de plus vrai en même temps, que cette idée si simple et si naturelle de la position de l'enfant dans la matrice, du mécanisme de son expulsion dans l'accouchement naturel, et de la manière de l'extraire dans le cas contraire. Hippocrate n'est pas moins admirable pour tout ce qui concerne la délivrance; il en connaissait l'importance et les dangers : on ne peut rien ajouter aux préceptes qu'il nous a laissés à cet égard. Tel est le propre des esprits supérieurs, qu'ils devancent même, dans leurs conceptions, le siècle qui les a vus naître; tel fut Hippocrate.

Mais rien ne décèle davantage les profondes connaissances du père de la médecine, que tout ce qu'il nous a laissé sur les maladies des femmes et sur la nature de l'enfant. Les auteurs qui sont venus après lui n'ont fait que le copier sur cet objet, sans se renfermer, comme il l'a fait, dans les bornes d'une exposition savante et éclairée. Se laissant aller trop souvent aux écarts d'une imagination déréglée, on les a vus s'abandonner à des raisonnemens subtils, là où les faits seuls auraient dû parler. Tels furent les Arabes, que nous aurons bientôt occasion de citer. Lisez donc, méditez les écrits d'Hippocrate, jeunes praticiens qui voulez vous nourrir de la plus saine doctrine, et qui, dans l'exercice d'une partie aussi difficile que celle des maladies des femmes et des enfans, cherchez un guide qui puisse diriger vos premiers pas dans la pratique.

Au siècle brillant d'Hippocrate, et à cette première époque de l'histoire des accouchemens et de ses progrès naissans, appartiennent Aristote, Eraristrate, Hérophile et Cléopâtre, dont on ignore la naissance et le rang, quoiqu'on en ait fait une reine. Wolfius lui attribue un ouvrage, auquel elle n'a peut-être jamais pensé. Quant à Aristote, il est le seul dont les écrits soient parvenus jusqu'à nous. Les ouvrages des autres, détruits par le temps, sont parfaitement ignorés, et ceux qu'on leur attribue n'offrent ni une authenticité assez respectable, ni ce goût pur de l'antiquité, qu'on admire surtout dans les écrits d'Hippocrate.

Aristote s'est beaucoup occupé de la génération des animaux en général, et de celle de l'homme en particulier; il est entré, à cet égard, dans des détails un peu superflus pour le temps où nous vivons, mais qui indiquent au moins les nobles et immenses travaux de ce grand génie. Sur tout ce qui concerne les accouchemens, Aristote s'est à peu près borné à copier Hippocrate; ce qui sert à confirmer au moins l'excellence des écrits du père de la médecine, et le cas qu'en faisaient ses contemporains. Nous aurons souvent occasion de faire la même remarque, en parlant des travaux scientifiques de plusieurs médecins qui, à l'époque où ils ont vécu, ont joui d'une grande réputation, qu'ils devaient en grande partie au divin vieillard.

Deuxième époque. Un long espace sépare la première de la deuxième époque de l'histoire des accouchemens. C'est à Celse que nous la rapportons, quoique cet auteur ne nous ait transmis, dans le seul ouvrage que nous connaissions de lui, il est vrai, qu'une faible copie de quelques points isolés de la doctrine d'Hippocrate; mais, toujours élégant, toujours pur, ce que Celse nous a laissé sur les accouchemens ne s'en fait pas moins lire avec le plaisir le plus vif (1). Il faut

____

(1) Je ne puis resister au désir de citer un passage tiré du VIIe livre, chap. III, sect. 13, de l'ouvrage de Celse, sur la manière dont il faut s'y

rapporter à cette seconde époque trois auteurs, très-célèbres d'ailleurs, mais qui, n'ayant point écrit *ex professo* sur la science des accouchemens, n'ont fait faire que de faibles progrès à cette branche de la médecine. Ces trois auteurs sont Galien, Soranus et Cœlius Aurélianus.

Troisième époque. Quoiqu'on ignore l'époque où vivait Moschion, et qu'on ne soit pas même certain s'il est venu avant ou après Celse, on est assez généralement convenu, parmi les savans, de le considérer comme postérieur à ce dernier. C'est donc à Moschion qu'appartient tout l'honneur de la troisième époque ; car ici ce n'est pas précisément l'homme dont il est important de connaître l'origine, et de savoir précisément l'époque où il vivait, mais ce sont les ouvrages qui passent pour être de lui, qu'il est essentiel de ne pas laisser dans l'oubli, et aucun ne méritait au-

---

prendre pour dilater artificiellement le col de la matrice. Il est impossible de rien ajouter à ce petit tableau ; il est achevé.

Oportet autem, dit Celse, *ante omnia resupinam mulierem transverso lecto sic collocare, ut feminibus ipsius ejus ilia comprimantur : quo fit ut et imus venter in conspectu medici sit, et infans ad os vulvæ compellatur ; quæ vulva, emortuo partu, id comprimit, ex intervallo verò paulùm dehiscit. Hac occasione usus medicus, unctæ manûs indicem digitum primùm debet inserere, atque ibi continere donec iterùm id aperiatur, rursùsque alterum digitum demittere debebit, et per easdem occasiones alias, donec tota esse intùs manus possit.*

tant d'être recommandé aux méditations de la classe éclairée des accoucheurs, que celui qui porte le nom de Moschion.

L'ouvrage qui a été publié sous son nom porte le titre suivant : *De mulieribus Affectibus, græcè et latinè; Basileæ*, 1558. Mais il serait bien à désirer qu'une main savante et studieuse revît avec soin toutes les éditions des ouvrages de Moschion, pour en donner une nouvelle plus correcte que celles qui existent, et qui pût servir à fixer d'une manière plus précise l'état des accouchemens au temps où l'on présume que vivait Moschion.

Nourri de la doctrine des anciens, et marchant sur leurs traces, Moschion a peut-être sur eux un avantage, qu'il n'a dû sans doute qu'aux progrès toujours croissans des sciences et des arts, c'est-à-dire d'avoir exposé toute la science des accouchemens avec un ordre et une méthode inconnus jusqu'alors.

Cette troisième époque, à la tête de laquelle nous plaçons Moschion, est une des plus fertiles en hommes savans et distingués en accouchemens, parmi lesquels je me contenterai de citer Aëtius, Paul d'Ægine et Sérapion. Le premier surtout mérite toute notre reconnaissance, par son infatigable activité et par l'excellence de ses recherches, non seulement pour ce qui concerne la

science des accouchemens, mais aussi pour les
autres branches de la chirurgie. Le second fut
également un auteur très-distingué en accouchemens, et le premier, dit-on, qui ait exercé la
profession spéciale d'accoucheur : ses contemporains lui donnèrent le nom remarquable de *Vir
obstetrix*. Le troisième enfin, que les uns placent
parmi les auteurs grecs, et les autres parmi les
arabes, mais dont les écrits sont peu connus,
paraît cependant s'être occupé avec beaucoup de
succès de l'étude des accouchemens, et son nom
figure avec beaucoup d'honneur dans toutes les
biographies relatives à cette branche de l'art de
guérir.

Quatrième époque. Cette quatrième époque
surtout intéresse par les noms des auteurs qui la
composent, et par la langue dans laquelle ils nous
ont transmis leur doctrine : ce sont les Arabes.

Lors de la prise d'Alexandrie par Amrou,
lieutenant du farouche Omar, tous les savans, les
gens de lettres, s'éloignèrent d'une terre où la per-
sécution et la barbarie avaient établi leur empire.
Il en résulta une décadence honteuse dans toutes
les sciences. Cependant du sein même de la des-
truction jaillirent quelques lumières, et le siècle
des Arabes est mis au nombre des époques heureuses, sinon des arts d'imitation et d'agrément,

au moins des sciences, et surtout de la médecine.
Les hommes de l'art, qui s'occupèrent plus particulièrement de la science des accouchemens, furent Avenzoar, Avicenne, Averrhoès et Albuca-
sis. Ce dernier surtout inventa un grand nombre
d'instrumens propres à la terminaison des accouchemens difficiles ; mais, emporté par une imagination dont la fougue et les écarts peuvent à
peine trouver une excuse dans la chaleur du climat
sous lequel il vivait, il en multiplia trop le nombre peut-être, et par là fit un tort considérable à l'a-
vancement de l'art, dont il retarda les progrès.

Entre l'époque des Arabes et la renaissance des
lettres, il s'écoula plusieurs siècles d'ignorance,
pendant lesquels la science, ainsi que l'art des accouchemens, tombèrent dans un profond oubli. Il
faut arriver jusqu'à Ambroise Paré, pour voir cette
partie de la médecine sortir de l'obscurité où elle
était plongée. Cependant, dans ce long intervalle,
parut un homme de génie qui, à lui seul, méri-
terait de faire époque, les accouchemens ayant
brillé, sous lui, de l'éclat le plus vif. Cet homme
est Rhodion, qui exerçait la médecine à Franc-
fort-sur-le-Mein, vers l'an 1548. L'ouvrage qu'il
a publié sur les accouchemens, intitulé : *De Partu
hominis et quæ circa ipsum accidunt*, peut être
considéré comme le premier traité régulier qui
eût paru jusqu'alors sur les accouchemens. Pour

donner la preuve de la supériorité des connaissances de Rhodion en accouchemens, à l'époque où il vivait, il me suffira de transcrire le texte des chapitres de son ouvrage, et de montrer par là que plusieurs productions des siècles modernes, sur la même matière, ne sont point écrites avec plus d'ordre et une méthode plus savante que ce que nous a laissé Rhodion.

1°. *Quo situ atque habitu partus in utero quiescit.*

2°. *Quod tempus pariendi.*

3°. *De facili partu et difficili.*

4°. *Quid parientibus maximè agendum.*

5°. *Remedia quæ partum adjuvant.*

6°. *Quomodò secundinæ à parientibus eximendæ.*

7°. *Varii casus qui circà, aut etiam post partum mulieribus accidunt.*

8°. *De abortientibus, et causis abortuum.*

9°. *De partubus emortuis, et quibus signis cognoscantur.*

10°. *De recentibus natis.*

11°. *De lacte et nutrice.*

12°. *De variis morbis, etc.*

Avant de passer à Ambroise Paré, j'aurais peut-être dû signaler à la reconnaissance de la postérité et dire un mot des ouvrages de quelques hommes recommandables qui ont écrit sur les accouchemens; mais, outre qu'ils n'en ont point traité *ex professo*, leur nom n'est pas assez célèbre dans cette branche de la médecine, pour que nous leur consacrions à chacun un article particulier. Ce sont : Scévole de Sainte-Marthe, connu par sa *Pœdatropie*, dans laquelle il dit aux femmes grosses :

Vos, venerem immodicum, ô matres! si cura salutis,
Vos, venerem vitate..............

Jason de Patris, auteur d'un ouvrage intitulé *de Pariente et Partu*; Jean Gonthier, auquel on attribue l'ouvrage qui porte le titre de *Gynæciorum commentariolus de gravidarum, parturientium, puerperarum, et infantium curá;* enfin le fameux Fernel, médecin de Marie de Médicis, qu'il rendit féconde, dit-on, par le conseil qu'il lui donna de ne recevoir les embrassemens d'Henri IV, son époux, qu'immédiatement après ses règles.

Cinquième époque. Non seulement de l'aveu des ses compatriotes, mais même des étrangers, Ambroise Paré fut le restaurateur de la chirurgie en Europe. Un esprit aussi vaste, aussi fécond, devait nécessairement laisser l'empreinte du génie sur toutes les branches de la médecine sur lesquelles il a écrit. La science des accouchemens lui doit, à cet égard, la plus vive reconnaissance, pour les lumières qu'il a répandues avec profusion dans ses ouvrages touchant cette partie. C'est surtout dans le livre intitulé : *De la Géné-*

ration de l'Homme, et manière d'extraire les en-fans du ventre de leur mère, publié en 1573, que l'on trouve les préceptes les plus lumineux et les réflexions les plus judicieuses sur les accouchemens. On ne peut trop en recommander la lecture aux jeunes praticiens qui veulent connaître les sources où ils peuvent se former aux bonnes doctrines, et s'appuyer d'autorités respectables. Je ne craindrais pas même d'être taxé d'exagération, en comparant, relativement à l'objet qui nous occupe, Ambroise Paré à Hippocrate. Même candeur, même profondeur de vues, même sagacité, même laconisme. Quelle que soit d'ailleurs la valeur de cette assertion, Ambroise Paré n'en restera pas moins le génie le plus étonnant que l'art ait produit depuis Hippocrate; et s'il ne peut être comparé à ce dernier, aucun autre ne peut l'être à Paré.

A l'époque où brillait Ambroise Paré, les lettres et les sciences commençaient à sortir de la barbarie où elles avaient été plongées, en Europe, depuis la prise d'Alexandrie par les Arabes. L'Italie même jetait déjà le plus vif éclat; Le Dante, Pétrarque et Le Tasse avaient écrit leurs poëmes immortels. La France n'avait encore produit que Ronsard et Clément Marot; mais la médecine et la chirurgie, cultivées à cette époque avec un grand empressement et le succès le plus rare, donnaient à la France une supériorité marquée sur ses voisins. Je viens de signaler celui qui en fut l'ornement; il eut de nombreux successeurs, et même quelques rivaux, qui cependant n'ont rien diminué de notre admiration pour le père de la chirurgie française, je dirais presque de la chirurgie européenne.

Les hommes qui, dans la science des accouchemens, s'illustrèrent le plus à cette époque, à la tête de laquelle nous plaçons Paré, furent Guillemeau, son élève et son émule; François Rousset, Séverin Pineau, Louise Bourgeois, et l'auteur de la *Callipédie*, si l'on peut qualifier d'ouvrage sur les accouchemens, un poëme où l'auteur donne à peine quelques préceptes suivis sur la science qui nous occupe.

Guillemeau, qui fut contemporain de Paré, mais qui fut son élève, devint, par la suite, son émule et son rival. Doué d'une imagination très-vive et d'un esprit très-profond, il enrichit la chirurgie en général, et les accouchemens en particulier, des observations les plus précieuses. L'ouvrage qu'il a publié, intitulé : *De la Grossesse, de l'Accouchement des Femmes, de leurs Maladies, et Moyens de survenir aux accidens qui leur arrivent*, est, sans contredit, le plus complet qui eût paru jusqu'alors. Ses observations sont, en général, fort intéressantes, et la lecture n'en peut être que profitable.

François Rousset est célèbre dans les fastes de l'art par la chaleur avec laquelle il a parlé de l'opération césarienne, qu'il a pratiquée plusieurs fois avec succès.

On doit à Séverin Pineau la découverte d'un fait en accouchemens, qui, jusqu'à lui, paraissait avoir échappé à la sagacité des gens de l'art. Hippocrate, à ce qu'il paraît, avait entrevu la possibilité de l'écartement des os du bassin ; mais il était réservé à Séverin Pineau d'en démontrer l'évidence, et de la faire constater par les hommes les plus recommandables de son siècle.

De toutes les femmes qui ont écrit sur les accouchemens, Louise Bourgeois est la plus célèbre. Honorée de la confiance de la reine Marie de Médicis, elle lui dédia l'ouvrage qu'elle a publié sur les accouchemens. Il renferme, entr'autres choses recommandables, des préceptes très-sages sur les pertes qui se manifestent vers la fin de la grossesse, lors de l'implantation du placenta sur l'orifice ou sur ses bords.

Sixième époque. Malgré les travaux que je viens de signaler sur les accouchemens, et les hommes célèbres que je viens de faire connaître, on ne peut disconvenir cependant que, jusqu'ici, la science des accouchemens n'avait encore fait que de faibles progrès ; mais la chose paraîtra moins surprenante, quand on saura qu'il était difficile que cela fût autrement, les accouchemens ayant été pratiqués presque exclusivement par des sages-femmes qui, pour la plupart, crédules et ignorantes, n'étaient certainement pas faites pour illustrer l'art auquel elles s'adonnaient, et qui, sous ce rapport, leur doit en général peu de reconnaissance. On peut donc avancer que, malgré les travaux d'Ambroise Paré, de Guillemeau et de quelques autres, la science des accouchemens attendait une main habile pour coordonner les faits, et pour présenter un ensemble digne de fixer enfin l'attention des hommes même les plus habiles en ce genre. Ce fut Mauriceau qui en eut la gloire. A lui seul appartient presque entièrement la sixième époque qui est, sans contredit, la plus brillante et la plus féconde de l'histoire des accouchemens. Non seulement Mauriceau illustra la science des accouchemens par des ouvrages où brillent le savoir et la connaissance la plus profonde de son art, mais il les pratiqua avec la plus grande distinction, et obtint même du parlement, à ce que rapportent les mémoires du temps, la permission de les exercer à l'Hôtel-Dieu de Paris.

Les ouvrages de Mauriceau, lus et relus encore de nos jours, ne peuvent être médités avec trop d'attention, pour les excellens préceptes qu'ils renferment; les traités même les plus modernes, touchant les maladies des femmes, n'ont point encore fait oublier ce que Mauriceau nous a laissé sur cet objet important. Presqu'à la même époque où brillait Mauriceau, parurent plusieurs hommes célèbres en accouchemens, qui, sans l'effacer, concoururent avec lui à imprimer la plus heureuse impulsion à la science des accouchemens. Sans m'arrêter ici à les faire connaître tous d'une manière particulière, parce que leurs ouvrages sont encore aujourd'hui entre les mains de toutes les personnes qui s'occupent de la pratique ou de l'enseignement des accouchemens; et qui sont jalouses de leur instruction, il me suffira de rappeler les noms de Peu, de Portal, d'Amand, de Viardel et de Dionis, en France; de Roonhuysen, de Deventer, de Stalpart van der Wiel, de Ruisch, en Hollande; de Chapman, de Chamberleine, en Angleterre. Ces derniers passent pour les inventeurs du forceps, dont la première idée cependant appartient à Palfin, chirurgien et célèbre anatomiste français.

Septième époque. Les ouvrages de Mauriceau et des hommes distingués que je viens de nommer, avaient produit une heureuse révolution dans la science des accouchemens; mais il était réservé à Levret d'en fixer les principes d'une manière immuable, et que le temps même ne fera que confirmer. Levret peut être considéré, sans contredit, comme le premier homme de son art, et celui dont les ouvrages ont le plus contribué à fixer le rang que les accouchemens doivent tenir parmi les autres branches de la médecine.

A l'époque même où Levret jetait, en France, une si vive lumière sur toutes les parties de la science et de l'art des accouchemens, Smellie n'était pas moins célèbre en Angleterre, soit par ses écrits, soit par la pratique la plus étendue et la plus heureuse. Les ouvrages de Smellie et ceux de Levret, publiés presqu'en même temps, portent également l'empreinte du génie de leurs auteurs; mais, sans crainte d'être accusé de prévention pour le pays qui m'a vu naître, et pour l'homme dont les écrits et les travaux ont tant honoré l'humanité, je crois que Levret l'emporte sur Smellie, pour l'étendue et la variété des connaissances, comme écrivain, et pour la profondeur et la sûreté du coup d'œil, comme praticien.

L'époque où vécut Levret est aussi celle qui a été signalée par la publication du plus grand nombre d'ouvrages distingués en accouchemens. C'est à cette époque, ou à peu près, que parurent ceux de Delamotte et de Puzos en France, de Rœderer en Hollande, de Burton en Angleterre, de Stein en Allemagne, de Pasta en Italie. Quelques ouvrages, moins considérables que ceux des auteurs que je viens de citer, et de savans mémoires publiés à cette époque, concoururent également à illustrer l'art, en même temps qu'ils ont fait faire de grands progrès à la science des accouchemens.

Huitième et dernière époque. Levret semblait avoir tellement reculé les bornes de l'art, et ses ouvrages portaient un tel degré de perfection, qu'il paraissait impossible de rien ajouter aux travaux d'un homme aussi célèbre. Une seule partie cependant avait été négligée par Levret : c'est la distribution méthodique des diverses présentations que le fœtus peut offrir au détroit supérieur pour le franchir. Cette connaissance, des plus importantes, conduit à celle des moyens qu'il faut mettre en usage pour suppléer, dans quelques cas, aux efforts impuissans de la nature. C'est ce qui constitue la manœuvre proprement dite, dont on ne retrouve que des aperçus dans les auteurs anciens, et que les modernes ont eu la gloire de porter au plus haut degré de perfection. Parmi ces auteurs, il n'en est point de plus célèbre, ni qui méritait plus de l'être, que l'illustre Beaudelocque. Elève, et je dirais presque héritier du génie de Levret, aucun autre n'a pu lui disputer la palme ou plutôt l'empire des accouchemens. Il a régné seul, et sans rivaux, sur cette partie importante de la médecine. Son ouvrage, le plus complet et le véritable code des accoucheurs, pourra être égalé peut-être, mais ne sera jamais surpassé. Toute la science des accouchemens, mais la science éclairée par le fruit des plus nobles travaux et l'expérience la plus consommée, s'y trouve exposée de la manière la plus lumineuse. On sent, en lisant l'ouvrage de Beaudelocque, qu'il n'a pu être composé que par l'homme le plus profondément versé dans tous les secrets de son art. Quel poids, quelle autorité doit avoir un pareil ouvrage, quand on sait que son auteur a été investi de la confiance de presque toutes les femmes de la capitale, que les places les plus éminentes lui avaient été offertes, comme un juste tribut payé à ses grands talens.

Cependant, malgré la supériorité incontestable de Beaudelocque sur tous ses contemporains, ce serait être injuste que de ne pas signaler à la reconnaissance de la postérité deux hommes d'un mérite très-distingué, que l'immense réputation de Beaudelocque a pu seule empêcher de briller autant qu'ils l'auraient fait sans doute, sans la présence d'un si redoutable rival : ces hommes furent

Deleurye et Antoine Petit. Quant à la foule de ces accoucheurs qui, de leur temps, ont joui d'une grande réputation, mais qui ne l'ont point justifiée par des monumens de leur savoir, leur nom doit rester dans l'oubli, et mourir avec eux. Mon silence à leur égard n'est point suspect; j'en signale le motif. Des hommes qui n'ont jamais rien fait pour la postérité, ne doivent point prétendre à sa reconnaissance.

Si je ne m'étais imposé l'obligation de ne point parler des auteurs vivans, j'aurais des éloges bien mérités à prodiguer à plusieurs de mes savans confrères, dont les ouvrages ont élevé la science des accouchemens au plus haut point de gloire où elle puisse aspirer, et qui, d'ailleurs, en ont singulièrement agrandi le domaine. L'époque qui se prépare donne donc les plus brillantes espérances, puisque les hommes qui s'occupent de cette branche des sciences médicales ont, depuis long-temps, fixé sur eux l'estime de leurs contemporains; estime qu'ils ont justifiée, d'ailleurs, par les preuves les plus solennelles et les moins équivoques d'un savoir aussi solide qu'étendu.

Nota. Des circonstances, indépendantes de la volonté de l'auteur, et relatives à des considérations typographiques, ont empêché de placer ici l'histoire de l'art des accouchemens, qui devait faire la suite de ce qu'on vient de lire.

NOUVEAUX ÉLÉMENS

DE LA SCIENCE ET DE L'ART

DES ACCOUCHEMENS;

SUIVIS DU TRAITÉ

DES MALADIES DES FEMMES ET DES ENFANS.

PREMIÈRE PARTIE.

DES PARTIES DE LA FEMME QUI SERVENT A LA GÉNÉRATION, A LA GROSSESSE ET A L'ACCOUCHEMENT.

Le but de cet ouvrage est : 1° de faire connaître le véritable mécanisme de l'accouchement, les difficultés plus ou moins grandes qui peuvent le compliquer, les suites plus ou moins fâcheuses qu'il offre dans quelques circonstances, enfin les moyens de surmonter les unes et de combattre les autres; 2° de présenter le tableau complet des maladies des femmes pendant tout le temps de la grossesse et après l'accouchement, ainsi que celles des enfans, depuis le moment de leur naissance jusqu'à la septième année. Mais l'accouchement proprement dit ne peut s'opérer que par le concours

I.

1

et l'heureuse conformation de certaines parties de la femme, qu'il est indispensable de connaître, et dont nous allons nous occuper.

Ces parties se divisent en dures et en molles. Les premières sont celles qui constituent le bassin. Pour le décrire, nous n'entrerons point dans tous les détails anatomiques des différentes pièces qui le forment, mais nous nous bornerons à ce qu'il offre de plus essentiel à connaître pour l'art des accouchemens.

CHAPITRE PREMIER.

ARTICLE PREMIER.

Du bassin.

Le bassin (*pelvis*) est cette cavité osseuse située à la partie inférieure de la colonne vertébrale, au-dessus et entre les fémurs qui sont articulés avec lui. On le divise en grand et en petit. Le premier nous occupera peu. Il n'en est pas de même du second, dont la connaissance la plus étendue est absolument nécessaire dans la pratique des accouchemens; et c'est toujours de ce dernier que nous entendrons parler quand il sera question du bassin dans la suite de cet ouvrage. Cependant, pour nous conformer à l'usage, nous allons présenter une esquisse du grand bassin avant de parler du petit, ou plutôt, quand nous aurons exposé les différentes parties du bassin en général, nous aurons également fait la description du grand et du petit.

Le bassin en général est formé de quatre os dans l'adulte;

savoir, en arrière du sacrum et de son appendice, appelé coccix; sur les côtés et en devant des os des hanches (*coxaux*), au nombre de deux, un de chaque côté. Quoique chaque os coxal ne soit formé dans l'adulte que d'une seule pièce, et qu'il soit même impossible de reconnaître l'endroit de la soudure des trois pièces dont il était composé dans l'enfance, on est dans l'habitude de le diviser en trois parties, que l'on désigne par les noms d'iléum, d'ischion et de pubis.

Du sacrum.

L'os sacrum est situé à la partie la plus reculée du bassin, et comme enclavé entre les deux os des hanches. Il représente assez bien une espèce de pyramide dont la base serait en haut et le sommet en bas; on lui considère de plus deux faces et deux bords.

La face antérieure du sacrum décrit une courbure de la profondeur d'environ un demi-pouce; elle est traversée sur toute sa longueur par plusieurs lignes saillantes qui indiquent la soudure des pièces dont le sacrum était primitivement composé; à leur extrémité se voient huit trous, quatre de chaque côté. Ces trous sont pratiqués très-obliquement dans l'épaisseur de l'os. Leur usage est de donner passage aux nerfs sacrés qui vont se distribuer, pour la plupart, aux extrémités inférieures. Ces trous communiquent avec un canal qu'on a appelé sacré, et qui leur a donné son nom.

La compression de ces nerfs, lors du passage de la tête de l'enfant dans l'excavation, donne quelquefois lieu à des douleurs que les femmes éprouvent le long de la partie postérieure de la cuisse, et qui portent le nom de *crampes*.

La face postérieure du sacrum est légèrement convexe, raboteuse, inégale, et hérissée d'un grand nombre de tubercules distribués sur plusieurs rangées ; les uns répondent aux apophyses épineuses des fausses vertèbres, les autres aux éminences obliques et transverses.

On y remarque aussi les trous sacrés postérieurs.

Un canal parcourt le sacrum dans toute son étendue ; il porte le nom de canal sacré, qui forme la terminaison du canal vertébral ou rachidien. A l'extrémité inférieure de ce canal se voient deux petites productions osseuses en forme de stilet, qui, par un ligament, s'unissent à la partie supérieure et postérieure du coccix.

Les bords du sacrum offrent supérieurement une empreinte cartilagineuse, absolument semblable à la partie correspondante de l'os *iléum*, avec lequel le sacrum s'articule en cet endroit, et s'y enclave en forme de double coin. Les bords du sacrum, dans le reste de leur étendue, donnent attache aux ligamens sacro-sciatiques.

Sa longueur ordinaire est de quatre pouces à quatre pouces et demi ; sa largeur la plus considérable est de quatre pouces, et son épaisseur, prise du milieu de sa base au tubercule épineux de sa première fausse vertèbre, ne passe jamais deux pouces et demi ; cette dimension ne varie pas de plus d'une ligne, sur peut-être trente bassins, même difformes.

Du coccix.

Le coccix, qui sert comme d'appendice et de complément au sacrum, est situé à l'extrémité de ce dernier os. Il est presque toujours composé de trois pièces, dont l'ensemble représente assez bien une sorte de pyramide recourbée vers le dedans du bassin, pyramide qui s'unit par sa base au sommet de celle que présente le sacrum. Dans la description de cet os, nous nous bornerons à ce qui concerne les connexions de ses trois pièces, soit entre elles, soit avec le sacrum. Le coccix diminue insensiblement depuis le haut de la première pièce jusqu'à l'extrémité de la troisième. La base de la première offre une facette transversalement oblongue et recouverte d'une substance fibro-cartilagineuse , par laquelle elle s'unit avec le sacrum. Sa pointe est reçue dans un léger enfoncement pratiqué à la base de la deuxième pièce, avec laquelle elle forme une espèce d'articulation arthrodiale, qui reste bien plus long-temps mobile que la totalité de cet os avec le sacrum.

La deuxième pièce offre le même rapport, à peu près la même figure, et par conséquent les mêmes connexions. La dernière pièce, plus allongée, plus étroite, et même aplatie, se termine par un petit tubercule, comme les phalanges des doigts.

La longueur totale du coccix est de onze lignes.

De l'os des hanches, ou coxal.

Pour avoir une idée exacte de la conformation extérieure des os des hanches ou coxaux, il faut les étudier successivement dans les trois parties qui les forment.

De l'iléum.

L'os iléum, situé à la partie supérieure et latérale, est la plus grande des trois pièces qui composent l'os coxal dans le fœtus. On lui considère deux faces et une circonférence.

La face interne se divise en deux parties, dont l'une est antérieure et l'autre postérieure. La première, plus large, forme la fosse iliaque interne.

La seconde offre d'abord en arrière une espèce de tubérosité à laquelle s'attachent plusieurs faisceaux tendineux et
ligamenteux ; plus en devant on remarque une empreinte
cartilagineuse, articulaire, assez analogue à la forme du pavillon de l'oreille humaine. C'est par elle que l'iléum s'unit
au sacrum ; le reste de la face interne de l'iléum décrit un
très-léger segment de cercle, pour former une partie de la
marge du bassin. La face externe, légèrement convexe en
devant, concave en arrière, n'offre rien d'intéressant relativement à l'accouchement ; on sait seulement qu'elle est
recouverte en entier par les muscles fessiers. Le bord supérieur de l'iléum, qu'on appelle la crête de l'os des isles, est
contourné en forme d'*S italique*, rebord qui est ordinairement long de sept à huit pouces chez une femme d'une
taille ordinaire, et dont le bassin est bien conformé. Ce bord
se termine en devant par une éminence appelée épine supérieure de l'os des isles, et par une semblable en arrière, qui
porte le nom d'épine postérieure. La base de l'iléum s'unit
et se confond avec les os ischion et pubis.

Tels sont les objets les plus essentiels à considérer dans
l'os iléum. Je passe à l'ischion.

De l'ischion.

L'os ischion est situé presque perpendiculairement au
dessous de l'iléum. Sa figure est si irrégulière, qu'on ne peut
le diviser que très-arbitrairement. Nous lui distinguerons
cependant, avec la plupart des anatomistes, un corps et
deux extrémités ou branches. Le corps de l'ischion est triangulaire ; il présente trois faces et trois angles. L'une de ses
faces regarde l'intérieur du bassin, l'autre l'extérieur de

cette cavité, et c'est sur la troisième, qu'on appelle tubérosité ischiatique, que porte le tronc quand on est assis. Des
trois angles de l'ischion, deux bordent sa tubérosité, tant
intérieurement qu'extérieurement. Le troisième, qui est de
forme semi-lunaire, fait partie inférieurement du trou obturateur.

Une longue apophyse aplatie, assez large dans son principe, plus étroite vers son extrémité ou sa partie supérieure,
termine l'os ischion en devant. On l'appelle apophyse mon-
tante ou branche de l'os ischion. Son bord interne concourt
à former le trou obturateur, et l'externe cette grande échancrure que l'on voit antérieurement au bas du bassin, et
qu'on appelle arcade du pubis.

L'extrémité postérieure de l'ischion, beaucoup plus large,
plus épaisse que le reste de l'os, est la suite d'une masse irrégulière, sur laquelle néanmoins on peut remarquer une
face destinée aux mêmes usages que celle qui existe à la base
de l'os iléum, c'est-à-dire qu'elle sert à l'union de cet os
avec le pubis et l'iléum. En dessus, l'ischion semble jeter en
arrière et un peu obliquement en bas, un prolongement osseux, très-aigu, de la longueur d'environ quatre ou six lignes, qu'on appelle épine ischiatique.

Il est nécessaire de relever ici une erreur de Levret, dont
l'autorité est d'un si grand poids pour tout ce qui tient à la
doctrine des accouchemens. Ce grand praticien avait avancé
que cette épine pouvait, dans quelques cas, nuire à l'accouchement, en arrêtant la tête dans sa marche; mais l'examen attentif de la direction de cette épine montre évidemment qu'elle ne peut nullement donner lieu à une pareille
circonstance.

Du pubis.

Le pubis est la moins considérable des trois pièces qui composent l'os coxal. On distingue à cet os un corps et deux branches. Le corps est triangulaire, aplati d'avant en arrière, et n'offre rien de remarquable.

Des deux branches du pubis, l'une, qui est supérieure, se réunit en arrière avec l'iléum et l'ischion ; l'autre, qui est inférieure, concourt à la formation de l'arcade du pubis ; elle commence en haut par une empreinte fibro-cartilagineuse, de la longueur environ de quinze à dix-huit lignes, et de la largeur de six lignes au plus, par laquelle le pubis d'un côté s'unit à celui du côté opposé pour former ce qu'on appelle la symphise des pubis. La direction de cette surface articulaire est verticale toutes les fois que le bassin repose sur les tubérosités ischiatiques et la pointe du coccix ; mais sa partie inférieure est plus ou moins inclinée en arrière quand le sujet est debout.

Une production longue de six à huit lignes, plus large en haut, plus étroite et plus mince à son extrémité inférieure, descend antérieurement et latéralement du pubis vers l'ischion, pour former ce qu'on appelle la branche du pubis, branche qui se soude avec celle de l'ischion, au moyen d'un cartilage, qui ne se laisse plus apercevoir dans l'adulte. Le bord postérieur de cette branche fait partie du trou obturateur. L'antérieur concourt à la formation de l'arcade des pubis. Cette branche est légèrement torse sur elle-même, de dedans en dehors ; cette disposition varie suivant le sexe, n'étant pas aussi remarquable, à beaucoup près, chez l'homme que chez la femme.

Ceci nous conduit naturellement à exposer les différences

sexuelles que peut offrir le bassin ; car, jusqu'ici, il serait bien difficile de dire si c'est du bassin de la femme plutôt que de celui de l'homme que je viens de parler.

Il est donc nécessaire de faire connaître en quoi celui de la femme diffère de celui de l'homme, en supposant les deux sujets également bien conformés.

Pour cet effet, examinons les différences que chaque os du bassin présente en particulier, et commençons par le sacrum : dans l'homme cet os a plus de longueur, moins de largeur et moins de courbure que dans la femme, chez laquelle, au contraire, il est plus court, plus large et plus courbé. Par-là il donne au détroit supérieur toute l'étendue requise, et au petit bassin toute la capacité nécessaire ; par-là il éloigne davantage les os des isles l'un de l'autre, et change le centre de gravité ; ce qui fait que la démarche des femmes est en général moins régulière et moins assurée que celle des hommes, au point que la plupart marchent, comme on le dit, à la manière des *cannes*.

Mais si le sacrum influe un peu désagréablement sur la démarche de la plupart des femmes, elles en sont bien dédommagées par l'heureuse conformation qui en résulte pour le bassin, lors de l'accouchement.

Le sacrum offre encore d'autres différences sexuelles. Par exemple, chez la femme, il se porte plus en arrière, et offre une saillie moins considérable. Lorsque cette saillie est plus forte, il en résulte une taille plus cambrée, plus agréable et plus chérie du sexe ; mais il faut plaindre celles que la nature a gratifiées d'un prétendu avantage, qu'elles paient souvent si cher dans le moment de l'accouchement.

En effet, presque toutes celles qui ont la taille ainsi cambrée, ont aussi le bassin configuré antérieurement en cœur de carte à jouer, c'est-à-dire que la saillie , plus ou moins forte du sacrum, rétrécit alors le détroit supérieur de devant en arrière, au point de rendre presque toujours le travail de l'enfantement plus ou moins pénible , et même quelquefois très-fâcheux.

Les différences sexuelles du coccix consistent seulement à ce que cet os est moins porté en avant et moins recourbé chez la femme que chez l'homme , et que son heureuse flexibilité lui permet de se jeter en arrière, dans le moment où la tête franchit le détroit inférieur. Celles des os des isles sont plus nombreuses. Ainsi, chez la femme , leur crête offre un contour plus grand, ce qui rend le bassin plus large supérieurement, plus ample, plus évasé ; le bord antérieur de l'iléum et ses deux épines sont plus écartés, plus en dehors, ce qui permet à la matrice de s'étendre davantage pendant la grossesse, sans gêner la vessie ni le rectum. Les ailes de ces os sont aussi plus aplaties, pour que la matrice , chargée du produit déjà avancé de la conception, puisse s'y reposer plus commodément. Les pubis présentent également des différences remarquables sous les mêmes rapports. Leur cintre est plus allongé chez les femmes, leur symphyse a moins de hauteur , leurs branches offrent plus d'écartement et de torsion en dehors de l'arcade , laquelle se trouve aussi plus évasée, moins aiguë vers son sommet, disposition bien essentielle pour favoriser la sortie de la tête, comme nous le verrons dans la suite ; enfin, les tubérosités des ischions sont plus éloignées chez la femme , ainsi que leurs apophyses montantes, qui sont aussi plus tournées en dehors.

Telles sont les différences que le bassin offre dans le sexe, différences beaucoup plus essentielles à connaître, relativement à l'art des accouchemens, que la description pure et simple du bassin.

Nous ne pouvons abandonner la description du bassin sans faire connaître une particularité qu'il présente dans l'enfance. Outre la présence du cartilage qui sépare alors les trois pièces dont il est formé à cette époque peu avancée de la vie, on observe que le diamètre antéro-postérieur du détroit supérieur est constamment le plus étendu. Deux causes sensibles déterminent ce phénomène, la saillie considérable que fait alors la région pubienne, et la rectitude de la colonne vertébrale. A mesure que l'individu avance en âge, les fé—murs enfoncent, pour ainsi dire, les pubis en dedans, et les rapprochent du sacrum, tandis que les inflexions de la colonne vértébrale tendent à porter le sacrum en dedans et en devant, ce qui donne à la longue au bassin la conformation qu'il offre dans l'âge adulte. C'est M. Dupuytren qui le premier a signalé aux observateurs un fait qui avait jusqu'ici échappé à leurs regards, malgré la facilité de le constater.

ART. II.

Du bassin en général, et de ses dimensions.

De l'assemblage des différentes parties osseuses que nous venons de décrire, résulte le bassin (*pelvis*), qui représente une cavité allongée de haut en bas. On le divise, avons-nous dit, en grand et en petit. Le grand bassin en occupe la partie supérieure; on lui donne encore le nom de marge du bassin. Il est séparé du petit par un rétrécissement qu'on appelle détroit supérieur, au dessous duquel se voit le petit bassin, qui porte encore le nom de bassin proprement dit ou d'excavation, et qui se termine en bas par le détroit inférieur.

Le grand bassin est formé en arrière par les deux ou trois dernières vertèbres lombaires, sur les côtés par la portion large de l'os des isles, et en devant par les parois abdominales, structure admirable qui assure l'existence et le développement de l'enfant, et qui met la femme à l'abri des plus graves inconvéniens de la grossesse. La saillie sacro-vertébrale, qui résulte de l'union du sacrum avec la dernière vertèbre lombaire, contribue beaucoup à jeter le ventre de la femme enceinte en devant, et par-là augmente singulièrement l'inclination de l'axe du détroit supérieur. Tels sont les avantages que présentent la forme et la structure du grand bassin. Mais en général son étude est bien moins intéressante que celle du petit bassin, où se passent les phénomènes les plus importans du mécanisme de l'accouchement. Quant à ce dernier, sa structure est toute osseuse, et il n'est composé que de pièces dures et solides. En arrière le sacrum, en devant le corps et les branches des pubis, sur les côtés la totalité des ischions, sont les parties qui le forment. Il a deux ouvertures, une supérieure qui répond dans le grand bassin, et qu'on appelle détroit supérieur ou *abdominal*, et une inférieure par où s'échappe l'enfant lors de l'accouchement, qu'on nomme détroit inférieur ou *périnéal*. L'espace compris entre les deux détroits porte le nom de petit bassin ou d'excavation. L'agrandissement que donnent en arrière la concavité du sacrum, et en devant l'écartement des branches descendantes des pubis, expliquent la facilité avec laquelle la tête exécute le mouvement de rotation nécessaire pour franchir convenablement le détroit inférieur.

Le bassin étant une cavité osseuse, non dilatable, d'une

capacité et d'une étendue propres à laisser passer le corps qui doit le franchir, il faut, pour être à peu près sûr que ce corps pourra le traverser, connaître les dimensions de cette cavité ; c'est ce dont nous allons nous occuper.

On compte ordinairement trois diamètres au détroit supé-rieur ; le premier se mesure de la saillie sacro-vertébrale à la partie postérieure de la symphyse du pubis. Il porte le nom de diamètre antéro-postérieur, ou *de sacro-pubien*. Il a communément, dans un bassin bien conformé, et chez une femme d'une stature ordinaire, de quatre pouces à qua-tre pouces moins quart. Le second est le transversal ou *ilia-que*, c'est le plus grand ; il a cinq pouces, ce qui varie environ d'un quart de pouce. Le diamètre oblique ou moyen tient le milieu, pour l'étendue, entre les deux premiers. Il se me-sure de la partie interne de l'une des cavités cotyloïdes à la symphyse sacro-iliaque du côté opposé. On peut lui donner le nom de diamètre *ischio-sacro-iliaque*, en distinguant celui du côté droit de celui du côté gauche. Telles sont les dimensions respectives des diamètres du détroit supérieur dans un bassin sec et décharné ; mais ces dimensions sont susceptibles d'éprouver quelques variations dans un bassin tapissé de ses parties molles, et dans le sujet vivant. Nous entrerons plus bas dans quelques détails à ce sujet.

Le détroit inférieur n'est pas entièrement osseux, et on ne lui considère que deux diamètres principaux. Le profes-seur Chaussier, dans sa *Table synoptique de l'accou-chement*, en admet un troisième qu'il appelle oblique ou moyen ; je le crois inutile pour la pratique des accouchemens, c'est pourquoi il n'en sera point fait mention. Le premier, appelé transversal ou ischiatique, s'étend d'une des tubéro-sités de l'ischion à l'autre. Il a quatre pouces ou environ. Le second, qui se mesure de la partie inférieure de la symphyse du pubis à la pointe du coccix, paraît le plus petit au premier coup d'œil; mais il devient réellement le plus grand lors de l'accouchement, par la facilité avec laquelle le coccix cède et se porte en arrière, en raison de sa flexibilité naturelle, ce qu'il est bien essentiel de ne jamais perdre de vue; il ne l'est pas moins de savoir, surtout dans les accouchemens difficiles, que le diamètre antéro-postérieur du détroit supérieur, croise à angle droit celui du détroit inférieur, ce qui doit forcer la tête à affecter une direction différente lorsqu'elle franchit l'un et l'autre, c'est-à-dire qu'elle tourne à mesure qu'en descendant elle passe d'un détroit à l'autre. Ce mouvement ne peut s'exécuter qu'à la faveur des diamètres obliques, soit qu'on n'en admette que deux principaux, soit qu'on en compte autant que la tête parcourt de points du bassin pour passer d'un détroit à l'autre.

Au reste, quel que soit leur nombre, ils sont constamment plus étendus que les deux autres diamètres, dimension bien essentielle à connaître au moment de l'accouchement, puisque, sans cette étendue plus considérable des diamètres obliques, la tête ne sauroit exécuter le mouvement de rotation indispensable pour sa sortie. La connoissance des diamètres obliques est donc de la plus haute importance, puisqu'elle nous dévoile le véritable mécanisme de l'accouchement; elle est une preuve évidente de la sagesse de la nature, qui, pour expulser la tête de l'enfant à travers une filière quelquefois très-resserrée, emploie le moyen le plus puissant que l'art ait pu mettre en usage dans les mécaniques. Tout le monde sait avec quelle force et de quelle manière agissent les presses à vis et le balancier monétaire.

C'est par un mouvement spiral à peu près semblable, bien

que très-modifié, que l'organe de la génération expulse l'enfant à travers les détroits, dont la forme est d'ailleurs très-propre à favoriser ce mouvement et à le rendre plus sensible. En effet, l'espèce de coulisse ou de gouttière formée postérieurement par l'union du sacrum avec les os des isles, ainsi que le plan incliné des côtés du bassin, et plus que tout cela l'évasement et la grandeur de l'arcade des pubis, ne présentent-ils pas un plan incliné et comme une pente douce qui doit nécessairement seconder la descente oblique et spirale de la tête ? car celle-ci, pressée de toutes parts et trouvant dans cette disposition du bassin comme un point d'échappemeut, tendra infailliblement, en suivant toutes les lois physiques, à s'échapper par le lieu qui lui offre le moins de résistance, comme un corps mu circulairement s'échappe enfin par la tangente; enfin, pour achever de donner à notre démonstration, déja trop longuement exposée peut-être, tout le degré d'évidence dont elle est susceptible, nous devons considérer le bassin, non comme un canal d'une forme cylindrique et offrant dans toute son étendue les mêmes rapports de dimension et de largeur, mais au contraire comme une cavité creusée elle-même en spirale et qui force la tête, molle et compressive jusqu'à un certain point, à s'accommoder à sa figure, en la parcourant de haut en bas. Enfin j'ajouterai encore que ce mouvement est un composé de deux autres, qui sont un mouvement perpendiculaire et un mouvement horizontal, à peu près comme la diagonale se compose d'une ligne droite et d'une ligne transversale.

On considère encore dans le bassin, dont nous venons de faire connaître la largeur en tout sens et la profondeur, sa direction et ses différens axes. L'articulation du bassin avec la colonne vertébrale et les fémurs est telle que le plan des deux détroits n'est point parallèle à l'horizon ; celui du détroit supérieur surtout , est manifestement incliné en avant de 35 à 40 degrés. Le professeur Chaussier porte cette inclinaison à 44 degrés. Les axes sont au nombre de deux , dont un pour chaque détroit ; nous ne pouvons nous résoudre à en admettre un troisième, malgré l'autorité de Bang et de quelques autres accoucheurs modernes. Quant à celui du détroit supérieur , il est dans la direction d'une ligne tirée de l'ombilic jusqu'à la partie moyenne et inférieure du sacrum, inclinée en sens contraire du bassin, c'est-à-dire de devant en arrière. L'axe du détroit inférieur , seulement à le considérer dans l'accouchement, affecte alors la direction d'une ligne qui seroit censée partir du milieu de la vulve distendue par la tête, pour se rendre de bas en haut, et de devant en arrière, à la partie supérieure du sacrum , formant ainsi un angle obtus avec l'axe du détroit supérieur.

La connaissance des dimensions du bassin , de sa direction et de ses axes, celle du mouvement qu'exécute la tête pour le franchir sont d'une telle importance pour l'accoucheur dans quelques circonstances impérieuses où la nature impuissante réclame ses secours, que sans elles il peut tomber dans des fautes graves , et par-là compromettre éminemment les jours de la mère ou de l'enfant, et quelquefois de tous les deux à la fois.

ART. III.

Des connexions des os du bassin.

Le cercle ou espèce d'ovale que forme le petit bassin dans sa partie supérieure est interrompue en trois endroits par trois symphyses , qui toutes ont reçu un nom particulier.

L'antérieure, appelée symphyse du pubis, est formée par une substance que les uns ont regardée comme un cartilage, les autres comme un ligament, mais que des observations plus exactes ont démontré n'être qu'un fibro-cartilage, plus dur, plus compacte que les cartilages intervertébraux, et n'offrant pas un degré de mobilité aussi sensible : la largeur de la symphyse est considérable en devant, tandis qu'en arrière elle est à peine visible ; disposition qu'explique l'arrangement des surfaces articulaires, et qu'on ne doit pas ignorer dans l'opération de la symphyse. Sa hauteur est de dix-huit lignes, et son épaisseur de six. Divers prolongemens aponévrotiques et tendineux affermissent cette articulation ; parmi ces prolongemens, un surtout est remarquable par son étendue et sa figure particulière. Il est situé au-dessous de la symphyse ; on l'appelle ligament transversal, triangulaire, ou sous-pubien ; quelques-unes de ses fibres se confondent avec celles du ligament obturateur.

Mais aucun auteur, que je sache, n'a fait mention d'une particularité que présente quelquefois cette symphyse à sa partie postérieure. C'est une saillie plus ou moins considérable, espèce de bourrelet fibro-cartilagineux, dont la présence diminue par conséquent de toute son épaisseur l'étendue du diamètre antéro-postérieur du détroit supérieur. J'ai eu de fréquentes occasions de convaincre de la réalité de ce fait les élèves qui ont suivi non seulement mes cours d'accouchemens, mais aussi ceux d'anatomie. Une pareille circonstance ne doit point être perdue de vue ; j'en prouverai les conséquences en parlant des moyens de reconnaître sur la femme vivante les dimensions plus ou moins rétrécies du bassin.

L'articulation des os coxaux avec le sacrum est également

affermie par des espèces de cartilages dont la présence constitue les symphyses sacro-iliaques ; on y voit, comme à celle
du pubis, une substance fibro-cartilagineuse qui est seulement d'un tissu plus serré et plus compacte. Des ligamens
nombreux, placés en avant, en arrière, en haut et en bas, annoncent quelle doit être la solidité de ces symphyses, et le
soin particulier qu'a pris la nature de les affermir. Ce sont
aussi celles qui supportent les plus grands efforts, et qui
avaient besoin d'une plus grande résistance. Elles doivent
surtout ces avantages aux nombreux ligamens, placés à la
partie postérieure, dont les usages sont, nou seulement de
concourir avec les autres moyens à affermir l'articulation réciproque des os coxaux et du sacrum, mais principalement
d'opposer une résistance invincible aux mouvemens du sacrum en arrière.

Parmi ces ligamens, il en est encore qu'il importe de connaître : ce sont ceux qu'on appelle ligamens sacro-sciatiques.
Ils sont au nombre de quatre, deux de chaque côté, divisés
en grands et en petits, mais qui ne sont que le résultat de
la bifurcation d'un seul et même ligament. Long et mince
dans son principe, ce ligament prend naissance des parties
latérales du sacrum et du coccix ; devenu plus étroit et plus
épais à mesure qu'il descend, il se divise en deux branches,
dont l'une, interne plus courte, s'implante à l'épine ischiatique ; l'autre, plus large et plus forte à la lèvre interne de
la tubérosité du même os, où elle forme une espèce de faux,
qui lui a fait donner le nom de ligament falsi-forme.

L'union du sacrum avec la dernière vertèbre des lombes
donne lieu, en devant, à la saillie sacro-vertébrale, et mérite une attention toute particulière de la part de l'accoucheur. Cette articulation offre beaucoup d'analogie avec les

précédentes quant aux moyens d'union ; mais elle présente un peu plus de mobilité. De là on a conclu qu'en faisant plus ou moins arquer la colonne vertébrale, on pouvait augmenter la saillie du sacrum en devant, et rendre par conséquent la marche de la tête beaucoup plus difficile lorsque, par exemple, pour soulager les femmes des douleurs de reins pendant le travail de l'enfantement, on soulève la région lombaire avec un drap ou une serviette ; mais l'opinion qui tend à priver les femmes de ce soulagement est une erreur manifeste ; car que la totalité de l'épine soit arquée même au plus haut degré, jamais la dernière vertèbre ne saurait l'être que d'une manière alors imperceptible, et le sacrum encore moins, ou pas du tout, puisqu'il est immuablement enclavé entre les deux os des isles, au moins dans l'état sain. C'est par d'autres lois et dans d'autres circonstances, que nous examinerons plus bas, qu'il peut exister entre le sacrum et les os des isles un degré de mouvement quelconque.

Le sacrum s'unit également avec le coccix, et cette articulation est surtout remarquable par son extrême mobilité. Elle permet en effet à cette appendice de se porter en arrière avec une grande facilité, mais qui diminue avec l'âge, par le développement de l'ossification. Aussi, à une époque avancée de la vie, les accouchemens sont-ils communément un peu plus laborieux, parce qu'alors le coccix, moins flexible, s'oppose au passage de la tête, tandis que son heureuse souplesse, dans un âge plus tendre, favorise constamment cette fonction pénible, en cédant et en reculant au gré de la tête, qui le repousse pour sortir.

Lorsqu'on songe à la résistance que doit présenter le bassin pour supporter d'une part le poids de toutes les parties supérieures, et résister de l'autre à la force de réaction des membres inférieurs, on est naturellement porté à croire qu'il n'existe aucune mobilité entre les parties qui le composent. En effet, soit que nous marchions ou que nous restions assis, le bassin est comme le centre commun vers lequel se dirigent alors toutes les puissances que nous mettons en jeu dans ces diverses attitudes. Mais si, d'une autre part, on réfléchit à la promptitude, à la légèreté, à l'espèce d'exactitude avec laquelle nous exécutons certains mouvemens, à la facilité avec laquelle notre corps s'incline sans efforts dans tous les sens, alors on est forcé de convenir que nous ne possédons ces avantages qu'à l'aide d'une certaine souplesse dans les symphyses du bassin, souplesse très-bornée sans doute, et qui ne permet que des mouvemens pour ainsi dire insensibles. Mais si nous appliquons ce raisonnement à la femme enceinte, surtout à celle qui, au terme d'une grossesse naturelle, se trouve en travail d'enfantement, notre assertion devient alors une vérité démontrée, puisque des faits multipliés ne permettent plus de mettre en doute ce dont on peut se convaincre par sa propre expérience. Au reste, une raison qui me paraît sans réplique sur un pareil phénomène, c'est que la nature n'aurait point composé le bassin de plusieurs pièces isolées, et placé dans leur intervalle des parties beaucoup plus souples que les os, si elle avait voulu en bannir le mouvement. D'ailleurs, s'il existe une sorte de diversité d'opinions sur cet objet, les praticiens même qui ne s'accordent pas sur la manière dont l'écartement s'opère, et sur les parties aux dépens desquelles il se fait, conviennent tous qu'il a lieu. Aussi je ne pense pas qu'il soit d'une grande importance de discuter ici longuement pour savoir si ce sont les ligamens qui se relâchent, ou les cartilages qui se gonflent ; il suffit que l'écartement des os du bassin puisse avoir lieu. J'apprécie autant que personne le beau travail de M. Thouret sur cet objet. Ses réflexions ingénieuses, ses observations sont faites pour donner la plus haute idée de la flexibilité de son génie et de la variété de ses connaissances. Mais, je le demande, comment pouvoir, sur la femme vivante, et même après sa mort, constater au juste quels sont, ou des ligamens, ou des cartilages, ceux qui ont le plus favorisé l'écartement des os du bassin? Quant au cliquetis que quelques accoucheurs ont cru entendre dans un accouchement long et pénible, j'avoue franchement qu'il me répugne de croire à un pareil fait. Ce bruit peut bien se manifester dans une fracture où les fragmens se touchent immédiatement; mais dans l'écartement des os du bassin, où la diduction se fait avec lenteur, et dans laquelle les parties soutenues par la tête qui fait effort pour sortir, ne peuvent revenir brusquement sur elles-mêmes, il me paraît impossible, ou du moins très-difficile, que le prétendu cliquetis se fasse entendre.

Au reste, quand le relâchement des symphyses a lieu, on ne peut lui assigner pour cause prédisposante que l'infiltration de la sérosité du sang dans le tissu cartilagineux ou ligamenteux. En effet, la matrice, dans les derniers mois de la grossesse, exerçant une pression considérable, et sur les vaisseaux qui se distribuent aux symphyses, et sur ceux qui rapportent le sang des extrémités inférieures, doit forcer, surtout dans le travail, où la tête agit sur le bassin à la manière d'un coin, les os à s'écarter avec d'autant plus de facilité, que leurs connexions sont alors plus disposées à s'étendre et à prêter par l'effet de la sérosité infiltrée; et celle-ci, à la longue, doit agir sur ces connexions comme le lierre qui s'insinue dans la fente d'un rocher. Chacun sait, du reste, que rien ne résiste à l'action lente, constante et gra--duée de l'agent même le plus faible. C'est ainsi qu'une goutte d'eau répétée parvient à creuser la pierre la plus dure.

Mais si l'écartement des os du bassin est démontré par les faits autant que par le raisonnement; si ce phénomène est reconnu par les praticiens les plus distingués, ceux-ci nient pourtant qu'il soit aussi avantageux que l'on pourrait le croire.

En effet, que disent quelques accoucheurs de ce siècle? Le voici : Supposons, objectent-ils, que le diamètre antéro-postérieur du premier détroit soit considérablement rétréci (viciation qui, comme on sait, est assez ordinaire), pour que ce diamètre soit augmenté seulement de deux lignes, il faudra un écartement d'un pouce, qui, ajoutent-ils, ne peut jamais avoir lieu naturellement ou par art, sans rupture, souvent mortelle, des symphyses. Je suis d'accord avec ces auteurs; comme eux je soutiens que l'écartement d'un pouce entre deux os symphysés ne peut être que très-préjudiciable.

Mais un demi-pouce, d'après leur propre raisonnement, ne saurait être aussi dangereux ; seulement il n'augmentera le petit diamètre que d'une seule ligne. Mais si chaque symphyse, et nous en avons compté trois, prête également d'un demi-pouce, il en résultera trois lignes d'ampliation au bassin dans le sens le plus favorable, sans autant d'inconvéniens que si une seule symphyse éprouvait un pouce d'écartement.

Au reste, si je suis en contradiction sur ce point avec quelques praticiens de nos jours, cette dissidence ne provient sans doute que de ce que jusqu'ici il n'a jamais été question, surtout dans leurs écrits, que du relâchement d'une seule symphyse à la fois, tandis que toutes les trois peuvent se relâcher simultanément, car il n'y a aucune raison pour que la même cause qui agit sur une symphyse, ne puisse agir aussi sur l'autre, comme je l'ai vu sur le cadavre de plusieurs femmes, dont les os écartés offraient au moins un demi-pouce de distance à chacune des trois jonctions ou symphyses du bassin.

Il est donc plus que démontré pour moi, non seulement que l'écartement des os du bassin a lieu de la manière que nous venons de l'indiquer, mais qu'il est plus ou moins favorable à l'accouchement, sans entraîner toujours les désordres qu'on lui a attribués.

En vain me citera-t-on les ravages produits par l'opération de la symphyse. Les moyens violens de l'art peuvent-ils se comparer à l'action lente, graduée, irrésistible de la nature? et si la nature elle-même par cet écartement a causé quelquefois au sexe des incommodités assez graves, comme on pourrait en citer des exemples, c'est qu'alors, sans doute, l'écartement excédait un demi-pouce, et de plus se bornait à une seule symphyse, ainsi que je l'ai senti quelquefois avec mes doigts, appuyés sur la symphyse des pubis.

D'après tout ce que je viens d'exposer, voici sur ce point de doctrine mes corollaires et mes conclusions:

1°. Les ligamens et les cartilages du bassin se relâchent, vérité incontestable;

2°. Ils se relâchent sur plusieurs points à la fois, peu à la vérité, mais non moins avantageusement pour le travail; plusieurs petits espaces réunis en forment de toute nécessité un plus grand;

3°. Le relâchement modéré de trois symphyses doit produire un écartement plus avantageux qu'une diduction beaucoup plus grande, faite aux dépens d'une seule et même connexion du bassin;

4°. Enfin, de l'écartement d'un demi-pouce par chacune des trois symphyses, il doit résulter une ampliation de trois lignes au moins pour le petit diamètre du premier détroit, ce qui peut être d'une très-grande ressource dans une difformité moyenne du bassin, surtout si le forceps seconde heureusement les efforts dilatateurs de la nature, et enlève encore plusieurs lignes au volume de la tête.

Je ne vois donc rien jusqu'ici qui doive me faire changer d'opinion sur l'utile écartement des os du bassin, produit par le relâchement naturel des symphyses; seulement j'ajouterai que ce phénomène n'a pas lieu aussi fréquemment que se l'imaginent quelques praticiens, et que, quand même il aurait lieu constamment dans les accouchemens laborieux, il ne faut pas y compter assez pour croire que, dans une viciation extrême du bassin, il puisse être une ressource capable d'assurer constamment les jours de la mère et de l'enfant, et faire rejeter plusieurs moyens que l'art peut employer dans les vices plus ou moins grands du bassin, qui feront le sujet de l'article suivant.

ART. IV.

Des vices du bassin.

Un bassin est vicié toutes les fois qu'il s'éloigne plus ou moins de la conformation régulière que nous lui avons assignée le plus communément. Il peut être vicié en partie ou en totalité; ce qui influe plus ou moins sur la longueur du travail et sur la difficulté, ou même l'impossibilité de l'accouchement par les voies naturelles.

Le bassin pèche toujours par excès ou par défaut de grandeur. Il semblerait, au premier coup d'œil, que la grandeur du bassin ne peut jamais être défavorable à l'accouchement, par la facilité avec laquelle il doit permettre à l'enfant de franchir cette cavité osseuse; mais, si telle est l'opinion du vulgaire, les bons praticiens sont au contraire bien convaincus par l'expérience, que les femmes paient souvent bien cher ce prétendu avantage. En effet, la trop grande capacité du bassin peut les exposer quelquefois à des maladies incurables. D'abord, l'obliquité extrême qu'un semblable bassin permet souvent à la matrice d'affecter .vant et pendant l'accouchement, ne peut-elle pas rendre le travail aussi long que pénible et douloureux? N'est-ce pas dans de pareilles circonstances que la matrice, encore renfermée dans le petit bassin, peut donner lieu à ce renversement redoutable, connu sous le nom d'anté-version et de rétro-version? D'une autre part, en facilitant la trop prompte expulsion du fétus, l'amplitude extrême du bassin ne peut-elle pas aussi occasionner une chute ou même un renversement de la matrice? L'art, il est vrai, peut remédier à ce double accident : par exemple on peut soulager la femme affligée d'une descente de matrice, en lui faisant porter toute sa vie un pessaire; mais quelle incommodité désagréable! On peut également obvier à la trop grande obliquité de la matrice, en faisant coucher la femme du côté opposé à celui où l'obliquité a lieu; on peut même empêcher que la matrice ne se précipite hors du vagin, en prescrivant à la femme une situation horizontale, en lui recommandant de ne point faire de violens efforts, en soutenant vigoureusement et sans discontiner l'orifice de l'utérus jusqu'à sa parfaite dilatation, jusqu'après l'expulsion de la tête, qui, sans cette précaution, pourrait entraîner la matrice au dehors. Ceci est également à craindre lors de la sortie des épaules, qui demandent par conséquent la même attention de la part de l'accoucheur. Si la matrice est sortie sans pouvoir être replacée, il faut alors extraire l'enfant avec précaution, et du reste agir comme dans les cas précédens. Mais dès ce moment, un pessaire devient indispensable pour la femme. Heureuse encore si elle en est quitte pour cette gêne continuelle !

Cependant, quelque fâcheux que soient les accidens qui résultent de la trop grande capacité du bassin, il faut convenir qu'ils sont en général moins à redouter que ceux qui proviennent de son étroitesse. Je n'admets point, comme l'ont fait MM. Beaudeloque et Gardien, la distinction d'étroitesse absolue et d'étroitesse relative du bassin : il ne peut y avoir qu'une espèce d'étroitesse, c'est celle qui dépend du rétrécissement des divers diamètres du bassin, et qui reconnaît pour cause sa mauvaise conformation, et c'est de celle-ci seulement dont nous nous occuperons.

L'étroitesse absolue affecte rarement le bassin en totalité, mais plus communément quelques-unes de ses parties : par exemple, le détroit supérieur est bien plus souvent vicié que l'inférieur, surtout de devant en arrière, et pour l'ordinaire plus d'un côté que de l'autre. Si le détroit inférieur est déformé quelquefois, ce vice l'affecte bien plus rarement et toujours en sens inverse du détroit supérieur.

Les vices du bassin reconnaissent en général pour cause les ravages produits dans le premier âge de la vie par le rachitis ou noueure, qui, amenant le ramollissement des os, permet à ces parties d'obéir à toutes les puissances qui tendent à les déformer. Il faut encore mettre au rang de ces causes la dentition ; on sait qu'à cette époque orageuse de la vie, il se fait dans la charpente osseuse un travail, une espèce de tourmente intérieure qui produit souvent les plus grands désordres, tels que la distorsion des membres, les convulsions, etc. Quand l'orage se fixe sur la colonne vertébrale, la gibbosité en est presque toujours la suite inévitable; tantôt c'est sur le bassin, tantôt sur la mâchoire inférieure, qui atteste souvent toute la vie les ravages causés par ce fléau de l'enfance. D'un autre côté, on peut, sans le savoir, favoriser les effets de ces différentes causes, par une éducation physique mal dirigée. En effet, que les enfans soient assis, le poids de la tête et du tronc posera en entier sur la base du sacrum, et la déjettera vers les pubis. Les enfans sont-ils debout, la même cause, c'est-à-dire le poids du corps agissant sur les extrémités inférieures, et celles-ci réagissant contre les cavités cotyloïdes, le pubis se rapprochera de la saillie sacro-vertébrale, ce qui produira également une étroitesse du diamètre antéro-postérieur, ou sacro-pubien.

La difformité du bassin peut varier à l'infini et exister en devant, en arrière, sur quelques points seulement, ou sur tous à la fois. A ces causes subordonnées au poids et à la situation du corps, joignez la pression que le bras des nourrices exerce sur les membres disposés à se déformer; joignez la pression des vêtemens même et des moyens employés pour remédier au mal, et l'on se convaincra sans peine que le détroit supérieur doit être plus communément déformé, surtout de devant en arrière. Les mêmes causes peuvent produire les même effets sur le détroit inférieur; ce qui doit nous faire éviter avec soin de ne pas forcer les enfans à rester trop long-temps assis ou debout, malgré eux, dans cette maladie.

Non seulement le bassin peut être déformé par suite d'un vice rachitique, scrophuleux, scorbutique ou même vénérien, agissant directement sur les os qui le composent; mais il peut l'être encore quand ces maladies exercent leurs ravages sur une autre partie de la charpente osseuse, telle que le thorax, la colonne vertébrale, les membres inférieurs. Ces différentes parties ayant des muscles qui s'attachent au bassin, celui-ci cédera au tiraillement et à l'action inégale de ces mêmes muscles. Ainsi le bassin se ressentira toujours plus ou moins des vices qui affecteront les autres parties osseuses, à moins que ce ne soit l'effet d'un accident, comme chute, coup, etc., arrivé après la première enfance. Alors le bassin, ayant acquis toute sa force et son développement, ne partagera pas les vices de conformation des autres parties. En vain me dira-t-on que des femmes qui ont été évidemment nouées dans leur enfance accouchent cependant très-heureusement : cela peut être d'après les raisons que je viens d'énoncer; mais souvent cette heureuse délivrance n'est due qu'à la petitesse de l'enfant. Souvent, chez ces mêmes femmes, après plusieurs accouchemens faciles, survient-il un enfant un peu plus volumineux, elles périssent par suite des difficultés qui ont nécessité l'emploi de moyens dangereux, ou n'échappent qu'à la faveur d'une manœuvre habile; c'est ce qui fait encore que beaucoup de femmes, très-bien faites en apparence, ont des accouchemens très-laborieux, parce qu'ayant été rachitiques dans leur enfance, et ayant ensuite guéri de cette maladie, le reste du corps s'est redressé, tandis que le bassin a conservé toute sa difformité.

J'ai ainsi rapporté une partie des désordres que le rachitis et plusieurs autres maladies peuvent amener dans le bassin, désordres qui vont quelquefois jusqu'à ne laisser qu'un pouce ou un pouce et demi de diamètre du sacrum au pubis. Alors l'accouchement, comme nous le dit la raison, devient physiquement impossible par les voies naturelles. En vain m'objectera-t-on que la souplesse des os du crâne chez le fœtus suppléera au défaut d'étendue des diamètres du bassin, jamais la compressibilité de la tête de l'enfant n'ira jusqu'à franchir un espace comme 1 par un corps comme 3, sans que ce même corps soit préalablement réduit des deux tiers, c'est-à-dire sans mutiler l'enfant et peut-être la mère ; car celle-ci ne peut manquer de se ressentir des efforts et de la manœuvre qu'il faudra mettre en usage pour obtenir ce résultat.

Dans une matière aussi délicate, et où il est quelquefois extrêmement difficile de se décider pour tel ou tel procédé, il m'a paru nécessaire d'établir certaines données, et de poser quelques principes qui puissent servir de guide et comme de régulateur au jeune praticien dans ces circonstances toujours très-épineuses. Le tableau que nous allons offrir sera pour lui comme une échelle de proportion, à l'aide de laquelle il pourra voir d'un coup d'œil les cas où la nature se suffit à elle-même, et n'a besoin d'aucun secours étranger ; ceux où elle devient impuissante ; enfin les ressources que lui offre l'art pour y suppléer, et l'ordre dans lequel il doit les mettre en usage.

1° A quatre pouces, quatre pouces moins un quart, et même trois pouces et demi, le bassin peut être considéré comme plus ou moins heureusement conformé, et dans ces diverses proportions permettre le passage plus ou moins facile de la tête à travers les détroits.

2° Au dessous trois pouces et demi, jusqu'à trois pouces et un quart, trois pouces et même trois pouces moins un quart, l'accouchement peut être considéré comme plus ou moins difficile et même quelquefois impossible par les seules ressources de la nature ; l'art doit ici prêter son ministère ; mais il n'est pas indifférent sans doute de mettre en usage tel ou tel moyen ; le jeune praticien doit au contraire savoir que le forceps est le seul instrument qu'il puisse alors employer.

3° Depuis trois pouces moins un quart jusqu'à deux pouces, et deux pouces moins un quart, le forceps ne convient plus ; on ferait d'inutiles efforts pour saisir la tête et l'entraîner au dehors ; la désorganisation du cerveau et la mort de l'enfant en seraient la suite inévitable. Mais s'il est décidé que l'opération de la symphyse présente des avantages réels dans le cas d'étroitesse du bassin, portée aux degrés que nous venons d'indiquer ; si les praticiens sont convenus de l'adopter, alors je pense qu'elle ne peut jamais mieux convenir que dans les dimensions au-dessous de trois pouces moins un quart.

4° Au dessous deux pouces moins un quart, une seule ressource reste encore ; mais l'enfant n'est plus amené par les voies naturelles, il faut lui frayer une route insolite, c'est par une ouverture faite aux parois abdominales et à la matrice qu'on peut encore, quoique rarement, conserver les jours de la mère et de son enfant. Heureux encore quand ils ne succombent pas tous les deux, et que l'un ou l'autre survit à une opération aussi grave que l'opération césarienne.

Je n'ignore pas les objections que l'on peut faire à ces nouvelles vues ; je sais qu'il est des circonstances où la nature se joue de nos calculs et de toute notre science ; je connais les observations plus qu'étonnantes où l'on prétend qu'une tête d'un volume ordinaire (trois pouces et demi) a franchi un détroit de deux pouces et demi, mais il n'en est pas moins vrai que le plus communément les choses ne se passent pas aussi heureusement.

J'ai donc pensé que, dans un objet aussi important, il fallait établir quelques règles générales, et faire cesser, s'il était possible, l'incertitude dans laquelle l'art se trouve encore aujourd'hui à l'égard de certains cas difficiles de la pratique des accouchemens, qui réclament au contraire les secours les plus prompts et le parti le plus décisif. En adoptant, avec les modifications que nécessitent quelques circonstances imprévues, les propositions que je viens d'établir, on fera cesser ces interminables discussions sur la préférence que l'on doit accorder à tel ou tel moyen extrême. Alors disparaîtront ces éternelles comparaisons sans but comme sans raison que l'on a voulu établir entre l'opération césarienne et celle de la symphyse ; opérations qui ne peuvent point se suppléer, qui, derniers moyens de l'art, il est vrai, doivent être employés dans des cas différens, et supposent une conformation du bassin qui ne peut être la même pour l'une et pour l'autre.

Un autre avantage que retireraient les hommes de l'art, de cette manière d'envisager les vices du bassin, ainsi que les moyens propres à les combattre, ce serait d'épargner à la femme dont le bassin est mal conformé, les graves inconvéniens qu'entraînent les lenteurs qu'on apporte ordinairement dans ces sortes de circonstances. On s'est constamment plaint des suites fâcheuses et souvent mortelles des opérations césarienne et de la symphyse : on les rendrait infiniment moins graves, et on en obtiendrait généralement plus de succès, si, les dimensions du bassin bien appréciées, on se hâtait de mettre en usage dès les premiers symptômes du travail, une opération à laquelle on est obligé, quelque dangereuse qu'elle paraisse, d'avoir définitivement recours.

ART. V.

De l'examen du bassin, pour s'assurer de sa conformation.

Les plus simples notions de l'art des accouchemens suffisent pour faire sentir toute l'importance de l'examen par lequel on peut s'assurer de la bonne ou mauvaise conformation du bassin, puisque de là seul dépend presque toujours l'heureuse ou funeste terminaison de l'accouchement, puisque d'ailleurs les vices du bassin sont si souvent une source de maux pour la maternité, et d'opprobre pour les gens de l'art qui les méconnaissent, et sacrifient ainsi fréquemment une ou même deux victimes à la fois. Mais si, dans bien des cas, il est essentiel de se procurer une connaissance exacte du bassin, il n'est pas toujours très-facile d'y parvenir. Pour s'en convaincre, il faut être obligé de faire les recherches nécessaires à cet examen. Ce n'est qu'après en avoir senti, éprouvé toutes les difficultés, qu'on peut les apprécier. Il est donc d'une importance majeure qu'un accoucheur sache procéder convenablement à cet examen, malgré les obstacles qu'on y rencontre quelquefois. Il n'est qu'un moyen de les aplanir, c'est de s'exercer fréquemment sur le cadavre, vu qu'il est rare qu'on puisse faire ces recherches sur le sujet vivant, uniquement pour s'instruire, car alors on doit être déjà tout instruit.

Ce n'est qu'en rassemblant soigneusement tous les caractères d'une bonne conformation, en les recherchant avec la plus scrupuleuse attention et des yeux et de la main surtout, qu'on peut juger de leur présence ou de leur défaut, et par conséquent reconnaître avec une précision suffisante en quoi le bassin péche ou non. Pour avoir, dans ce cas, des données à peu près sûres, il faut examiner si les os des hanches présentent antérieurement une ouverture de huit à neuf pouces d'étendue; si tous les deux offrent une uniformité parfaite pour la largeur, l'élévation et la rondeur; si la partie antérieure des pubis est saillante et arrondie; si la partie postérieure du sacrum n'est pas trop convexe inférieurement, et trop déprimée et enfoncée supérieurement; s'il se trouve une distance d'environ sept à huit pouces du tubercule épineux de la dernière vertèbre lombaire, jusqu'au milieu du mont de Vénus, mesurée avec le compas d'épaisseur. Lorsque ces signes se rencontrent, on peut se reposer sur la bonne conformation du bassin qui les réunit, tandis que leur absence dénote ordinairement le contraire. Ainsi l'irrégularité des hanches, les pubis extrêmement aplatis ou rentrans, le sacrum profondément déprimé supérieurement et trop courbé, ainsi que le coccix, doivent nous faire tout appréhender sur la bonne conformation du bassin.

Voilà pour les diamètres antéro-postérieurs de l'un et l'autre détroits. Le diamètre transversal, surtout celui du détroit supérieur, n'est pas aussi facile à reconnaître; mais on peut en juger comparativement par le précédent, car le diamètre antéro-postérieur étant resserré, exclut presque toujours le resserrement du diamètre transversal. D'ailleurs, il n'est pas nécessaire d'en avoir une connaissance aussi exacte que de l'autre; car lors même que le diamètre transversal du détroit supérieur est rétréci, il est toujours encore plus grand que l'antéro-postérieur. Au reste, le diamètre transversal de ce détroit est toujours vicié, quand le pubis, au lieu de présenter une forme même un peu arrondie en demi-croissant, n'off-

qu'un angle très-aigu, ou présente l'une des aines plus enfoncée que l'autre.

Maintenant, si l'on veut avoir des notions plus exactes et
plus précises sur les dimensions du diamètre antéro-postérieur du détroit supérieur, on peut se servir de ce qu'on
appelle un compas d'épaisseur : cet instrument s'ouvre
comme celui dont il porte le nom, mais en diffère un peu
par sa configuration. Ses branches ou jambes s'éloignent circulairement vers les deux tiers supérieurs ; elles sont tra-
versées à l'autre extrémité par une échelle ponctuée de sept
pouces, destinée à faire connaître l'épaisseur des parties
comprises entre les jambes de l'instrument. Les extrémités
supérieures et circulaires des branches sont terminées par
deux boutons lenticulaires, pour pouvoir être appliqués sans
danger, l'un derrière le sacrum, l'autre sur le mont de
Vénus.

Avec cet instrument on peut mesurer, à une ligne près,
l'étendue du détroit supérieur de devant en arrière, en dé-
falquant toutefois sur l'épaisseur qu'il indique trois pouces
d'étendue, dont six lignes pour l'épaisseur du pubis, et deux
pouces et demi pour celle du sacrum. Cette mesure est
presque rigoureuse, même dans un sujet qui aurait un certain embonpoint; car alors on a soin de déprimer la graisse;
et si l'on se trompe, ce n'est jamais de plus de deux lignes,
qui ne peuvent influer assez sur l'accouchement pour déterminer à faux l'emploi des moyens dangereux. Tels sont les
avantages qu'on trouve à se servir du compas d'épaisseur,
dont la précision, le mécanisme et l'application extrêmement
faciles ne laissent presque rien à désirer.

Il n'en est pas de même du pelvi-mètre de M. Coutuli.

Outre qu'il est infidèle dans les dimensions qu'il indique, il est encore d'une application difficile, et même dangereuse sur les parties internes contenues dans le bassin ; enfin il est des circonstances où son emploi est absolument impossible, comme lors de l'existence encore intacte de la membrane virginale. Ces instrumens peuvent être remplacés avantageusement par le doigt indicateur que l'on introduit dans le vagin pour le porter jusqu'à la saillie du sacrum ; on relève ensuite et on applique son bord radial contre la symphyse du pubis, et l'on marque, devant et tout près de cet os, avec l'ongle de l'indicateur de l'autre main, de combien le doigt introduit est enfoncé ; ce qui donne avec assez de justesse l'étendue de devant en arrière du détroit supérieur, en diminuant six lignes seulement pour l'épaisseur de la symphyse, et deux lignes à peu près pour le degré d'obliquité du doigt abaissé sous la symphyse.

Il n'est pas moins facile, sans doute, de mesurer avec la main les diamètres du détroit inférieur. En effet, veut-on s'assurer de l'étendue du diamètre antéro-postérieur de ce détroit, il suffit de palper extérieurement l'étendue qui se trouve entre le coccix et le pubis, et d'en mesurer la distance avec deux doigts reportés ensuite sur la mesure linéaire. D'un autre côté, on peut rendre les tubérosités ischiatiques saillantes par l'extrême flexion des cuisses sur le bassin, et l'écartement de deux doigts fixés sur chacune des tubérosités donnera l'étendue du diamètre transversal. On peut encore mesurer de la même manière et extérieurement la profondeur du bassin en arrière, en devant, et sur les côtés.

Celle des côtés étant ordinairement de trois pouces et demi, déduisez-en la longueur de la symphyse du pubis, qui a communément dix-huit lignes, et vous aurez la hauteur juste de l'arcade qui, portée au delà de deux pouces, peut être un grand obstacle pour l'accouchement.

Tels sont les moyens de reconnaître les dimensions et les défectuosités du bassin, dans l'examen qu'on est obligé quelquefois d'en faire ; examen que nous ne saurions trop recommander dans les cas difficiles.

CHAPITRE II.

Des parties molles de la femme qui servent à la génération, à la grossesse et à l'accouchement.

Ces parties forment ce qu'on appelle, proprement dit, les organes sexuels ou parties génitales de la femme. Le bassin, dont nous venons de nous occuper, ne doit être considéré que comme une cavité dans laquelle ils sont contenus ; absolument étranger à la génération, et même à la grossesse, ce n'est qu'au moment du travail de l'enfantement, et lors du passage de la tête, qu'il devient alors partie essentielle de cette fonction naturelle. On peut même avancer que, loin de favoriser (dans l'acception rigoureuse de ce mot) la marche de la tête, il la retient, au contraire, s'oppose, jusqu'à un certain point, à son passage, et la force de s'accommoder à la forme particulière de sa cavité. Précieuses difficultés cependant, sans lesquelles la grossesse et surtout l'accouchement ne seraient qu'une suite de désordres et de malheurs pour la mère comme pour l'enfant.

On divise communément les parties molles de la génération en externes et internes ; mais cette distinction arbitraire et purement scolastique est dénuée de fondement. Tout se lie et s'enchaîne dans l'arrangement des organes sexuels de la femme. Aucune ligne de démarcation n'indique la séparation des parties externes d'avec les internes. On peut s'en convaincre en se représentant l'état dans lequel se trouvent ces parties lors du passage de l'enfant, ou quand on applique les forceps; alors les unes et les autres ne forment plus qu'un long canal continu dans lequel l'enfant se trouve plus ou moins engagé. Cependant, pour nous conformer au langage reçu, nous diviserons, avec tous les auteurs, ces parties en externes et en internes.

ARTICLE PREMIER.

Des parties molles et externes de la génération.

Les parties molles externes, qu'on peut voir sans aucune dissection, sont le pénil ou mont de Vénus, les grandes lèvres, les petites lèvres ou les nymphes, la vulve, le clitoris, le méat urinaire, l'hymen chez les jeunes filles, les caroncules myrtiformes, la fourchette ou frein de la vulve, la fosse naviculaire et le périnée.

Le pénil ou mont de Vénus est cette éminence ou élévation légèrement arrondie qu'on remarque à la partie inférieure de la région hypogastrique et au-dessus des pubis. A l'époque de la puberté, cette éminence se couvre d'un léger duvet, et plus tard, d'une très-grande quantité de poils. C'est la continuation du pénil bifurqué qui forme plus bas les grandes lèvres, qui sont plus fermes chez les jeunes sujets, plus flasques et plus mollasses chez les femmes qui usent fréquemment du coït, ou qui ont eu beaucoup d'enfans. Leur face externe est blanche, et se couvre aussi de poils après l'adolescence, pour s'en dégarnir dans un âge plus avancé. Leur face interne, presque semblable à celle des lèvres de la bouche, est tapissée par un prolongement de la membrane muqueuse, et ordinairement assez vermeille, quand la femme jouit d'une bonne santé; du reste, tantôt lisse et polie, tantôt un peu rugueuse, surtout dans un âge un peu avancé, cette face interne est parsemée d'une foule de petites ouvertures ou conduits excréteurs qui répondent à autant de petites glandes sébacées, filtrant une humeur onctueuse très-utile dans le temps de l'accouchement, pour la dilatation des grandes lèvres, qui se distendent alors considérablement pour se prêter au passage de la tête. Le tissu spongieux et la graisse qui forment les grandes lèvres et les rendent ainsi dilatables, les exposent aussi à devenir œdémateuses dans le cours et surtout vers la fin des grossesses; ce qui ne provient jamais que de l'infiltration des extrémités inférieures, ou des autres parties, infiltration produite par la compression des veines iliaques, ou par la suppression des urines. Les grandes lèvres sont encore sujettes à des espèces de trombus ou d'échymoses, qui résultent de la rupture des petits vaisseaux qu'elles renferment. Nous en parlerons dans le second volume.

Les grandes lèvres se réunissent en haut et en bas, pour former ce qu'on appelle leur commissure, tant supérieure qu'inférieure. Celle-ci, qui porte le nom de fourchette, n'est qu'un repli membraneux de la face interne des grandes lèvres, repli qui se déchire communément dans un premier travail, mais sans suite fâcheuse quand la déchirure ne s'étend pas fort loin sur le périnée ou vers l'anus. Les grandes lèvres, plus serrées, plus amples supérieurement qu'inférieurement, et destinées, par leur rapprochement, à mettre les parties qu'elles recouvrent à l'abri du contact de l'air, ne peuvent s'écarter sans laisser apercevoir la vulve, qui s'étend d'une commissure à l'autre, et renferme les autres parties externes de la génération ; elle reste presque béante chez quelques femmes après un certain nombre d'accouchemens. Cette ouverture, qu'on appelle aussi la fente, ou pudendum, se rétrécit, au contraire, dans le coït, par le moyen de ses muscles constricteurs ; ce qu'elle a de commun avec les petites lèvres ou nymphes, dont nous allons parler.

Les nymphes ont été ainsi appelées, parce qu'on a prétendu qu'elles servaient à diriger les eaux ou l'urine de la femme, en se contractant d'une manière propre à favoriser cette fonction, quoique Levret ne leur accorde pas cet avantage. On ne peut leur refuser de même une sensibilité exquise qui leur vient en partie du clitoris, avec lequel elles communiquent, soit par le tissu spongieux qu'elles renferment, soit en formant par leur commissure supérieure son chaperon ou prépuce. Elles sont d'ailleurs parsemées d'un grand nombre de houpes nerveuses et fournies de glandes sébacées, dont l'humeur onctueuse lubréfie les parties externes dans le coït, et surtout dans le travail, pendant lequel ces petites lèvres s'étendent et s'effacent souvent au point de ne pouvoir être aperçues, même plusieurs jours après l'accouchement. Elles sont fermes, d'une couleur rose et vermeille chez les très-jeunes sujets ; mais elles pâlissent et se fanent, pour ainsi dire, avec l'âge et les enfans. Quelquefois elles deviennent si flasques, si pendantes et si longues, qu'on est obligé de les réséquer ; ce que l'on ne doit se permettre que rarement, si la femme peut encore avoir des enfans, vu le besoin qu'on a alors de leur présence.

Le clitoris est un petit bouton charnu et alongé, qui se voit entre les grandes et les petites lèvres, à la partie supérieure de la vulve. Il ressemble parfaitement à la verge de l'homme, ayant comme elle un prépuce, un gland, des corps

caverneux, mais dépourvu de canal et de muscles accéléra-
teurs. Ses corps caverneux sont deux espèces de jambes ou
corps cylindriques un peu plus gros qu'une plume à écrire,
qui prenant naissance du bord des branches de chaque pubis, se réunissent en un seul corps devant et sous la symphyse des mêmes os.

Le clitoris a deux muscles érecteurs qui suivent et con-
vrent ses jambes dans leur trajet ; on les appelle ischio-ca-
verneux. Le clitoris est d'une sensibilité si vive, qu'au moindre attouchement de la verge, ou même du doigt, il s'érige
et fait éprouver aux femmes les sensations les plus voluptueuses. Aussi le regarde-t-on communément comme le
siége principal des plaisirs vénériens. Pendant que les femmes
s'y livrent, le clitoris se gonfle et se roidit par l'affluence du
sang, ainsi que la verge chez l'homme dans l'érection. Le
clitoris enfin, pour terminer ce qui le concerne, a un ligament
suspenseur qui l'attache aux pubis, tandis que ses attaches
postérieures le fixent aux branches des mêmes os, ou à celles
de l'ischion.

A un pouce à peu près au-dessous du clitoris, on aperçoit le méat urinaire, qui est l'orifice externe du canal de
l'urètre. La longueur de ce dernier ne passe jamais deux
pouces ; il a une direction légèrement courbée de bas en
haut. Son entrée offre un petit bourrelet irrégulier, qui est
quelquefois caché dans le tissu spongieux des parties environnantes, qu'il faut tirer en haut, en écartant les lèvres
pour les découvrir. Souvent, sur la fin des grossesses, et surtout dans l'accouchement, l'urètre remonte derrière la symphyse, parce que la matrice repousse alors la vessie au-
dessus de cette même symphyse ; disposition qu'il est
bien essentiel de connaître pour sonder convenablement

ce canal, quand le besoin l'exige, car alors on se sert plus commodément d'une sonde d'homme. Le méat urinaire va d'ailleurs se terminer à la vessie, comme l'urètre chez l'homme; mais la pression de ce canal, dans un accouchement laborieux, causant quelquefois et entretenant pendant plusieurs jours un écoulement involontaire des urines, il ne faut pas, comme cela est arrivé à certains accoucheurs, prendre ce conduit pour une fistule urinaire.

Plus bas que le méat urinaire est situé l'orifice du vagin, qui offre quelques différences quant à la grandeur et la fermeté, suivant l'âge ou suivant la fréquence du coït et des accouchemens. Un cercle ou croissant membraneux ferme en partie son entrée dans les très-jeunes filles non encore déflorées : c'est l'hymen. Cette valvulve vaginale, quelquefois rouge et pleine de sang, offre une forme tantôt semi-lunaire, tantôt triangulaire. Elle est percée d'un trou vers son milieu, pour le passage des mucosités de la matrice et du vagin, ainsi que pour celui des règles. Quelquefois elle est fermée entièrement, c'est-à-dire que le vagin est imperforé, ce dont les femmes ne s'aperçoivent qu'à l'âge de puberté : quand le flux menstruel est supprimé par cet obstacle, c'est avec l'instrument qu'il faut le lever, et on ne doit le faire qu'alors, parce qu'à cette époque l'hymen bombant, pour ainsi dire, par la présence du fluide retenu, rend l'incision et plus facile et moins dangereuse pour la vessie et le rectum.

La présence de l'hymen est regardée vulgairement comme le signe infaillible de la virginité; mais il est faux qu'elle en soit la preuve exclusive, puisque souvent elle manque dans les plus jeunes sujets, et qu'on ne trouve en sa place que quelques replis membraneux, appelés caroncules myrtiformes, à cause de leur ressemblance avec de petites feuilles de myrte. Ces replis existent après que l'hymen a été détruit ou forcé par l'introduction d'un corps étranger dans le vagin, ou simplement par l'imprudence assez ordinaire de certaines gardes ou nourrices, qui déflorent souvent les petites filles dès leur naissance, en frottant trop fort les parties génitales pour les nétoyer.

Si l'hymen se conserve jusque dans un âge avancé, ce qui est bien rare, cette membrane devient si dure, si calleuse et si racornie, qu'elle ne permet qu'avec douleur et une difficulté extrême l'introduction même du doigt.

C'est ainsi que chez la fille d'un geôlier, citée par Ambroise Paré, l'hymen était ossifié.

J'ajouterai que son existence, niée par une foule d'auteurs anciens et modernes, ou du moins regardée comme un écart de la nature, comme un vice de conformation, a été évidemment prouvée par Heister, qui l'a trouvée à tout âge; elle l'est d'ailleurs journellement par l'inspection des parties de jeunes filles, tant mortes que vivantes. Mais cette vérité est surtout constatée par un certain état pathologique, dans lequel cette membrane, entièrement fermée et empêchant l'écoulement des règles, a fait soupçonner de grossesse des filles qui, par-là même, étaient impropres à la génération, et a forcé d'inciser la tumeur, pour faire disparaître les vices et les soupçons.

Levret et plusieurs anatomistes modernes prétendent que les caroncules n'en sont pas les débris, mais l'hymen même, et que c'est la forme diverse qu'elles peuvent prendre, par leur écartement ou leur rapprochement, qui est cause qu'on a tant varié sur la forme et même l'existence de cette membrane. Ces caroncules, qu'elles appartiennent aux débris de l'hymen, ou qu'elles doivent leur présence à toute autre particularité, s'effacent presque toujours avec les années.

Entre l'hymen et la fourchette, dont nous avons déjà
parlé, se trouve la fosse naviculaire, en forme de nacelle,
située transversalement dans le lieu indiqué, pourvu toutefois que le frein n'ait pas été déchiré, comme cela arrive, si
l'accoucheur n'y prend garde, lors de l'extrême distension
du périnée.

Le périnée est cet espace compris entre la vulve et l'anus,
séparé longitudinalement par une ligne brunâtre qu'on appelle raphé. Cet espace s'élargit prodigieusement sur la fin
du travail, et surtout lors du passage de la tête; c'est alors
aussi que le périnée doit occuper singulièrement l'accoucheur : en effet, s'il n'a pas la plus grande attention de soutenir avec la main à plat la région du périnée ainsi distendue,
cette partie se déchire quelquefois en plus d'un sens, mais
communément en sens oblique, ou par le milieu : quand cette
déchirure va au point de ne faire de la vulve et de l'anus
qu'une seule et même ouverture, la femme est exposée le
reste de sa vie à des incommodités dégoûtantes, que l'on
peut constamment lui éviter, en empêchant cette déchirure,
si non en partie, du moins en totalité.

ART. II.

Des parties molles et internes de la génération.

Les parties internes de la génération de la femme sont le
vagin, la matrice et ses dépendances ou annexes.

Du vagin.

Le vagin est un canal membrano-celluloso-vasculaire qui
s'étend de la vulve jusqu'au col de la matrice ; ce qui lui a
fait donner, dans ces derniers temps, le nom de canal vulvo-

utérin. Sa longueur, chez une femme non déflorée, est de quatre à cinq pouces sur deux à peu près de largeur; sa figure approche de celle d'une sphéroïde, aplatie de devant en arrière, recourbée dans le même sens, de manière que sa convexité répond en arrière, et sa concavité en avant. De ses parois, l'antérieure, plus courte, adhère, en dehors, à la vessie; et la postérieure, plus longue, s'unit de même au rectum. Quoiqu'assez resserré dans l'état naturel, surtout à son entrée, il est susceptible, dans quelques circonstances, d'une grande dilatation. Cette extensibilité se manifeste surtout dans l'accouchement; mais à quelque degré qu'ait été portée l'extension du vagin, par son élasticité naturelle, il revient plus ou moins sur lui-même, quand les femmes cessent ou d'avoir des enfans, ou d'user du coït, lequel contribue également à l'élargissement de cette gaine membrano-vasculaire.

Des deux extrémités du vagin, la supérieure, qui forme une espèce de voûte ou de dôme, embrasse le col utérin, au dedans duquel la membrane interne du vagin se réfléchit pour tapisser l'intérieur de cet organe. L'orifice externe, ou extrémité inférieure, est entouré de deux bandes charnues qui s'étendent du sphincter de l'anus jusqu'au clitoris. On les appelle muscles constricteurs du vagin. Ces muscles se contractent dans l'orgasme vénérien, et alors l'entrée du vagin, se trouvant plus resserrée, embrasse plus étroitement la verge, dont cette constriction augmente le chatouillement, et accélère l'éjaculation. On trouve également à l'entrée du vagin, deux espèces de glandes qui se gonflent considérablement dans les accouchemens laborieux, et qu'il faut craindre de meurtrir par un toucher trop fréquent ou mal dirigé.

On ne connaît point la structure intime du vagin. Les uns veulent qu'il ait une tunique charnue composée de divers plans de fibres, dont l'entre-croissement en tout sens lui donne cette extensibilité si grande, dont nous avons déjà fait mention. D'autres prétendent qu'il entre dans le tissu du vagin une très-grande quantité de glandes et d'autres conduits excréteurs dont on ignore la nature. Ce sont ces glandes et ces canaux excréteurs qui laissent suinter, dans l'intérieur du vagin, cette humeur abondante, propre à lubréfier ses parois, ainsi qu'à prévenir la sécheresse et l'irritation de ce canal. Lorsque cette exudation a lieu d'une manière trop abondante et presque intarissable, elle constitue un état pathologique, connu sous le nom de fleurs blanches. Celles-ci proviennent presque toujours de la faiblesse générale du système, quand elles ne sont pas l'effet du spasme trop fréquemment excité dans les parties glanduleuses et spongieuses du vagin.

Le tissu propre du vagin est renfermé entre deux membranes, l'une externe, et l'autre interne. Celle-ci, de la nature des muqueuses, est parsemée d'une infinité de petites houppes nerveuses qui lui donnent une grande sensibilité. La seconde, ou l'externe, prolongement du péritoine, n'est qu'accessoire à l'intime structure du vagin; c'est la membrane commune. La muqueuse, au contraire, fortement adhérente à la partie interne du vagin, forme, sur sa paroi postérieure surtout, une foule de rides transversales et d'autres en tout sens, qui s'effacent avec l'âge et les enfans, ou par la fréquence du coït, sans jamais se rétablir, quoique le vagin revienne cependant, en grande partie, sur lui-même. Ce sont ces espères de rugosités qui permettent au vagin de s'allonger, de s'élargir, de prêter enfin d'une manière si avantageuse dans l'accouchement, surtout d'un premier enfant. Le vagin, qui dans ce moment doit soutenir tout l'effort de l'enfant, a pour cet effet plusieurs connexions très-fortes, comme nous l'avons déjà dit ; avec la vessie, le rectum et le canal de l'urètre, au moyen d'un tissu cellulaire très-dense et très-solide.

Mais quelque fortes, quelque multipliées que soient ces connexions, elles ne sauraient toujours le mettre à l'abri d'un relâchement de son tissu, qui occasionne ce que l'on appelle descente ou chute du vagin. Des fardeaux trop pesans, des violens efforts, des travaux longs et pénibles surtout dans la flexion du tronc, des accouchemens laborieux, des épreintes trop fortes et trop long-temps soutenues pour aller à la garderobe, quand les femmes sont constipées ; voilà les causes les plus ordinaires de ces chutes du vagin, lorsqu'elles ont lieu, et c'est plus souvent du côté de la vessie que du côté du rectum ; il est facile de les reconnaître. On sent avec le doigt une tumeur mollasse et plus ou moins volumineuse, qui se précipite parfois jusqu'à la vulve, et qui cède dès qu'on la repousse, pour redescendre quand elle n'est plus soutenue.

On a vanté une foule de moyens et de pessaires de différentes formes pour contenir ces tumeurs ; mais une simple éponge introduite dans le vagin, et arrêtée par un chauffoir, suffit le plus souvent, et même est préférable par la facilité de la placer et de la maintenir.

Ce canal peut encore être déchiré, contus ; ce qui entraîne des ulcères, de la suppuration, qu'il faut avoir grand soin d'entretenir jusqu'à parfaite guérison, si l'on ne veut voir à leur suite des tumeurs, connues sous le nom de polypes, qu'on ne guérit que par l'extirpation ou la ligature, mais non pas toujours sans danger. Ces mêmes tumeurs pouvant être occasionnées par un trop fréquent toucher, ou une mauvaise manœuvre dans l'accouchement, doivent nous rendre très-circonspects sur ce point.

Le vagin peut être totalement imperforé; ce dont on a plusieurs exemples. On remédie à ce défaut, ainsi qu'à la suppression des règles, qui en est la suite et l'effet inévitable, par une section transversale, plutôt que longitudinale, dans la crainte d'intéresser la vessie ou le rectum.

· On n'est pas toujours obligé de recourir à l'opération pour rétablir l'écoulement des menstrues, car plus d'une fois le vagin s'est ouvert dans le rectum, et a favorisé ainsi, non seulement l'issue des menstrues, mais même la fécondité, sans aucune intromission, du moins par le vagin, mais bien par l'anus. C'est ce que l'autorité de plusieurs accoucheurs célèbres a confirmé.

L'imperforation du vagin ne rend donc pas toujours la conception impossible, et encore moins l'accouchement, soit que l'on incise la membrane imperforée, soit qu'elle se déchire et s'ouvre d'elle-même dans la violence du travail, ce dont on a également des exemples; seulement alors le travail est plus long, plus pénible et plus douloureux; mais la nature manque rarement de se frayer alors une voie qu'elle semblait avoir pour ainsi dire oubliée, dans la formation première de l'individu.

Quelquefois les rugosités vaginales masquent une bride ou tumeur de ce conduit, qui, si l'on n'y remédie à temps, peuvent par la suite apporter de grands obstacles à l'accouchement.

Tels sont les cas pathologiques et beaucoup d'autres qui

doivent nous faire sentir combien il est utile et nécessaire d'avoir une connaissance exacte du vagin.

Quant aux vaisseaux qui se distribuent dans sa substance, ils lui viennent des artères honteuses communes ; ses nerfs ont la même origine que ceux de la matrice.

ART. III.

De la matrice.

La matrice (*utérus*) est un viscère creux, charnu, membraneux, musculeux, vasculeux et nerveux. Cet organe, destiné par la nature à recevoir les premiers rudimens du fœtus, à le renfermer et le nourrir pendant tout le temps de son accroissement, et à l'expulser ensuite au moment où toutes ses parties ont pris leur développement nécessaire, est situé dans le bassin, entre la vessie et le rectum, qui le mettent à l'abri du contact des os et du poids des viscères, et que sa forme aplatie force à peser plus particulièrement sur les deux autres organes.

Le bassin, qui renferme et entoure la matrice, la garantit également à l'extérieur. Ainsi la nature a disposé toutes les parties contenantes et contenues du bassin, de manière à servir comme de rempart au plus précieux des organes, à celui de la génération.

Dans son état naturel, la matrice ressemble à une poire aplatie, à une espèce de calebasse, enfin, si l'on veut, à une bouteille aplatie et renversée. Elle a ordinairement trois pouces de longueur ou environ, sur à peu près deux pouces de largeur, en diminuant par dégradation depuis le haut jusqu'en bas, où elle n'a souvent que le quart de cette dimension, qui est aussi celle de son épaisseur, c'est-à-dire d'un demi-pouce, excepté dans son milieu, où elle est un peu bombée longitudinalement, surtout à sa partie posté - rieure. Au reste, ces dimensions, qui souffrent des excep - tions relativement à l'âge et au tempérament des sujets, éprouvent des changemens bien plus considérables dans la grossesse; mais nous en parlerons plus bas. On divise la ma- trice en trois parties, qui sont le fond, le corps et le col de cet organe. On entend par son fond la partie comprise dans l'espace qui s'étend depuis sa région supérieure, jusqu'aux deux angles d'où partent les trompes de Fallope inclusive- ment. Son corps va depuis ce point jusqu'au col, qui com- mence où finit le corps, et aboutit dans le vagin pour for- mer le museau de tanche, ainsi appelé à cause de la res- semblance qu'on lui a trouvée avec le poisson qui porte ce nom. On distingue encore à la matrice deux faces, une an- térieure et l'autre postérieure, trois bords, dont un supé- rieur et deux latéraux; trois angles, dont deux vers les trompes; le museau forme le troisième, il répond dans le vagin.

La matrice est recouverte extérieurement par un repli du péritoine, qui l'enveloppe en forme de poche, et se réfléchit sur ses côtés pour constituer ce qu'on appelle ses ligamens. Examinée dans son état de plénitude, elle paraît être formée de fibres charnues; c'est ce que sa force contrac- tile semblerait faire croire; force qui lui est commune avec tous les muscles, et c'est pour cette raison sans doute qu'on l'a regardée elle-même comme un muscle creux; force enfin qui se manifeste d'une manière si énergique dans l'accou - chement. Hors ce temps et celui de la grossesse, il serait im- possible de distinguer l'arrangement et la direction de ses fibres, qui sont si variées et si confuses qu'on ne peut y dé-

I.

mêler aucune trace régulière. Mais pendant la gestation ces fibres grossissent, elles s'allongent du fond vers le col, et se trouvent liées ensemble par d'autres qui les entrelacent transversalement, pour former un réseau merveilleux dont la structure échappe à l'œil. Les fibres de la matrice, si dilatables, si extensibles dans le fond et le corps de cet organe, sont beaucoup plus denses et plus serrées dans le col, différence que la nature n'a pas ménagée sans dessein.

Quand on ouvre une matrice dans l'état naturel et hors le temps de la grossesse, on y découvre deux cavités, dont l'une, triangulaire, est celle de son corps et de son fond ; l'autre, qui est celle du col, affecte ordinairement une figure ovalaire.

La matrice a dans son intérieur trois ouvertures, dont deux sont placées supérieurement et latéralement vers l'endroit où aboutissent les trompes de Fallope, et une autre située vers son col ; c'est son orifice interne. Son intérieur est recouvert d'une membrane qui n'est que la continuation de celle du vagin, membrane parsemée d'autant de petits trous qui sont les extrémités d'autant de canaux excréteurs des glandes qui filtrent continuellement l'humeur muqueuse dont la matrice est toujours lubréfiée. Cette membrane dont nous parlons ne doit pas être confondue avec la membrane *decidua*. Celle-ci, en admettant son existence, est le produit de la conception, et sort après l'accouchement, ce que ne peut jamais faire la véritable membrane interne de la matrice, du moins sans accident et une inflammation préalable, dont sa chute est toujours le résultat.

Outre les ouvertures dont nous venons de parler, la membrane interne de la matrice offre encore une foule de porosités, dont les plus considérables et les plus nombreuses, placées vers son fond, conduisent à des cavités tortueuses, connues sous le nom de sinus utérins, tandis que les plus petites, également répandues partout, ne sont que les embouchures des vaisseaux exhalans et inhalans; telle est la cavité du fond et du corps de la matrice. La cavité de son col offre des différences, et pour la figure, qui est ovalaire, et pour ses dimensions, qui sont d'un pouce pour la longueur ou environ. Son épaisseur est à peu près la même, excepté vers son milieu, où elle est un peu plus considérable. On voit au col la même membrane qu'au corps de la matrice, avec quelques rides de plus, qui paraissent moins formées par cette membrane que par les fibres utérines plus multipliées vers cette région.

Le col de la matrice ne peut être aperçu, comme son corps, en ouvrant l'abdomen; il est placé dans le vagin, où il fait une saillie plus ou moins considérable, suivant l'état et la grandeur du sujet; mais cette saillie est rarement de plus d'un pouce. Son extrémité inférieure, taillée obliquement de devant en arrière, offre une fente transversale qui forme son orifice externe, et le divise en deux lèvres, dont l'antérieure est plus grosse, ce qui donne à cet orifice une ressemblance assez marquée avec le museau d'une tanche, dont le nom lui est resté. La fente du museau, ou l'orifice externe, est ordinairement si petite, qu'elle est presqu'imperceptible au toucher; mais elle s'ouvre tous les mois pour l'écoulement du flux menstruel, et alors le col devient aussi plus gros, plus long, comme cela arrive aussi pour le passage d'un faux germe, d'une môle, etc.

Cet orifice se dilate encore bien plus dans l'accouchement : mais alors le corps s'efface aussi, en sorte qu'on ne sent plus ni col ni fente, mais seulement une ouverture circulaire, vaste, et d'autant plus grande que le travail avance davantage vers sa fin. Après l'accouchement, le col et son ouverture se restituent dans leur premier état, mais jamais parfaitement ; le col reste plus gros, plus arrondi, moins long, la fente plus ronde aussi et plus sensible. On remarque ordinairement au col, plus particulièrement du côté gauche, une ou plusieurs déchirures, en raison des enfans que les femmes ont eus ; mais cet état du col n'existant pas toujours après un accouchement, et se rencontrant même chez des vierges, quoique rarement, n'est pas une preuve incontestable d'infantement, et ne peut jamais autoriser un accoucheur à prononcer affirmativement, lorsqu'il en est requis par la justice, dans les cas d'infanticide ou de suppression de part. Le col de la matrice peut être double, comme le corps de cet organe ; mais l'un et l'autre cas sont également rares. On voit plus volontiers la matrice divisée par une cloison longitudinale dans son entier, ou bien bicorne avec ou sans trombes doubles, et avec un seul col ; ce qui peut militer en faveur de la superfétation.

Les vaisseaux sanguins de la matrice lui viennent des artères hypogastriques, et quelquefois des rénales. Ces artères sont accompagnées par autant de veines du même nom, qui vont se rendre dans la veine cave inférieure. Mais outre ces deux genres de vaisseaux, elle en a qui lui sont particuliers, connus sous le nom de sinus utérins : ce sont des cavités tortueuses dans lesquelles des artères très-fines viennent déposer le sang, qui, repompé ensuite par de grosses veines, est reporté dans le torrent de la circulation. Il faut en excepter la partie la plus épaisse, qui y étant accumulée jusqu'à un certain point, s'écoule à des époques fixes par la cavité de la matrice et du vagin, et constitue le flux périodique des menstrues ; pendant la gestation, ce fluide, a lieu de s'écouler comme résidu et comme partie excrémentitielle du sang, sert tout entier à la nutrition et à l'accroissement du fœtus : de là la suppression ordinaire des règles pendant la grossesse. Mais pour que l'un ou l'autre de ces phénomènes ait lieu, il faut que les sinus utérins s'ouvrent directement dans la cavité de la matrice : aussi les trouve-t-on quelquefois très-béants dans cette cavité, surtout après l'accouchement, et vers l'attache du placenta, par lequel ils transmettent le sang de la mère au fœtus.

Les vaisseaux lymphatiques de la matrice sont ordinairement bien plus multipliés que les vaisseaux sanguins de cet organe. Selon Cruiskank, le nombre en est si prodigieux qu'on serait tenté de croire que la matrice en est entièrement formée.

Les nerfs qui se distribuent à la matrice n'y sont pas répandus avec la même profusion ; ils sont d'ailleurs très-petits. La plupart lui viennent des plexus rénaux, hypogastriques et sacrés. C'est cette source, plus divisée que considérable, des nerfs de la matrice, qui fait que cet organe s'affecte sympathiquement avec les parties d'où ses nerfs tirent leur origine, comme les reins, la vessie, l'estomac, etc.

Voilà ce que nous avons de plus essentiel à dire sur la matrice en elle-même ; parlons maintenant de ses dépendances ou annexés.

Des prétendus ligamens de la matrice.

On en distingue quatre principaux, savoir : deux larges et deux ronds. Les ligamens larges, qui naissent des parties supérieures et latérales de la matrice, ne sont autre chose qu'une double expansion du péritoine qui, après avoir re-

couvert la matrice par ses deux lames ou feuillets en manière de sac, se réunit intimement, ou plutôt ses deux lames
n'en forment plus qu'une seule, au moyen d'un tissu cellulaire très-fort, pour s'étendre de chaque côté du bassin jusqu'au rebord interne des os des isles. Ces ligamens larges forment supérieurement deux replis placés l'un devant l'autre,
et qu'on appelle leurs ailerons. L'antérieur enveloppe les
trompes, le postérieur l'ovaire, qu'ils lient par là même à la
matrice.

L'usage des ligamens larges n'est point de fixer et de retenir la matrice; mais bien de prêter à son extension et son
accroissement dans le temps de la grossesse, pendant laquelle
ils s'effacent presqu'entièrement pour recouvrir cet organe,
et donner plus de consistance à ses parties alors moins serrées, sous un volume beaucoup plus considérable.

Ces ligamens sont trop lâches et trop extensibles pour
pouvoir jamais, comme on le prétend, être tiraillés douloureusement dans le travail, à moins que le bassin ne soit trop
vaste, ou lors de la délivrance précipitée d'un placenta adhérent qui entraînerait le fond de la matrice.

Ils sont bien plutôt sujets à un autre état pathologique,
comme d'être le siége d'engorgemens limphatiques qui se forment dans leur duplicature, et auxquels il n'est pas toujours
aisé de remédier, parce que l'ondulation du fluide n'est nullement sensible au toucher, ou bien rarement.

Les ligamens larges enveloppent supérieurement, et dans
un assez long trajet, les ligamens ronds. Ces derniers, qui
naissent des parties latérales et supérieures de la matrice,
au-devant et un peu au-dessous de l'origine des trompes,
sont d'une nature bien différente, quoiqu'il soit presque
impossible de pouvoir déterminer leur véritable organisa-

tion ; on sait seulement qu'ils se rendent de derrière en devant , et de bas en haut, en se recourbant vers les pubis, à travers les anneaux des muscles obliques et transverses, jusqu'aux plis des aines où ils s'attachent en s'épanouissant en forme de pate d'oie. Lorsque les femmes grosses ressentent quelquefois des douleurs très-vives aux aines et aux parties environnantes, il faut rapporter le plus souvent ces douleurs aux ligamens ronds, qui sont très-sensibles, moins à cause de leur distension que de l'engorgement qu'ils éprouvent, ainsi que la matrice même.

Outre ces ligamens, il est encore d'autres replis du péritoine qu'il a plu à quelques anatomistes d'appeler petits ligamens ronds de la matrice, tant antérieurement que postérieurement. Les premiers se réfléchissent de la matrice sur la vessie, tandis que les deux autres en font autant postérieurement de la matrice au rectum.

Quoi qu'il en soit, ces prétendus ligamens sont beaucoup plus petits antérieurement, et l'usage des uns et des autres paraît être le même que celui des ligamens larges qui sont les suspensoirs ou l'enveloppe de cet organe, suivant les divers temps de la gestation.

Des trompes utérines ou de Fallope.

Les ligamens larges enveloppent supérieurement, et sur chaque côté du fond de la matrice, deux conduits cylindriques, membrano-musculo-vasculaires, qu'on appelle les trompes.

Ces deux canaux ont deux extrémités, dont l'une, plus petite, s'abouche avec l'angle de la matrice, et s'ouvre dans l'intérieur de ce viscère. Cette extrémité est si peu dilatée, qu'on a souvent de la peine à y introduire une soie de co-

chon ; c'est même ce qui est cause que quelques physiologistes peu observateurs ont avancé que les trompes n'étaient
pas creuses ; mais ils ont tort, car presque toujours on peut
y introduire un stilet très-fin. L'autre extrémité de la trompe,
qu'on appelle flottante, est terminée par une ouverture plus
considérable, qui porte le nom de pavillon, et celui-ci est
entouré de petites dentelures ou découpures, qu'on nomme
morceaux frangés.

Une de ces franges est attachée à l'ovaire ; les autres servent à en approcher la trompe pour lui porter l'esprit séminal
qui doit féconder un de ces œufs. L'ovule fécondé, et comme
tel détaché de l'ovaire, est reporté ensuite jusque dans la matrice, par un mouvement vermiculaire, dont la trompe est
susceptible au moyen de ses fibres circulaires, obliques et
longitudinales. Les trompes grossissent en s'éloignant de la
matrice, se rétrécissent vers leur milieu, pour se dilater de
nouveau jusqu'au pavillon. Ces canaux ont deux membranes ; l'externe est une continuation du péritoine, l'interne
est formée de la même substance que celle de la matrice.
On les croit susceptibles d'érection dans le coït, comme la
verge chez l'homme ; mais les conjectures qu'on donne à cet
égard n'étant pas des preuves, il est permis d'en douter ;
seulement il faut leur accorder un double mouvement, dont
l'un, produit par les fibres longitudinales, les fait entrer en
contraction pour les approcher de l'ovaire. L'autre mouvement, vermiculaire et produit par les fibres circulaires et
obliques, sert à faire descendre l'œuf, auquel leur pression
donne alors la forme d'un corps oblong, ce qui doit nécessairement faciliter sa descente, ainsi que l'humeur visqueuse
dont les trompes sont enduites pour le même usage, c'est-
à-dire pour le glissement de l'œuf fécondé.

Galien, Vésale, et plusieurs autres anatomistes avant eux, avaient parlé des trompes, mais vaguement, mais confusément. Fallope est le premier qui en ait donné une description aussi claire qu'exacte, et qui ait mérité par là l'honneur de leur donner son nom. Les trompes ont à peu près trois à quatre pouces de longueur sur une ou deux lignes de diamètre, plus ou moins, suivant le lieu où on les considère.

Le conduit des trompes, disposé comme nous venons de le démontrer, doit nécessairement établir une communication de l'extérieur du corps jusque dans la cavité abdominale, en commençant par le vagin, la matrice et les trompes, communication unique dans le corps humain, mais indispensable pour que la semence puisse être transmise jusqu'aux ovaires.

Des ovaires.

Les ovaires sont des petits corps blanchâtres, ovales et aplatis, enveloppés dans l'aileron postérieur, à la distance de deux ou trois travers de doigt de la partie supérieure de la matrice, à laquelle ils sont attachés par un cordon ligamenteux, que les anciens appelaient conduit déférent, parce qu'ils le croyaient creux. Leur diamètre varie suivant l'âge et le tempérament. Oblongs et vermiformes dans l'enfant, ils sont plus arrondis dans les jeunes filles, et augmentent avec l'âge. Leur longueur est ordinairement d'un pouce, leur largeur de six lignes, leur épaisseur de trois. Dans un sujet de trente à trente-cinq ans, ils ont à peu près le volume d'un œuf de pigeon, et pèsent jusqu'à deux gros, et tout au plus un demi-gros dans les vieilles femmes, qui les ont ridés et flétris.

Les ovaires, dans l'état sain, offrent l'aspect de corps glanduleux, inégaux, raboteux, parsemés d'un certain nombre de petits corps sphériques et transparens, assez semblables à des vésicules, que l'on a pris pour autant d'œufs. Suivant quelques anatomistes, ils renferment une liqueur albumineuse, que l'on regarde comme le germe de l'embryon. Suivant Haller, chaque fécondation produit sur l'ovaire une petite déchirure, dont la trace prend une teinte jaunâtre, et à laquelle il a donné le nom de corps jaune, *corpus luteum*. L'ovaire est recouvert par le péritoine, et chaque vésicule par une membrane semblable à la tunique vaginale des testicules, ce qui fait que les anciens les ont réellement pris pour des corps analogues à ces parties de la génération dans l'homme. On connaît en général très-peu la structure des ovaires; seulement il est probable qu'ils sont indispensables pour que la génération ait lieu, leur absence ayant constamment privé de cet avantage les animaux auxquels on les a enlevés. D'ailleurs, on a des preuves que le fœtus peut s'y développer, ce qui, n'ayant été constaté que par les modernes, n'a pas pu éclairer assez les anciens. Aussi ont-ils cru qu'ils contenaient simplement une liqueur prolifique destinée à se mêler avec celle du mâle pour la reproduction d'un nouvel être. De là le système du mélange des deux semences, et celui de la génération par les œufs. Nous verrons plus bas l'explication de ces différens systèmes.

CHAPITRE III.

Des usages des parties de la génération et des fonctions propres à la femme.

L'exposition des organes de la génération de la femme nous conduit naturellement à parler de leurs usages, et à révéler le rôle important qu'ils doivent jouer pendant l'époque la plus brillante de sa vie. La connaissance de ses parties sexuelles, mais surtout de l'utérus, hors le temps de la gestation, n'inspire qu'un faible et frivole intérêt. Ce sont les changemens importans qui s'opérent dans son organisation lors de son imprégnation, qu'il importe de connaître. Mais avant de passer à cette partie de son histoire physiologique, si féconde en merveilles, il est indispensable de jeter un coup d'œil rapide sur quelques phénomènes, qui sont comme le prélude et la garantie de ses destinées futures, et sans lesquels en général elle né peut les accomplir. Ainsi c'est une loi constante de la nature, que tous les êtres créés naissent d'individus semblables à eux-mêmes, à l'aide d'une opération qui, dans l'espèce humaine et dans l'immense classe des animaux, porte le nom de génération ; c'est également une loi reconnue et avouée par tous les physiologistes, que la femme n'est jamais mieux disposée, ni plus apte à la génération, qu'après l'époque naturelle où la menstruation s'est manifestée, et lorsqu'elle y est ainsi assujétie régulièrement, sauf les cas d'exceptions que nous indiquerons plus bas.

La marche rigoureuse de l'analyse, et la suite naturelle de nos matières nous font donc, pour ainsi dire, une loi de parler de la menstruation et de la génération, avant d'exposer les phénomènes de la grossesse et de l'accouchement, ainsi que les suites naturelles ou accidentelles de ces fonctions.

ARTICLE PREMIER.

De la menstruation.

Jusqu'au moment de la première apparition des règles, rien n'annonce chez la femme le rôle important qu'elle doit jouer dans l'ordre naturel, et auquel elle est primitivement destinée. Ses penchans, ses goûts, ses maladies mêmes n'offrent point avant la menstruation, cette marche particulière, ce caractère essentiel que l'on remarque au contraire après l'apparition de cet écoulement périodique. C'est cependant sur ces différences, que tous les physiologistes ont reconnues, et que les praticiens ne doivent pas perdre de vue dans le traitement des maladies du sexe, que repose la conservation de l'espèce, puisqu'elles donnent, jusqu'à un certain point, l'assurance que les femmes sont alors aptes à la génération, et qu'elles peuvent devenir mères.

Dans l'examen de cette importante opération de la nature, nous avons à considérer l'époque de sa première apparition, sa durée, la quantité et la nature du fluide fourni à chaque menstruation, sa périodicité et l'époque de sa disparition, ainsi que quelques circonstances particulières pendant lesquelles les femmes peuvent être privées, sans inconvénient, de cette évacuation.

Le mot de menstruation n'est pas la seule expression sous laquelle on désigne cette fonction ; on lui donne indistinctement les noms de règles, d'ordinaires, d'affaires, de lunes, de mois, etc. , qui, tous admis par l'usage, sont en général relatifs à la régularité de l'évacuation, et font entendre qu'elle reparaît à des époques déterminées et périodiques.

L'époque où les règles paraissent pour la première fois est loin d'être la même pour toutes les femmes, chez lesquelles elle varie au contraire à l'infini, en raison des climats, de la constitution, du genre de vie, et de quelques autres circonstances particulières qu'il serait trop long d'énumérer ici. En prenant le climat que nous habitons pour terme moyen, nous voyons que les différences sont de douze à seize ans, en observant que cette première apparition est d'autant plus précoce qu'on s'approche davantage de l'équateur, et qu'elle devient plus tardive, par la même raison, chez les femmes des régions septentrionales, qui sont aussi plus long-temps réglées que celles du midi, et dont la fécondité est également plus remarquable. La constitution particulière de la jeune fille, sa manière de vivre, son éducation morale et physique, peuvent aussi influer sur l'époque de la première apparition des règles. En général, les personnes élevées mollement, dont tous les sens sont prématurément ébranlés, et l'imagination vivement excitée par un genre de vie qui dispose aux affections tendres, sont réglées de très-bonne heure. Les femmes des villes le sont plutôt que celles de la campagne; et parmi ces dernières, celles qui habitent les endroits élevés et exposés au nord offrent encore des différences remarquables avec celles des lieux bas et humides.

La quantité de sang que perdent les femmes à chaque menstruation est très-difficile à déterminer, parce qu'elle est subordonnée à mille circonstances différentes; cependant cette quantité peut être évaluée de quatre à huit onces chez la plupart des femmes de nos climats. Celles qui habitent les

pays très-chauds, ainsi que celles des régions les plus septentrionales, sont en général peu réglées.

Les femmes délicates, nerveuses, mélancoliques, voluptueuses, ont des règles plus abondantes que celles qui sont
fortes, grasses, indifférentes pour les plaisirs vénériens. Les
femmes indolentes, qui mènent une vie occupée par les
plaisirs, qui se nourrissent d'alimens succulens, qui restent
long-temps au lit, s'occupent de spectacles, font leur lecture habituelle de romans, et recherchent la société des
hommes, sont plus abondamment réglées que celles qui mènent une vie active, laborieuse et frugale. Le trop grand
usage du coït, la fréquence des grossesses, amènent également des différences remarquables, relativement à la quantité de l'écoulement de sang à chaque menstruation.

La quantité de sang que rendent les femmes à chaque
menstruation influe nécessairement sur la durée de cette
évacuation, et les excès sous l'un et l'autre rapport, soit en
plus, soit en moins, sont également susceptibles de présenter les plus grandes variétés. Il est des femmes qui ne voient
qu'un jour, même qui ne font que *marquer*, comme on le
dit vulgairement, sans qu'il résulte pour elles aucune incommodité de cette apparence de menstruation. D'autres,
au contraire, nagent dans le sang, et leur santé ne paraît pas
en être sensiblement altérée. Cependant on observe le plus
ordinairement que la durée commune des règles est de trois
à cinq ou six jours : encore remarque-t-on que le sang des
règles qui, le premier et les derniers jours, sort médiocrement, se trouve alors mêlé à une très-grande quantité de
fluide blanc, muqueux, qui peut même quelquefois remplacer, jusqu'à un certain point, les véritables règles. C'est
ainsi qu'un cautère ou un vésicatoire qui fluent considéra-

blement, qu'un ulcère dont la suppuration est abondante, que des évacuations alvines souvent répétées, en supprimant les règles quelquefois, suppléent à cet écoulement périodique, et par là même épargnent à la femme les maux inséparables qu'entraîne presque toujours après elle une suppression absolue. Une longue maladie, des vifs chagrins, la privation d'alimens, pendant un espace de temps considérable, peuvent amener une diminution sensible dans l'écoulement menstruel.

On a beaucoup écrit sur la nature du sang des règles, et les auteurs qui ont avancé qu'il était des plus impurs, n'ont pas toujours été guidés par les principes d'une saine logque, ni par l'examen attentif des faits. Aristote, Galien, parmi les anciens, Delamotte et quelques autres, parmi les modernes, se sont laissés aller à cet égard à des déclamations outrées et ridicules; les uns et les autres cependant auraient dû s'en rapporter, à cet égard, au sentiment d'Hippocrate qui dit : *Sanguis autem..... velut à victimá.* Il ajoute, il est vrai : *Si sana fuerit mulier.* On ne peut disconvenir en effet que lorsque la femme est attaquée de maladies contagieuses, lorsqu'elle néglige les soins de la propreté, lorsqu'elle laisse séjourner très long-temps le fluide menstruel dans les environs des organes sexuels et même dans l'intérieur du vagin, par l'application des linges connus sous le nom de *chauffoirs*; on ne peut disconvenir, dis-je, que le sang ne puisse s'altérer et présenter alors l'état délétère dont les anciens et quelques modernes accusent l'écoulement menstruel chez toutes les femmes; mais dans toutes les circonstances opposées, le sang des règles a beaucoup d'analogie avec celui qu'on tirerait, par la phlébotomie, d'une femme saine et bien portante.

Parmi les phénomènes que présente l'histoire naturelle et physiologique de la menstruation, il n'en est point qui offre plus de variétés que les époques plus ou moins périodiques de son retour, ainsi que les causes de cette périodicité. Il est des femmes en très-grand nombre, il est vrai, qui sont réglées périodiquement, et sans aucun dérangement, tous les vingt-sept ou vingt-huit jours. Chez elles, la grossesse et l'allaitement peuvent seuls déranger cet ordre immuable, qui leur assure d'ailleurs la plus heureuse comme la plus belle santé. Mais qu'on est loin de trouver chez toutes les femmes une disposition aussi favorable, un accord aussi parfait dans le retour des règles! Plusieurs sont réglées deux et trois fois par mois; d'autres ne cessent d'avoir cette évacuation, et sont continuellement dans le sang, comme elles le disent; quelques-unes les ont à peine à l'époque ordinaire où elles ont coutume de paraître, et quelques jours après elles se montrent avec une abondance extrême; il en est qui ne sont réglées que tous les deux mois ou six semaines. En général, chez les femmes des grandes villes, les règles paraissent à des époques beaucoup plus rapprochées que chez celles de la campagne. Les suppressions plus ou moins prolongées, les suspensions momentanées, les dérangemens de toute espèce, sont le triste apanage des femmes des villes; tandis que ces désordres sont à peine connus aux champs: cependant il n'est pas de fonction qui influe davantage sur la santé des femmes, il n'en est pas qui leur cause aussi souvent des maux incalculables, comme nous aurons occasion de le développer dans la suite de cet ouvrage, lorsque nous traiterons des maladies propres au sexe.

Nous sommes loin, comme l'on voit, de partager l'opinion de l'ingénieux auteur du *Système physique et moral de la*

Femme, qui a prétendu établir par un raisonnement plus spé-
cieux que solide, que l'évacuation menstruelle n'était point
dans la nature; mais que cet écoulement, effet de l'habitude,
était la suite de l'intempérance du sexe, etc.

Enfin il arrive une époque où cette évacuation doit disparaître pour ne plus revenir. Ce n'est point ici une suppression,
un dérangement contre nature, mais une véritable disparri-
tion, une cessation absolue à laquelle la nature a condamné
les femmes à l'époque où, ne pouvant plus accomplir qu'im-
parfaitement le grand œuvre de la reproduction, elles n'y
sont plus aptes, par la privation d'une fonction qui leur en
assurait la faculté. Mais loin d'en accuser la nature, elles
doivent l'en remercier, au contraire, puisqu'à l'époque déjà
avancée de la vie où elles cessent d'avoir leurs règles, elles
perdent insensiblement tous les attributs de la jeunesse, tels
que la souplesse des organes, l'exubérance des sucs, la
force, le courage, et cette sensibilité qui rend les femmes
si soigneuses et si attentives pour la conservation de leur
fruit.

Cette époque de la vie où les femmes cessent d'être sujettes à la menstruation, a lieu ordinairement, dans nos climats, entre quarante-cinq et cinquante ans, et se trouve
assez ordinairement en rapport avec le moment de la première apparition, de manière que cette fonction se maintient en activité pendant une révolution de trente ans ou à
peu près.

Les causes de la menstruation sont à peu près ignorées,
malgré les prétentions de plusieurs auteurs, qui ont cru peu
voir lui assigner, 1° une certaine exubérance la vie, à
l'âge de puberté, et par suite une phlétore spéciale de la
matrice à la même époque, d'où résulte une exhalation san-

guine à la surface interne de cet organe. Le retour des mêmes causes à vingt-sept ou vingt-huit jours d'intervalle, ramenant le même état dans la matrice, produit les mêmes effets ; de là la périodicité des règles. 2°. Un ferment particulier, agissant d'une manière positive sur la matrice, à une certaine époque de la vie, et déterminant alors une irritation vive, soutenue, qui se reproduit à des intervalles réguliers. 5°. Un état d'orgasme, espèce d'appétit vénérien, ayant beaucoup d'analogie avec ce qui se passe chez les femelles de certains animaux au moment du rut ; ce qui semblerait le confirmer, c'est l'écoulement sanguin qui se fait alors par les organes de la génération de ces animaux, et qui n'a lieu qu'à cette époque.

Une autre question, non moins embarrassante et aussi difficile à résoudre que la précédente, c'est de savoir quel est le siége de la menstruation, et quels sont les vaisseaux chargés de fournir le sang des règles. On a cru long-temps que l'écoulement se faisait par les veines, ce qui a fait imaginer toutes les idées d'impureté que l'on a débitées à ce sujet. On n'a cessé de répéter que la matrice était une espèce d'émonctoire et d'égoût, par où s'échappait la partie grossière et malfaisante du sang, ce qui a fait donner, par quelques-uns, le nom de purgation à l'écoulement menstruel. Des idées plus saines, nées d'une physiologie plus éclairée, un examen plus attentif de l'état de l'organe au moment de la menstruation, ont à peu près démontré que cet écoulement était une véritable hémorrhagie active, fournie par le système capillaire artériel de la matrice, espèce de rosée ou d'exhalation sanguine, dont la muqueuse utérine était le siége immédiat.

Quant aux usages des règles, outre qu'elles sont, dans

l'ordre le plus naturel, le signe infaillible de la fécondité, elles paraissent destinées, d'après le sentiment des meilleurs physiologistes, à fournir pendant la grossesse les élémens de l'accroissement du fœtus et ceux de sa nutrition lors de l'allaitement ; aussi observe-t-on le plus communément que les femmes enceintes et celles qui nourrissent n'ont point leurs règles. Les exceptions à cet égard, quoiqu'assez nombreuses, outre qu'elles sont quelquefois préjudiciables à la mère et à l'enfant, ne sont point suffisantes pour détruire cette assertion.

J'aurais pu entrer dans des détails beaucoup plus étendus sur la menstruation. Le champ est vaste, et m'eût fourni une ample matière à discussion. J'ai cru devoir borner ce que j'avais à en dire au court aperçu qu'on vient de lire, me réservant de revenir sur cet objet à l'article des maladies des femmes.

Lorsque la menstruation existe, et que les parties sexuelles n'offrent aucun obstacle à l'accomplissement du vœu de la nature, on dit que la femme est apte à la génération ; c'est ce dont nous allons nous occuper dans l'article suivant.

ART. II.

De la génération.

On entend par génération, dans l'espèce humaine, cette fonction naturelle par laquelle l'homme reproduit son semblable. Pour que la génération ait lieu, il faut la copulation de deux individus de la même espèce, mais d'un sexe différent (du moins dans la plupart des animaux), et pour que la conception s'en suive, il faut le mélange des deux semences ; telle était l'opinion des anciens, d'Hippocrate entr'autres. Ils pensaient que dans le coït l'homme et la femme fournissent une liqueur également prolifique, qui, par une combinaison quelconque ou une espèce de fermentation, forme le produit de la conception, sans expliquer comment se fait cette combinaison.

Le fluide que la femme est censée répandre à l'instant où elle jouit de toute la plénitude des sensations voluptueuses que lui fait éprouver la copulation, semble donner assez de vraisemblance à cette opinion ; aussi a-t-elle prévalu pendant long-temps, même parmi les modernes, quoique plusieurs physiologistes n'aient regardé comme vraiment prolifique que la semence du mâle, l'autre ne leur paraissant nécessaire que pour la nutrition du fœtus ; c'était particulièrement l'opinion d'Aristote, selon lequel la dernière de ces liqueurs fournissait la matière et l'autre la forme. Ainsi, malgré cette légère diversité de sentimens, on attribua, pendant une longue suite de siècles, au mélange des deux liqueurs le grand œuvre de la génération.

Mais dans des temps plus modernes et plus éclairés peut-être, les physiciens ne furent plus satisfaits d'un système et d'une opération dont le mécanisme ne pouvait s'expliquer. Alors on fut porté à faire de nouvelles recherches en anatomie, et l'on découvrit autour de la matrice, près de l'extrémité de ses angles latéraux, deux corps blanchâtres, parsemés de plusieurs vésicules rondes, à l'âge de puberté seulement, et celles-ci remplies d'une liqueur semblable à du blanc d'œuf. De là on imagina que l'homme était formé d'un œuf.

Mais les ovaires étant situés hors de la matrice, comment l'œuf, détaché par la fécondation, parvenait-il dans la cavité de ce viscère ? Les trompes découvertes par Fallope

levèrent la difficulté. Ces deux tuyaux, jugés capables d'é-
rection dans l'acte vénérien, par la disposition de leurs fibres, sont terminés par des extrémités frangées, qui, flottant dans le ventre, peuvent s'approcher de l'ovaire, l'embrasser, recevoir l'œuf fécondé et le conduire par un mouvement vermiculaire dans la matrice où ces tuyaux ont éga-
ment une embouchure.

Pour accréditer le système des œufs, il ne s'agissait plus
que d'expliquer comment ils étaient fécondés. Or, voici
l'idée qu'on se forma de ce mode de fécondation, idée qui
se présente d'abord à l'esprit : la liqueur du mâle, dardée
dans le vagin, entre jusque dans la matrice, dont l'orifice
s'ouvre alors pour la recevoir; une partie, ou du moins ce
qu'il y a de plus subtil, de plus spiritueux, en un mot l'*aura
seminalis*, s'élevant de la matrice dans les tuyaux des
trompes, est portée jusqu'aux ovaires que chaque trompe,
en érection par le coït, embrasse alors étroitement. Cet esprit séminal pénètre l'œuf le plus disposé à la fécondation,
comme un fruit, par sa maturité, est plus prêt à tomber ou
à être cueilli. Toutes les parties du petit fœtus, qu'il contient déjà toutes formées, quoique imperceptibles, sont mises
en mouvement par ce même esprit, qui les dispose au développement. Bientôt l'œuf se détache de l'ovaire, et, reçu
dans le pavillon de la trompe, parcourt toute la longueur de
ce canal par sa seule pesanteur, ou plutôt par l'effet du
mouvement péristaltique dont nous avons déjà parlé. Arrivé
dans la matrice, l'œuf, semblable aux végétaux, pousse des
racines par l'endroit qui fixait son pédicule à l'ovaire, et ces
racines, pénétrant jusque dans la substance de la matrice,
forment une masse qui lui est contiguë, adhérente, et qu'on
nomme placenta. Au-dessus s'élève un long cordon qui,

allant aboutir au nombril du fœtus, lui porte les sucs destinés à son accroissement. Il vit ainsi du sang de sa mère jusqu'à son parfait développement.

Contens de ce système, les physiciens et les anatomistes
voyaient donc ainsi dans l'œuf le petit fœtus déjà préexistant
et tout formé; et s'il contenait une femelle, ils lui voyaient
encore d'autres œufs, et par conséquent une foule de géné-
rations les unes dans les autres, en proportions infiniment
petites, comme on peut se l'imaginer. Voilà ce qu'ils croyaient,
sans l'avoir jamais vu, lorsqu'un jeune observateur s'avisa
d'examiner de la semence au microscope. Quel spectacle
merveilleux pour lui, il croit y découvrir des animaux vivans! Une goutte était un océan, où nageait une multitude
innombrable de petits êtres dans mille directions différentes.

Il examina le sperme de divers autres animaux, et toujours même merveille, à quelque différence près. Le sang et
les autres liqueurs du corps n'offraient rien de semblable.
On ne put donc se refuser à croire que ces petits animaux
ne fussent destinés à reproduire un jour ceux qui lui avaient
donné le jour. Ce système, comme on le voit, enleva de
nouveau aux femelles les honneurs de la fécondité; et
Lœwenhock en confirma depuis les premières données par
des expériences multipliées sur les animaux spermatiques,
qui, selon lui, ressemblent assez à la grenouille naissante,
lorsqu'elle est encore sous la forme de ce petit poisson noir,
appelé têtard, dont les eaux fourmillent. Cette nouvelle
manière d'envisager le mode de la génération donna lieu au
système mixte des œufs et des animaux spermatiques.

Suivant les auteurs de celui-ci, quoique tout le principe
de la vie réside dans le petit animal, l'œuf n'est pas moins
nécessaire pour sa nourriture et son accroissement. Ce sys-

tème d'ailleurs se rapproche beaucoup de celui d'Aristote, qui prétendait, comme nous l'avons dit plus haut, que l'homme fournissait la matière et la femme la forme.

De tous ces animalcules dont fourmille la liqueur séminale, dit Andry, auteur de ce nouveau système, un seul, plus heureux que les autres, parvient à l'embouchure de la trompe, qui le conduit jusqu'à l'ovaire. Là il pique un œuf et s'y loge pour y prendre de l'accroissement. L'œuf piqué se détache, tombe par la trompe dans la matrice, à laquelle le petit animal demeure adhérent par les vaisseaux qui forment le placenta. Mais sans consumer le temps en réflexions plus ou moins hasardées, sur des hypothèses si peu admissibles, je crois qu'on en sentira assez l'invraisemblance pour qu'il me soit permis de ne pas m'y arrêter plus long-temps.

Il n'appartenait qu'au célèbre Buffon d'embellir ce système du coloris de son brillant pinceau, ou plutôt de lui en substituer un autre plus ingénieux encore, celui des molécules organiques. D'après les découvertes microscopiques de ce savant naturaliste, on ne peut douter que la semence des individus mâles et femelles ne soit formée de particules organiques semblables à l'animal auquel elle appartient; que ce ne soit un extrait de tout son corps; qu'elle ne contienne en abrégé une infinité de parties propres à former un individu semblable; et qu'enfin cette liqueur prolifique, qui se sépare de la lymphe, ne charie avec elle de petits modèles de toutes les parties les plus éloignées, comme les plus intimes du corps. D'après ce système, aussitôt que la semence du mâle a rencontré dans la matrice celle de la femelle, les particules organiques dont elle est chargée se marient, s'agitent avec une rapidité étonnante, jusqu'à ce qu'elles aient trouvé les mêmes particules ou spirales orga-

niques de la femme, avec lesquelles elles puissent s'ajuster,
s'engrener ou s'emboîter ; car les parties du cœur de l'homme,
par exemple, ne pourront se mêler qu'avec des parties du
cœur, et non de la tête de la femme, ainsi des autres parties
du petit individu, dont la formation et le développement
seront toujours le résultat des molécules organiques semblables ; mais tant que telles ou telles parties analogues de
l'un et de l'autre individu ne se rencontreront pas, elles res-
teront dans une oscillation continuelle, et ne parviendront
jamais à s'unir comme elles l'étaient déjà dans l'animal ; ce
qui doit au moins se supposer, puisqu'elles ne peuvent s'arranger dans un autre ordre, ordre qui n'a été troublé que
par l'agitation des semences.

Mais, comment concevoir que les molécules organiques
destinées à la formation des parties sexuelles, étant fournies
par les deux individus, produisent plutôt un mâle qu'une
femelle ? c'est ce que n'expliquait pas ce système, tout brillant, tout ingénieux qu'il était. Mais son immortel auteur
y a suppléé, en disant que si ce sont les particules organiques du mâle qui s'unissent les premières, il naîtra un mâle,
et une femelle si le contraire a lieu. Ainsi on aura un garçon
ou une fille suivant que les molécules propres à former les
parties sexuelles seront fournies par l'homme ou la femme
de préférence, et qu'elles seront, pour ainsi dire, arrivées les
premières au rendez-vous.

Alors, plus de difficulté, même pour rendre raison des
vices héréditaires. En effet, si chaque partie du corps fournit
ses molécules organiques qui en sont comme le type et la
représentation fidèle, ces molécules porteront nécessairement l'empreinte vicieuse des parties dont elles seront émanées. Si, par exemple, la femme est borgne ou boiteuse, les

molécules de l'œil ou de la jambe de cette dernière ne pourront s'engrener avec les molécules semblables émanées d'un homme bien conformé ; par conséquent elles s'engreneront dans l'ordre où elles étaient arrangées chez la femme ; et par là même il en résultera un enfant contrefait et difforme comme la mère, ou comme le père, si la difformité vient de lui.

Tels sont en aperçu les divers systèmes qu'on a imaginés pour expliquer le mécanisme de la génération. Chacun d'eux offre quelque vraisemblance, quelques probabilités ; et l'on pourrait adopter l'un ou l'autre indifféremment, si tous ces systèmes n'étaient renversés par les expériences de Harvey.

Ce grand homme, célèbre à jamais dans les fastes de l'anatomie par sa découverte de la circulation du sang, a fait encore des observations bien précieuses sur la génération, auxquelles on ne saurait guère refuser son assentiment.

Médecin de Charles Ier, roi d'Angleterre, il profita de son crédit auprès de sa personne pour en obtenir tout ce qui pouvait favoriser ses recherches sur le grand mystère de la génération. Il sut même tellement intéresser et enthousiasmer le monarque sur ce point, que Charles Ier lui abandonna toutes les biches et les daims de ses parcs. Maître d'une si riche collection de quadrupèdes, Harvey en fit un massacre savant et successif. Chaque jour il immolait aux progrès de l'art quelques biches, dans le temps où elles recevaient le mâle, disséquait leur matrice, et examinait tout avec une scrupuleuse attention ; mais que découvrit-il ? rien absolument de ce qui pouvait s'accorder avec les systèmes que nous avons exposés plus haut. En effet, il ne trouva jamais dans la matrice ni liqueur séminale du mâle, ni œuf, ni cicatricule à l'ovaire.

Mais les biches qu'il disséquait, avaient-elles bien été couvertes et fécondées? On lui en fit la réflexion, et il le craignit lui-même. En conséquence, il en sépara douze du commerce des mâles immédiatement après le rut, et les fit renfermer dans un parc particulier. Il en disséqua ensuite quelques-unes, dans lesquelles il ne trouva pas plus de vestiges prolifiques qu'auparavant; les autres portèrent des faons.

De semblables expériences faites sur des femelles de lapins, de chiens et d'autres animaux, offrirent le même résultat, et firent conclure à Harvey que la semence du mâle ne séjournait point dans la matrice, ou même n'y entrait point; mais peut-être l'y cherchait-il après un trop long espace de temps. D'ailleurs, puisque l'esprit séminal suffit pour la fécondation, comme le prouve l'exemple d'une foule de filles devenues enceintes sans avoir été déflorées, qu'était-il besoin de la semence même, qui pouvait être absorbée ou écoulée l'instant d'après l'accouplement, et néanmoins donner lieu aux phénomènes que la matrice fécondée offrit dans la suite au même anatomiste. En effet, il trouva dans l'intérieur de l'utérus des filets déliés, étendus d'une corne à l'autre de ce viscère, formant une espèce de réseau semblable aux toiles d'araignées, qui, s'insinuant entre les rides de la membrane interne de la matrice, s'entrelaçaient autour des caroncules mamelonées de l'organe, à peu près comme on voit la pie-mère suivre et embrasser les anfractuosités du cerveau.

Ce réseau forma bientôt une poche dont les dehors étaient enduits d'une matière fétide; le dedans, lisse et poli, contenait une liqueur semblable au blanc d'œuf, dans laquelle nageait une autre enveloppe sphérique remplie d'une liqueur plus claire et cristalline. Ce fut dans cette liqueur qu'on aperçut un nouveau prodige. Ce n'était point un animal tout organisé, comme on devait s'y attendre d'après les systèmes précédens ; c'était le principe et la faible ébauche d'un animal (*punctum saliens*), c'était un point animé, un point vivant, avant qu'aucune des autres parties, du moins externes, fussent formées. On le voyait, dans la liqueur cristalline, sauter, battre, tirant son accroissement d'un filet ou veine qui se perdait dans la liqueur où il nageait, et ce point vivant battait encore, lorsqu'exposé aux rayons du soleil, Harvey le fit voir au roi d'Angleterre.

Un spectacle si surprenant et si notoire donne un grand degré de probabilité aux expériences de Harvey. Fallait-il qu'après une longue suite d'observations brillantes et mémorables, ce grand homme en ait, pour ainsi dire, terni tout l'éclat par une explication presque puérile ? Croirait-on qu'après tant de travaux et de soins, tant de recherches savantes, Harvey finit par dire que la femelle est rendue féconde par le mâle, comme le fer, par le contact de l'aimant, acquiert la vertu magnétique ; ou bien assimilant la génération de l'homme à la génération des idées, il compare la matrice fécondée au cerveau, dont elle imite alors la substance, et veut que l'une conçoive le fœtus, comme l'autre conçoit les idées ? Devait-on s'attendre, de la part d'un homme tel que Harvey, à de pareils résultats à la suite de recherches aussi constantes et aussi approfondies ?

Sans m'arrêter plus long-temps aux explications que les physiologistes se sont efforcés de donner sur un objet aussi mystérieux, je passe de suite à l'examen de la nouvelle situation dans laquelle se trouve la femme après la génération.

ART. III.

De la conception et de la grossesse.

La conception n'est autre chose que l'union des principes fournis à la génération par les deux sexes dans la copulation. Par la conception la matière principe est vivifiée, et cette vivification est instantanée, ou lente, ou même préexistante, suivant l'opinion qu'on embrasse sur la génération. Dans le système des ovaristes, l'œuf est fécondé, vivifié au moment même où la femme conçoit. Pour ceux qui admettent le mélange des deux semences, il faut six ou sept jours pour qu'il en résulte un développement quelconque ; tandis que le système des vivipares voit déjà dans la semence un petit animal tout formé lors de la copulation.

En parlant de la conception, il paraît assez naturel de demander dans quel lieu elle se fait ? La conception se fait ordinairement dans la matrice ; je dis ordinairement, car, quoique la matrice soit le siége le plus commun et comme le premier berceau de l'homme, il est cependant prouvé qu'il peut se former et se développer, soit dans l'ovaire, soit dans les trompes, soit même dans la cavité abdominale, ce qui constitue autant de grossesses extra-utérines différentes, dont nous parlerons plus bas.

Voyons maintenant quels sont les signes auxquels on peut reconnaître qu'une femme a conçu. Chez quelques-unes, il n'en existe aucun dans le début de la gestation ; plusieurs en ont de très-équivoques ; d'autres, mais c'est rare, en ont de tout particuliers. Je pourrais citer une foule d'exemples qui prouvent que souvent la conception se manifeste par des signes particuliers et phatognomoniques. Certaines femmes

éprouvent une sensation extraordinaire quand elles conçoi-
vent, sensation qu'elles n'éprouvent qu'alors , et qui ne ressemble à aucune autre. J'en ai vu qui, dès qu'elles avaient
conçu, ne manquaient jamais d'avoir une dartre ou un phleg-
mon , soit au visage, soit dans quelqu'autre parte du corps,
et son apparition était alors une marque infaillible de grossesse.

Mais il s'en faut de beaucoup que des signes aussi incertains
annoncent toujours qu'une femme a conçu; et le plus grand
nombre ne s'en aperçoit qu'aux signes mêmes de la grossesse,
c'est-à-dire long-temps après la conception.

Cependant, suivant quelques auteurs, la conception a
lieu, ou peut être présumée, quand l'homme et la femme
ont joui en même temps, avec émission simultanée des deux
semences; quand tous deux ont ressenti pour lors un plaisir plus vif qu'à l'ordinaire, par le contact plus immédiat des
parties sexuelles, et un spasme mutuel , instantané , iso-
chrone, ce qui ordinairement caractérise la conception.
Ovide a dit :

Ad metam properate simul : tunc plena voluptas
Cum victi pariter fœmina virque jacent.

Quelques-unes éprouvent une légère douleur à l'ombilic,
par le spasme qui se communique à la vessie et qui tient au
nombril par l'ouraque; mais ce signe n'est pas constant.
Quelques-unes, enfin, ressentent tout-à-coup une grande
envie d'uriner, et laissent échapper involontairement une
quantité considérable d'urine.

Bientôt les signes de la conception se confondent chez la
plupart des femmes, avec les signes de la grossesse, dont
nous allons parler.

De la grossesse en général.

La grossesse est cet état dans lequel se trouve une femme après la conception, c'est-à-dire lorsqu'elle a reçu dans son sein, au moment du coït, la matière propre à former son semblable, ainsi que les substances qui accompagnent sa formation. La présence de cette matière et de ces substances dans le sein de la mère, par leur volume primitif et gradué avec le temps, faisant nécessairement grossir le ventre de la femme, a fait par là même donner à cet état le nom de grossesse.

La grossesse se divise en plusieurs espèces; savoir : en utérine et en extra-utérine : l'une et l'autre en vraie ou fausse, bonne ou mauvaise.

La vraie et bonne grossesse, utérine ou non, s'entend de celle qui est formée par un ou plusieurs enfans, tandis que la fausse ou mauvaise résulte de la formation d'une môle, soit charnue, soit vésiculaire, d'un amas de sang, d'eau ou d'humeur glaireuse; ou enfin d'une tympanité de la matrice, qui, gonflée par des vents, après les avoir tenus renfermés quelque temps dans son sein, avec des symptômes qui caractérisent souvent la vraie et bonne grossesse, finit enfin par les expulser avec une explosion semblable à celle d'une vessie qui crève.

Parlons d'abord de la vraie grossesse utérine.

Comment peut-on reconnaître qu'une femme est vraiment grosse ? Rien ne serait peut-être plus facile pour l'homme de l'art, si les signes qu'offrent la fausse ou mauvaise grossesse n'étaient pas souvent les mêmes que ceux de la vraie. C'est la confusion et l'identité des signes caractéristiques de l'une et de l'autre grossesse qui fait toute la difficulté du diagnostique. Cependant la présence, et surtout la réunion de plusieurs de ces signes bien connus, rendent assez vraisemblable la distinction de ces différentes grossesses.

Il est donc essentiel de bien connaître ces signes Il en est de rationnels ; il en est de sensibles. Les signes rationnels se déduisent ordinairement de l'état où se trouve la femme dans le moment où on la soupçonne d'être grosse. Ainsi, lorsqu'une femme qui s'est toujours bien portée et qui a vu régulièrement, éprouve tout à coup une suppression, des lassitudes, des nausées, des vomissemens, des appétits désordonnés, un mal-aise général, dans cet état de choses, on est presqu'en droit de conclure que cette femme est enceinte, surtout s'il existe avec cela élévation du ventre, gonflement et suintement laiteux des mamelles.

Néanmoins on a vu des femmes chez lesquelles tous ces symptômes se sont manifestés seulement à la suite d'une simple suppression par une cause quelconque ; et la jeune fille d'Alençon, âgée de huit ans, chez laquelle une pareille suppression fut remplacée par une sécrétion de lait très-abondante, prouve que le suintement des mamelles et leur tuméfaction peuvent nous induire en erreur, quand il s'agit de constater une grossesse, surtout peu avancée. D'un autre côté, quoique tous ces signes et plusieurs autres de la même nature puissent être regardés comme équivoques, ils ne sont cependant pas toujours aussi illusoires que la plupart des praticiens voudraient le persuader. Il en est même quelques-uns dont l'existence est un symptôme si phatognomonique et si sûr d'un état de plénitude de la matrice, que souvent ils peuvent nous guider seuls, sans le concours des autres Le plus frappant de tous est sans contredit la suppression des règles. Aussi, une femme ne voit-elle plus, elle se croit

aussitôt enceinte, surtout quand elle a fait tout ce qu'il fallait pour le devenir.

En effet, cette évacuation se supprime ordinairement
dans ce cas, parce que le fluide sanguin qui constitue la
matière des règles se trouve arrêté dans les vaisseaux utérins, par l'adhésion du placenta et des membranes à toute
l'étendue des parois de la matrice ; et comme le petit fœtus
ne peut encore consommer tout le sang qui abonde dans la
matrice lors d'une grossesse commençante, il y a nécessairement stagnation, puis reflux de ce même sang sur d'autres
parties avec d'autant plus d'abondance que la femme sera
ou plus sanguine ou plus près de l'apparition de ses règles.
Or, ce reflux vers les parties voisines ne peut avoir lieu sans
surcharger, sans gêner ces mêmes parties, ainsi que la circulation accoutumée qui s'y faisait. De là, cette foule d'accidens et de dérangemens dans l'économie animale, changemens qui ajoutent un nouveau degré de certitude aux soupçons de grossesse qu'inspirait déjà la suppression.

La dureté et la tension des mamelles est encore, avons-
nous dit, un signe équivoque, mais beaucoup moins quand
il est réuni aux précédens, et même pas du tout quand l'a-
réole du mamelon se rembrunit, de rose qu'il était, et qu'il
devient extrêmement large. Ce signe m'a toujours d'autant
moins trompé, que ces changemens de l'aréole du mamelon
ne se manifestent jamais ni dans l'hydropisie ni dans une
simple suppression des menstrues.

Si l'existence de ce signe n'est pas constante chez toutes
les femmes ni dans toutes les grossesses, parce que le mamelon, une fois rembruni par l'état de gestation, ne recouvre
jamais parfaitement le coloris tendre et légèrement rosé qu'il
offrait avant la première grossesse, du moins ce signe n'est-il

rarement, ou peut-être jamais fautif quand il existe, pour assurer une première grossesse.

Il en est un autre qui ne guide pas aussi sûrement, à beaucoup près, le praticien, quoique d'ailleurs préconisé ; c'est l'élévation du nombril. Je conviens que le nombril s'efface chez une femme grosse ; mais quand s'efface-t-il ? c'est presque toujours lorsque d'autres signes plus certains ont pu déjà nous annoncer son état ; car pourquoi le nombril s'élève-t-il, s'efface-t-il dans la grossesse ? c'est parce que la matrice, par son volume et son augmentation, distend les parois du ventre, et par cette distension, fait disparaître la cicatrice ombilicale ; mais ce n'est guère qu'à trois mois, et même bien au delà, que la matrice a acquis un volume suffisant pour opérer ce changement. Si ce changement a lieu plutôt, ce n'est que chez les femmes petites, étroites, et dont le bassin ne pouvant contenir long-temps la matrice dans l'état de plénitude, la force à s'élever de bonne heure au-dessus de ses rebords ; mais l'époque de son élévation, et par conséquent de celle du nombril, ne doit pas alors être de beaucoup avancée, ce qui confirme mon opinion.

Au reste, la suppression des règles, le rembrunissement et l'extension de l'aréole, j'ajouterai même, si l'on veut, l'élévation du nombril, sont des signes plus frappans, plus caractéristiques que tous les autres ; et, réunis aux premiers, c'est-à-dire, à tous les accidens de la gestation, ils deviennent à peu près décisifs pour constater l'état d'une fille ou d'une femme soupçonnée de grossesse.

Voilà donc les signes rationnels qui peuvent rendre notre diagnostique à peu près sûr et fondé ; mais comme ces signes sont communs à différentes grossesses, et qu'ils ne caractérisent pas exclusivement celle qui a son siége dans l'utérus,

I.								6

comment distinguer plus particulièrement cette dernière des autres, telles que les grossesses déplacées, et les fausses grossesses de môles ou de germes avortés? Pour pouvoir distinguer ces différentes grossesses, il faut d'abord les connaître; c'est ce que je vais tâcher d'indiquer.

Nous avons dit plus haut que la vraie grossesse se nommait encore grossesse utérine, bonne, naturelle, ordinaire, toutes les fois que le produit de la conception était renfermé dans la matrice, et qu'on l'appelait grossesse tubaire, des ovaires ou abdominale, quand l'enfant se développait dans la trompe, l'ovaire ou la cavité du bas-ventre; c'est alors une vraie et mauvaise grossesse que l'on désigne en général par le nom de grossesse extra-utérine, ou déplacée. La vraie grossesse peut être simple, ou composée, c'est-à-dire produite par plusieurs enfans, ou enfin compliquée, soit de môle, soit de germes avortés existant dans la matrice même ou hors de son sein, avec un fœtus vivant dans sa cavité, ce qui me conduit à parler des grossesses extra-utérines, comme n'étant que des espèces ou modifications de la vraie grossesse.

Des grossesses extra-utérines.

Il y a trois espèces de grossesses extra-utérines, ou par erreur de lieu, dont le siége est, comme nous l'avons déjà dit, la trompe, l'ovaire ou la cavité du bas-ventre. De ces trois grossesses déplacées, la plus commune est celle de la trompe, suite assez ordinaire d'une superfétation. Au reste, celle-ci n'est plus, je crois, un problème en médecine, surtout autant qu'elle a lieu seulement quelques heures, quelques jours, et même quelques semaines après la conception d'un premier enfant. Beaucoup d'exemples le prouvent, et notamment celui d'une habitante de la Guadeloupe, qui, ayant été vue par son mari dans la nuit, fut contrainte de recevoir les embrassemens de l'un de ses nègres, qui la subjugua le fer à la main. De cette double copulation, il résulta deux enfans, dont l'un blanc, et l'autre noir. Ici il est bien constant que tous deux n'avaient pas été faits ensemble.

Au reste, je pense que tous les jumeaux se font ainsi. Ce qui le prouve, selon moi, c'est que rarement il en survit plus d'un, parce que les autres, engendrés et conçus plus tard, naissent à une époque trop précoce pour être aussi viables que le premier conçu; ou s'il en survit plusieurs, comme on en a des exemples journaliers, c'est qu'ils auront été conçus à peu de distance l'un de l'autre.

Je reviens aux grossesses extra-utérines.

J'ai dit plus haut que celle des trompes était la plus commune; rarement a-t-on trouvé des fœtus dans l'ovaire, seulement on y a reconnu quelquefois des débris d'enfant. J'en ai vu un de deux mois et demi chez une femme morte à l'hospice Cochin; mais ce cas est extrêmement rare.

Il n'en est pas de même des grossesses abdominales; il en existe une foule d'exemples; mais il est à présumer que dans ces occasions l'embryon ne s'est pas développé entièrement dans la cavité du bas-ventre; et je crois, avec un grand nombre de physiologistes, que les fœtus ne se sont trouvés dans cette cavité qu'après y être tombés à la suite d'une rupture de la matrice ou de l'une des trompes dans lesquelles ces fœtus s'étaient déjà formés et plus ou moins développés. Le 14ᵉ vol. du *Recueil périodique de Médecine* offre un exemple remarquable de cette espèce de grossesse extra-utérine.

Au reste, la terminaison de toutes ces grossesses déplacées est à peu près également fâcheuse. Je sais bien que si l'art, moins timide, venait à temps au secours de la femme, presque toujours dans l'impossibilité de se débarrasser par elle-même, souvent ni la mère ni l'enfant ne seraient victimes de cette erreur de la nature. Car il est certain que la mère au moins pourrait être sauvée, et par quel moyen? Par un moyen assurément moins dangereux que l'opération césarienne, je veux dire la gastrotomie. Cette dernière opération offre certainement plus d'espoir que la première, puisqu'elle n'intéresse point, comme l'autre, la matrice même, mais tout au plus l'ovaire et la trompe.

Je conviens, avec Levret et Sabatier, que l'endroit où est alors implanté le placenta n'est pas susceptible de contraction comme la matrice, et peut donner lieu par conséquent à une hémorragie mortelle, si le délivre est extrait aussitôt; mais la plaie du ventre une fois faite, ne peut-on pas laisser sortir le placenta par un décollement spontané, ou même par la voie de la putréfaction, qui ne sera pas, à beaucoup près, aussi dangereuse, vu l'issue que ménage alors la plaie, que si ce placenta se desséchait et se corrompait dans la matrice entièrement fermée. Au reste, la nature ne semble-t-elle pas nous indiquer elle-même une voie si simple et si salutaire, puisque, souvent par un abcès ouvert, soit au parois du ventre, soit dans le vagin ou le rectum, elle s'est débarrassée de ces corps étrangers et nuisibles, même au bout de plusieurs années de séjour, non sans trouble et sans de graves accidens, que l'on aurait pu, à coup sûr, éviter aux femmes par la gastrotomie pratiquée à propos.

On m'observera peut-être que ces sortes de grossesses ne sont pas aisées à reconnaître, ou qu'on les reconnaît presque toujours trop tard. Je prétends au contraire que le diagnostique, du moins à une certaine époque, en est peut-être moins difficile que celui d'une vraie et bonne grossesse utérine ; et je vais tâcher de prouver mon assertion.

Des trois grossesses extra-utérines, prenons pour exemple celle de la trompe, et voyons comment elle peut arriver. Je serais assez du sentiment de Deleurie, qui pense qu'elle peut avoir lieu plutôt à un premier enfant qu'aux suivans, plutôt chez un sujet jeune, fort, vigoureux, et dont les fibres sont douées d'une trop grande élasticité. Dans ce cas, l'œuf ne pouvant, par son poids ou son activité organique, vaincre leur résistance, au lieu de tomber dans la matrice, s'arrête dans la trompe, y contracte adhérence, et y croît jusqu'au terme de trois ou quatre mois environ. Incapable alors de se prêter à une plus forte expansion, le trompe, ou tue l'enfant par une compression gênante et continuelle, ou se déchirant, le laisse tomber dans la cavité du bas-ventre ; alors la femme éprouve un spasme convulsif qui la fait souvent périr après la mort de son fruit, si l'art ne vient à son secours par la section du ventre. Pour prévenir les maux qu'entraîne une telle grossesse, on doit donc s'appliquer d'abord à la reconnaître. C'est à quoi nous conduisent ordinairement les signes suivans :

La plupart du temps, dans une pareille grossesse, les femmes sont réglées, presque comme à l'ordinaire; et, malgré l'observation communiquée par Ciprianus et plusieurs autres, les exemples de suppression durant les grossesses extra-utérines ne sont pas aussi communs qu'on pourrait le croire.

Il est également rare qu'elle soit accompagnée de vomissemens, surtout dans les premiers mois. Les mamelles conservent leur forme naturelle, et ne filtrent point de lait.

Souvent les mouvemens de l'enfant se font sentir de très-bonne heure, et d'un côté seulement, parce que le fœtus étant étroitement resserré dans la cavité qui le contient, au lieu d'être environné d'un fluide plus ou moins abondant, comme dans les grossesses utérines, ne peut exécuter le plus petit mouvement sans que la mère n'en ressente quelque chose.

La tuméfaction du ventre existe d'un seul côté, moins considérable, il est vrai, mais plutôt que dans un cas de grossesse ordinaire; une tumeur moins grande, plus circonscrite, et comme surajoutée à une autre tumeur, qui est la matrice, sont encore des indices très-capables de nous guider dans le diagnostique.

Je sais que l'absence ou l'inverse de tous ces signes peuvent nous induire en erreur; que l'obliquité de la matrice, dans une grossesse ordinaire, peut nous en imposer quant à la tuméfaction du ventre, d'un côté seulement; mais la gène que la femme éprouve constamment du même côté, et surtout l'état de la matrice, dont le corps et le col sont toujours à peu près les mêmes qu'en vacuité parfaite, doivent nous laisser moins de doutes à cet égard.

Tels sont en général les signes de grossesses extra-utérines dont l'incertitude nous les ait souvent confondre avec ceux d'une bonne et vraie grossesse.

ART. IV.

De la matrice dans l'état de grossesse.

Nous avons déjà dit que la matrice, destinée par la nature à remplir les plus hautes et les plus importantes fonctions de l'économie animale, semblait pour ainsi dire sommeiller dans une profonde inaction et dans une nullité absolue jusqu'au temps de la puberté; qu'à cette époque seulement, des changemens périodiques, survenus tout à coup dans son organisation, commençaient à signaler son existence. Mais c'est particulièrement après la conception et dans le temps de la grossesse, que la matrice nous offre les phénomènes les plus intéressans : alors elle prend une nouvelle forme, et pour ainsi dire une nouvelle vie; alors son volume, sa figure, sa situation, ses mouvemens ne sont plus les mêmes, et ce sont ces différences qu'il importe d'examiner avec la plus scrupuleuse attention. Ce n'est pas que l'acte profondément mystérieux de la conception soit dévoilé clairement à nos yeux, non plus que les changemens imperceptibles qui en résultent d'abord dans l'organisation de la matrice; mais des conjectures fondées peuvent nous fournir quelques données plus ou moins certaines sur ce point d'ailleurs assez incompréhensible.

Ainsi, il est plus que probable, par exemple, que la matrice s'entr'ouvre au moment où le mâle darde au sein de la femelle la liqueur prolifique. Mais cet organe imprégné se referme-t-il aussitôt pour embrasser étroitement et conserver le germe ainsi conçu? Seulement dans des animaux tués aussitôt après l'accouplement, on a bien pu trouver la matrice contractée ; mais comment prouvera-t-on que ce n'est pas l'effet de la mort violente qui a pu causer cette contraction, ce resserrement subit? En inférera-t-on de là avec certitude que ce même effet doit avoir lieu indubitablement chez la femme qui a conçu avec délice et volupté, sans éprouver aucune douleur après la conception? Rien n'est donc plus douteux, plus incertain et plus obscur que l'état et les changemens de la matrice dans les premiers instans de son imprégnation. Le nuage est même assez long-temps sans se dissiper; car il s'écoule presque

toujours deux ou trois mois avant qu'on aperçoive extérieurement le plus léger changement dans l'organe. S'il augmente
pendant cet espace, son augmentation est absolument insensible à l'œil et au toucher. Pendant tout ce temps, la matrice
est encore renfermée dans la cavité du bassin, qui la dérobe
totalement à la main, lorsqu'on palpe la région hypogastrique. Mais il n'en est pas ainsi au quatrième mois, car alors elle
déborde enfin le détroit supérieur, d'une manière plus ou
moins sensible; alors aussi son augmentation fait des progrès
plus rapides : en sorte qu'au cinquième mois on la sent à
deux doigts de l'ombilic. Son élévation non interrompue,
la porte au niveau de cette cicatrice, ou même un peu au-
dessus vers le sixième mois, ou dans son cours. Au septième
elle entre dans la région épigastrique, qu'elle occupe en totalité au huitième.

Quelqu'un peu versé dans la pratique des accouchemens
serait naturellement porté à croire ici que la matrice doit
suivre constamment cette marche progressive dans son développement, et s'élever de plus en plus jusqu'au terme de
l'enfantement. Eh bien ! presque toujours on remarque le
contraire. Au neuvième mois, la matrice redescend au-dessous de la région épigastrique, de manière à étonner les
femmes qui portent un premier enfant, et qui, non encore
familiarisées avec ce phénomène, sont merveilleusement
surprises de se trouver tout d'un coup *sans ventre*, pour
me servir de l'expression reçue. Mais ce phénomène ne sur-
prend nullement le praticien éclairé et bien instruit de l'ordre que suivent les diverses parties de la matrice dans leur
développement. S'il sait que cet organe croît et augmente
en tout sens pendant la grossesse, il n'ignore pas non plus
que toutes ses dimensions n'augmentent pas dans les mêmes

proportions : par exemple, l'axe longitudinal croissant d'a-
bord seul, et surtout du troisième au sixième mois, explique
parfaitement pourquoi la matrice ne fait premièrement que
s'élever. Passé le sixième mois, les autres dimensions font
des progrès plus rapides. De là il arrive que l'utérus, d'abord
très-elliptique, reste encore quelque temps au même point
d'élévation, ou encore monte un peu, parce que les fibres
de l'axe longitudinal n'ont pas encore cessé de s'étendre ;
mais bientôt la cavité s'arrondit, l'ellipse diminue, parce
que l'extension, ne se faisant plus alors qu'aux dépens du
col seul, devient une cause nécessaire d'abaissement dans
cette partie; car tel est l'ordre invariable du développement
de la matrice, que son corps et son fond sont les seules parties qui prêtent d'abord à son extension. Et pourquoi? parce
que la fibre de ces parties, moins dense et plus souple, est
par là même plus disposée à se laisser distendre et alonger
par le produit de la conception, tandis que le col reste dans
une espèce de stase et d'immobilité jusqu'au sixième mois.

Vers cette époque, les fibres du corps et du fond, devenues
plus longues, plus fortes par leur accroissement, et comme
par une espèce de génération, résistent davantage aux efforts distractifs du produit de la conception, réagissent sur
lui et avec lui sur les fibres du col, qui, trop faible alors
contre ces deux puissances réunies, est enfin obligé de céder
à son tour. D'abord sa densité lutte encore quelque temps
contre les forces qu'on lui oppose; c'est ce qui fait que les
fibres du corps et du fond continuent encore à augmenter,
mais par dégradation et de moins en moins, à proportion
que le col prête et s'étend, jusqu'à ce qu'enfin, décidément
plus fortes de sa faiblesse, elles le contraignent à subir une
extension très-rapide et très-précipitée vers la fin de la gros-

sesse. De là cet affaissement subit du ventre, de là enfin l'accouchement qui n'est jamais déterminé que par l'efface- ment et l'ouverture du col de la matrice. La réactiou finale du corps et du fond sur le produit de la conception, et par contre-coup sur le col, est quelquefois si sensible, que quand ce dernier, arrivé au plus haut degré d'expansion, com- mence à se dilater, on peut s'en convaincre même par le toucher. Il suffit, pour cela, d'introduire avec précaution un doigt dans l'orifice, et l'on sentira alternativement la flacci- dité et la tension des membranes qui enveloppent le fœtus avec ses accessoires. Ce sont donc les fibres du col qui se dé- veloppent les dernières, et dans le même ordre que celles du corps et du fond, c'est-à-dire que d'abord elles s'allon- gent, s'étendent, se redressent, puis se rangent les unes à côté des autres, ce qui de toute nécessité produit un accrois- sement tel, que souvent au bord de l'orifice, ces fibres n'ont pas l'épaisseur d'une double ou triple feuille de papier, amin- cissement qui, comme on peut bien se l'imaginer, doit quel- quefois occasionner en cet endroit des déchirures, dont nous parlerons dans la suite.

Le développement de la matrice et l'ordre que nous ve- nons de lui assigner n'est pas invariable dans sa marche, et par là même on doit pressentir que l'accouchement peut va- rier aussi pour le terme et son époque finale. En effet, lors- que les fibres du corps et du fond, plus denses et plus rigides, opposent trop de résistance à la force expansive qui tend à les allonger, le col est obligé d'y suppléer, de céder plutôt, plus rapidement, et par une suite nécessaire l'accouchement sera avancé.

Le contraire arrivera si le col, plus dur, plus compacte, offre les mêmes difficultés que celles que nous venons de supposer de la part des fibres du corps et du fond. Sa densité, sa squirrosité retarderont encore plus le terme de l'enfantement. Outre les preuves qu'on en trouve dans des occasions où l'on a été obligé d'inciser les bords calleux de son orifice pour terminer l'accouchement, et empêcher une rupture du fond ou du corps de la matrice, ne voit-on pas tous les jours un accouchement naturel et qui devait être prompt, prolongé souvent de plusieurs heures, uniquement parce que des attouchemens trop réitérés ou des manœuvres imprudentes ont enflammé ou durci les bords de l'orifice utérin ou du col? La rigidité de cette dernière partie, portée à un certain point, serait peut-être une des meilleures raisons à alléguer en faveur des naissances tardives, puisque sa dilatation précoce a toujours été regardée, sans aucune controverse, comme une cause d'accouchement prématuré; et je ne vois pas pourquoi on nierait plutôt un effet que l'autre, tous deux dépendant de la même cause.

Nous venons de voir la marche que suit la matrice dans son accroissement. Cette exposition conduit naturellement à demander comment croît la matrice, aux dépens et à la faveur de quoi? Une chose constante, c'est que la matrice est plus volumineuse, plus pesante à la fin qu'au commencement de la grossesse, puisque, selon le célèbre Levret, le solide de sa masse de l'une de ces époques à l'autre se trouve communément augmenté, de manière que la matrice est à elle-même dans les derniers temps, comme 1 est à 11 $\frac{1}{2}$; donc il y a addition de matière, et cette addition doit se faire, selon moi, par juxta-position de molécules intégrantes. Voici comment on peut rendre compte de ce phénomène.

La matrice devenue plus extensible, ses vaisseaux artériels, veineux et lymphatiques le deviennent aussi, acquièrent un plus gros calibre. Plus dilatables, plus dilatés, ces vaisseaux admettent et reçoivent une plus grande quantité de fluide ; de là, une transudation abondante, à travers leurs parois, de sucs qui s'assimilent à la propre substance de la matrice ; de là son accroissement ; de là son augmentation en grandeur, en volume, dirai-je aussi en épaisseur. Sur ce point les auteurs varient singulièrement. Les uns veulent que son épaisseur augmente, les autres qu'elle diminue, d'autres qu'elle reste à peu près la même. Comme chacune de ces opinions a des partisans célèbres, on pourrait peut-être indifféremment adopter l'une comme l'autre façon de penser à cet égard ; mais il me semble que l'on peut tout concilier, en supposant que les différens auteurs dont il s'agit n'ont pas examiné la matrice à la même époque de grossesse, dans les mêmes régions de cet organe, et à peu près dans des sujets de constitution semblable. Trois points qui doivent nécessairement apporter des différences dans l'épaisseur du globe utérin, outre les degrés et les nuances de développement qui peuvent encore influer plus ou moins sur son massif, si je puis m'exprimer ainsi. Pour bien juger de cette épaisseur, il faut examiner l'organe à la fin de la grossesse, avant que les eaux soient écoulées, et on lui trouvera différens degrés d'épaisseur, suivant ses diverses régions.

Ainsi, en examinant le col, on dira avec Galien, Mauriceau et d'autres, que la matrice s'amincit. En la considérant vers l'attache du placenta, on pensera avec Levret, que si elle n'augmente pas en épaisseur dans cet endroit, au moins elle la conserve, et peut-être avec Deventer penchera-t-on pour l'augmentation. Du moins ce dernier sentiment me paraît d'autant plus probable, que la contexture de la matrice étant partout uniforme, son accroissement doit donc

l'être aussi, le même mécanisme devant le produire également dans toutes les parties. Pourquoi donc le lieu où le
placenta est implanté ne jouirait-il pas du même avantage ?
Au reste, il est prouvé que cet endroit est au moins le seul
qui reste constamment le plus épais; le corps et le fond conservent à peu près la moitié de leur épaisseur primitive, tandis
que celle du col se réduit presque à rien.

Il n'en est pas de même après l'accouchement. Le fluide
qui abonde de toutes parts dans ce viscère, ne pouvant s'é-
couler dans les mêmes proportions qu'il y afflue, à cause des
fortes contractions de l'organe, produit un engorgement sanguin qui donne à la matrice une épaisseur et une solidité si
considérable, qu'en palpant le globe utérin, on serait quelquefois tenté de croire qu'il renferme un second fœtus. Or,
si l'on considère la matrice à cette époque, on se persuadera
sans peine qu'elle épaissit; d'où l'on peut conclure que cette
augmentation d'épaisseur n'est que relative, et par là tous
les sentimens des auteurs se trouveront d'accord.

ART. V.

De la dilatation de la matrice.

Parlons maintenant du premier, du principal phénomène
inséparable de la grossesse, je veux dire de la dilatation de
l'utérus. Du moment que la matrice a reçu et renferme dans
son sein le produit de la conception qu'elle doit féconder et
vivifier, ou au moins quelques jours après, on sait que cet
organe grossit, s'étend et acquiert un volume prodigieux,
eu égard à sa grosseur première. Rien de plus surprenant
que le mécanisme par lequel s'opère sa dilatation lente et
progressive; en effet, si elle n'a lieu que parce que le pro-

duit de la conception agit sans cesse et victorieusement contre les parois de cet organe, comment concevoir l'activité toute puissante et singulière d'un corps aussi petit, aussi faible, aussi mou? Comment un petit œuf, d'abord de la grosseur d'un pois tout au plus, composé de membranes très-minces et dans lesquelles est un petit embryon sous la figure d'un mucilage imperceptible, ou, pour me servir de l'expression de Puzos, d'une morve flottante dans quelques gouttes d'eau, comment peut-il, sans détruire son frêle tissu, étendre un corps tel que la matrice, qui pour lors est dans toute sa force, qui a partout une épaisseur de près d'un pouce, et qui est disposée par un mouvement naturel à résister avec une vigueur et une énergie presqu'insurmontables, à tous les efforts qu'on peut lui opposer, comme dans les occasions où l'accoucheur est obligé de vaincre sa résistance, de la dilater artificiellement, de l'entr'ouvrir enfin pour en tirer en moins de temps ce qu'elle ne mettrait dehors qu'avec un travail plus considérable et trop dangereux pour la mère.

Cependant quelque difficile que paraisse à concevoir la dilatation de la matrice par le produit de la conception, et d'un corps aussi fort par une substance aussi faible, il est aisé de se convaincre de sa possibilité en développant les moyens que la nature industrieuse et attentive à la conservation du germe, emploie pour l'exécution de ce mécanisme. Voici donc comme elle opère cette espèce de merveille.

L'œuf, ou ce qui paraît en être un, puisqu'il en a la figure et la transparence, puisqu'il renferme en lui un germe destiné à prendre la ressemblance de celui qui lui a donné l'être, l'œuf, dis-je, parvenu à se glisser de l'ovaire et des trompes dans la matrice, s'y trouve d'abord à l'aise, mais il touche à la face interne de la matrice par un point quelconque. Ce point de contact est un point d'irritation, qui fait contracter adhérence aux membranes de l'œuf avec la matrice et affluer les humeurs dans cet endroit en plus grande abondance, comme cela arrive dans toute autre partie du corps irrité. Les humeurs poussées à travers le tissu léger qui unit l'œuf à la matrice, et poussées avec une force relative à la base et à la hauteur du courant de tous les fluides du corps, doit allonger nécessairement et de plus en plus ce même tissu de dehors en dedans.

Mais les humeurs ne peuvent ainsi affluer dans l'œuf sans augmenter son volume. Son volume augmenté au point de remplir exactement le petit espace où il était d'abord à l'aise, est serré de toutes parts par la matrice, mais également, mais dans tous les points de sa circonférence, et par là même sans danger de se rompre, ou d'être chassé hors de la cavité qu'il occupe.

Au contraire, par une loi constante et bien connue de la physique, par l'incompressibilité des liqueurs, la matrice est obligée de céder à son accroissement, de céder à la force du courant qui détermine le fluide à se porter dans l'œuf; car quoique ce fluide ne soit d'abord que de quelques gouttes, cette petite quantité peut avoir la force de dix livres si elle est soutenue, appuyée par un courant de dix livres. Cette proposition acquerra un nouveau degré d'évidence, si l'on songe que cette force doit encore augmenter de beaucoup lorsque le courant auquel la liqueur est continue, se trouve poussé fortement par les parties solides et par l'action musculaire, qui est souvent incalculable.

Pour rendre cette vérité encore plus sensible, ajoutons que le fluide réagit contre les parois utérines, en tous sens, et sans discontinuation.

Ainsi la matrice, attaquée lentement mais victorieusement par la force impulsive de l'œuf, cède, et cède avec d'autant plus de raison qu'elle est entretenue dans un état de souplesse et de relâchement par le fluide qui l'abreuve sans cesse et de plus en plus ; que d'ailleurs elle se trouve isolée de toutes parts, et qu'elle n'est soutenue par aucune partie solide qui puisse lui fournir un point d'appui.

Les lois de la physiologie moderne expliquent le développement de l'utérus pendant la grossesse d'une manière différente de celle que nous venons d'exposer. On prétend en effet que la matrice, douée à cette époque d'un degré d'activité bien supérieur à celui dont elle jouit dans son état de vacuité, devient alors le siége et comme le centre des efforts que la nature met en jeu pour donner à cet organe la faculté et les moyens de remplir les hautes fonctions auxquelles elle l'a destiné. C'est en augmentant ses propriétés vitales, en les douant d'une activité singulière que la matrice, peut alors nous offrir les phénomènes si variés et si admirables de sa dilatation, dilatation qui, comme on voit, peut s'opérer alors sans le secours des agens mécaniques que nous venons de considérer dans l'instant comme la cause de la dilatation de l'utérus. C'est donc dans sa propre organisation, dans la forme et la nature particulière de son tissu que réside la faculté qu'a la matrice de s'étendre, de céder aux prétendus efforts distractifs du produit de la conception ; et s'il est vrai qu'il existe dans la composition de nos différentes parties un tissu spécial inconnu jusqu'ici, et dont la découverte est toute récente, tissu auquel on a donné le nom de *tissu érectile*, alors les explications dans lesquelles nous sommes entrés seraient nécessairement subordonnées à l'action particulière de ce tissu sur la matrice en état de grossesse, comme

on voit le mamelon, l'iris, le gland et le clitoris entrer en
érection aussitôt qu'on met en jeu le tissu qui compose ces
parties.

C'est aux travaux des physiologistes modernes à nous éclairer sur ces divers objets.

Mais une dernière cause qui tend à dilater la matrice, c'est
le développement des vaisseaux utérins qui deviennent d'un
calibre considérable, admettent une quantité de sang beaucoup plus grande, et celui-ci, en distendant les parois des
vaisseaux, fournit encore à l'accroissement du globe utérin
et à son expansibilité.

ART. VI.

Action de la matrice.

La matrice, que nous avons vue jusqu'ici, pour ainsi dire,
passive, jouit cependant d'une vertu active proportionnée à
la force et à l'énergie de ses propriétés vitales. C'est une action de ressort, une action tonique ou contractilité organique
qui lui est commune avec tous les muscles du corps humain,
mais qu'il faut bien distinguer de la contractilité animale ou
contraction. Cette action n'est autre chose que la faculté qu'a
la matrice de revenir sur elle-même lorsqu'elle est distendue.
Car telle est son organisation, qu'elle jouit également de la
faculté de se dilater et de revenir sur elle-même, aussitôt
que la cause qui la forçait de prêter et de se distendre, cesse
d'agir. Cette faculté est si naturelle et si inhérente à l'organe, qu'elle subsiste quelquefois encore plusieurs heures
après que le sujet a cessé de vivre, et ne s'éteint entièrement que lorsque le froid de la mort a glacé toutes les parties
qui en ont été le siége.

I.

Lisez la plupart des auteurs qui ont écrit sur l'art des accouchemens, et vous trouverez une foule d'exemples qui
prouvent que l'action de la matrice s'est plus d'une fois tellement conservée après la mort, que l'expulsion du fœtus et
de ses dépendances n'a eu spontanément lieu que long-temps
après l'expiration du sujet.

On voit dans les *Ephémérides d'Allemagne* plusieurs
observations qui constatent que des femmes sont accouchées
trois jours après leur décès, et Thomas Bartholin a consigné
dans son *Histoire anatomique* un phénomène de cette nature bien frappant. Une femme mourut six semaines avant
son terme. Dans la persuasion où l'on était que l'enfant était
mort dans son sein, on prépara tout pour son enterrement.
Quarante-huit heures après sa mort on s'aperçut que l'abdomen s'enflait ; le suaire, dont on l'avait étroitement enveloppée, se déchira tout-à-coup et les lochies parurent couler
en abondance. Les femmes qui étaient présentes, ayant
écarté les genoux du cadavre, virent, avec une surprise
extrême, un enfant mâle qui sortait de sa prison ; mais qui
était mort, et qu'on enterra avec sa mère.

Ces exemples, et tant d'autres que je pourrais citer, prouvent que la contractilité de la matrice se conserve encore un
certain temps après la cessation de la vie. Et c'est par une
vue bien sage et bien prévoyante que la nature a voulu que
cette faculté existât plus que le sujet même qui en est doué ;
car, ôtez à la matrice cette action, cette vertu si nécessaire,
et l'on peut dire que la propagation de l'espèce serait bientôt
anéantie. A quels dangers en effet ne sont pas exposés la
mère et l'enfant, dès que l'état contraire a lieu, état que l'on
appelle inertie de matrice ?

De l'inertie de la matrice.

Cette inertie qui, quand elle a lieu, n'est heureusement presque jamais complète, est une diminution de force, d'irritabilité et de sensibilité, un état d'épuisement et de défaillance, en un mot une espèce de syncope ou d'atonie dans laquelle tombe la matrice, toujours avec une perte plus ou moins considérable, et quelquefois si foudroyante, que la femme peut périr dans l'espace d'une heure ou deux, si elle n'est promptement secourue.

La marche rapide d'un accident aussi grave n'aura rien d'étonnant, si l'on réfléchit que la matrice, vide et débarrassée du produit de la conception, ne peut rester développée, distendue et béante, sans laisser ouverte l'embouchure d'une infinité de vaisseaux par lesquels s'écoulera le sang à pleins tuyaux, et par conséquent la vie de la femme.

Cette syncope utérine reconnaît ordinairement pour cause une trop grande distension de la matrice par la quantité excessive des eaux, par un ou plusieurs enfans; elle reconnaît pour cause un accouchement pénible et long, qui aura épuisé la femme, ou bien la constitution faible du sujet, une hémorragie utérine pendant le travail, ou enfin la déplétion subite de l'organe. Cette dernière cause surtout est des plus dangereuses. En effet, si la femme a été délivrée presque instantanément du fœtus et du placenta, sans un travail suffisamment prolongé pour que la matrice ait eu le temps de se contracter insensiblement et par degrés, alors il surviendra inévitablement une hémorragie telle, que la malade passera en très-peu d'instans, si on ne se hâte d'obtenir au plutôt le resserrement de la matrice par tous les moyens que l'art peut suggérer.

C'est ici le cas de faire observer combien l'opinion du vulgaire est souvent erronée et pernicieuse à adopter. Aux yeux du peuple rien n'est plus à désirer qu'un accouchement prompt et presque sans douleurs; tandis que le praticien, guidé par l'expérience et le raisonnement, ne voit dans cette célérité qu'une exception souvent funeste aux lois générales de la nature, et un motif urgent de se mettre en garde contre ses suites trop redoutables, quoique trop peu redoutées.

La trop prompte expulsion des substances que contenait la matrice exposera d'autant plus la vie de la femme, que l'organe aura été plus distendu pendant la grossesse. En effet, plus le globe utérin aura acquis de volume durant la gestation, plus le calibre de ses vaisseaux sera grand et disposé à laisser couler une quantité considérable de fluide sanguin ; d'un autre côté, plus l'organe aura souffert d'expansion, plus aussi il lui faudra de temps, non seulement pour se contracter, mais même pour en récupérer la faculté, que son extrême distension aura plus ou moins anéantie.

La matrice, subitement évacuée, ne peut revenir sur elle-même que par degrés et dans un espace beaucoup plus long qu'après un accouchement non accéléré. Or cet espace de temps est beaucoup trop considérable pour qu'il n'arrive pas une très-grande perte de sang. Cette perte produit un affaissement général et prompt, qui, après un certain nombre de faiblesses, conduit bientôt la femme au tombeau. Telles sont souvent les suites fatales d'un accouchement que le vulgaire regarde comme heureux.

L'inertie de la matrice peut encore faire périr une femme, sans un appareil aussi effrayant, sans pour ainsi dire que les assistans s'aperçoivent et se doutent de la cause, c'est-à-dire de la perte, qui est alors interne. En effet, quand l'inertie n'affecte que le corps et le fond de l'organe, tandis que le col jouit de toute sa force contractile, dans ce cas le sang s'épanche au dedans; alors, retenu dans la cavité de la matrice par le resserrement du col, il donne lieu aux mêmes accidens par une hémorragie d'autant plus dangereuse qu'elle n'est pas apparente.

L'hémorragie cachée, ou la perte interne, peut avoir également lieu, quoique le col soit dilaté comme le reste des parties qui composent la matrice. Mais alors le sang qui s'épanche dans sa cavité y est retenu par un caillot qui en bouche l'orifice, en même temps qu'il entretient la dilatation par son volume. C'est à ce dernier genre de perte ou d'hémorragie qu'il est plus facile de remédier; car en ôtant la cause, vous ôtez l'effet, et cette cause est le caillot. Pour cela il suffit d'introduire les doigts ou la main dans la matrice et de la débarrasser du corps étranger qui la tient dilatée, pour la voir bientôt se contracter; ou bien, si elle ne se resserre pas assez promptement pour faire cesser la perte, on applique sur le ventre des linges trempés dans l'eau et le vinaigre, dans l'eau froide et glacée; on fait des injections avec ce fluide, qui souvent du même flot entraîne les caillots et force la matrice à se contracter.

. Mais il ne suffit pas que la matrice se soit contractée aussitôt après l'accouchement, comme c'est l'ordinaire, pour qu'il n'y ait plus de perte à craindre. On a vu des femmes chez lesquelles l'hémorragie utérine a eu lieu quelques heures après leur délivrance; chez d'autres, au huitième ou quinzième jour de leurs couches, particulièrement à la suite d'affections morales et de vives émotions, parce qu'alors tout le genre nerveux, fortement ébranlé, agite de même la matrice, qui, fatiguée par cette espèce de spasme, languit et cède, en se dilatant, au fluide qui engorge et distend encore ses vaisseaux. Le tampon employé comme moyen d'arrêter la perte, peut y donner lieu lui-même à une époque très-éloignée de l'accouchement. Cependant il est des circonstances dans lesquelles il devient d'une nécessité indispensable, comme lors des pertes qui se manifestent dans les premiers temps de la grossesse, lors de l'épuisement extrême de la femme; ce qui m'engage à donner une courte description de ce moyen.

Le tamponnage consiste à placer dans le vagin ou sur l'orifice de la matrice en état de perte, un morceau de linge ou de filasse arrangé en forme de pessaire et saupoudré de colophane. Cette première application est soutenue par d'autres, tant au dedans qu'au dehors du vagin, et par là on arrête souvent une hémorragie que d'autres moyens n'ont pu suspendre; mais quelquefois, en opposant une digue extérieure au sang, le tampon permet au fluide de s'accumuler en telle quantité au dedans, que la femme peut périr d'hémorragie interne, comme si le sang se fût épanché au dehors. Il est donc prudent de ne pas se borner au simple tamponnage, mais d'insister plutôt sur les autres moyens que j'ai déjà indiqués pour les cas d'hémorragie utérine par inertie, tels que les injections, applications froides et même glacées. J'observerai cependant qu'il faut être réservé sur l'emploi de ces mêmes moyens, ou plutôt s'en abstenir tout-à-fait après les premières vingt-quatre heures; car, outre qu'il y a lieu alors, dit Levret, de se flatter que le plus grand péril est passé, il doit se faire d'autres opérations dans l'économie, qu'il serait très-dangereux de troubler. Un moyen qui peut être tenté, et que j'ai vu réussir plusieurs fois, c'est l'ipécacuanha donné à doses assez fortes pour produire le vomissement. La secousse imprimée par ce vomitif à toute l'économie, produit nécessairement sur la matrice un degré de resserrement et de constriction bien capable d'arrêter l'effusion du sang, et par là de remédier à la perte.

Je dois ici m'élever contre un usage bien pernicieux qu'ont encore quelques praticiens, mais surtout le vulgaire; c'est d'administer des spiritueux et des remèdes chauds à l'intérieur dans un cas de perte. Dès qu'une femme a une perte, vous entendez les commères conseiller une rôtie au sucre. Le vin chaud, et en général tous les spiritueux, en subtilisant le sang, et en accélérant la circulation, lui donne un mouvement bien plus violent et plus rapide; ce qui doit nécessairement augmenter la perte et les dangers.

Je dois encore faire mention d'un autre accident occasionné par l'inertie, ou plus souvent par l'imprudence des gens de l'art, qui font l'extraction forcée du placenta avant qu'il soit détaché et que la matrice soit revenue sur elle-même. Dans ce cas, la matrice, faible, relâchée, suit le placenta encore adhérent, se renverse et se retourne comme un doigt de gant. Une douleur vive et bien facile à distinguer des contractions utérines, en ce qu'elle est continuelle, au lieu que les autres sont interrompues, fera bientôt reconnaître cet accident. Voici ce qu'il faut faire en pareil cas : il faut, avec le poing fermé introduit tout entier dans le vagin, faire la réduction de la matrice, ou pour mieux dire, de la portion qui s'était engagée dans son orifice, et tenir la main dans la cavité de l'utérus jusqu'à ce qu'une contraction de cet organe, annoncée par une tranchée, puisse faire l'office de cette main, sans quoi la malade est en danger de perdre la vie dans des tourmens affreux.

J'ai ainsi exposé la nature, les causes, les symptômes, les

dangers de l'inertie de la matrice, aussi bien que les principaux moyens propres à dissiper l'atonie de cet organe; je passe à sa contraction.

De la contraction de la matrice.

Il me reste à parler d'une autre action de la matrice, bien plus forte, bien plus étonnante que la précédente; je veux parler de sa contractilité animale ou contraction, qui lui est commune avec tous les muscles de l'économie animale. C'est d'elle que la matrice emprunte les forces nécessaires pour surmonter les obstacles qui s'opposent communément à son retour, et pour expulser les corps qui distendent ses parois. Quoique la matrice ne paraisse être autre chose qu'un muscle creux, cependant dans sa contraction elle ne suit pas toujours les lois propres aux mouvemens musculaires ordinaires, c'est-à-dire qu'elle ne se contracte pas comme ceux-ci à volonté ni au gré de la femme. Si ces contractions sont alternatives, si elles sont fortes ou faibles, lentes ou promptes, c'est sans la participation et le consentement du sujet; c'est par une cause qui nous est inconnue. On suppose seulement qu'elle est produite par l'irritabilité mise en jeu. Mais qu'est-ce qui met en jeu cette irritabilité? sont-ce les corps que la matrice renferme? Mais pourquoi ne le font-ils pas plutôt? pourquoi seulement à une certaine époque? De pourquoi en pourquoi on irait ainsi fort loin, sans mieux expliquer probablement le phénomène dont il s'agit. Contentons-nous du fait. La matrice se contracte, voilà ce que l'on sait, et elle se contracte à l'instar des muscles. Nous savons encore, mais à n'en pas douter, que toutes les parties de la matrice se contractent en même temps; car l'irritabilité étant la même dans toutes les fibres, elles doivent obéir également à la même puissance avec une force cependant et des degrés différens, parce qu'elles n'y sont pas toutes également disposées. Ce qni a été très-bien vu par l'auteur de la nature; car quelle que fût la bonne conformation des parties de la femme, l'accouchement ne pourrait avoir lieu, si toutes ses parties, et notamment le col, offraient partout et constamment une égale résistance. Mais si leur action est inégale, elle n'en est pas moins simultanée, c'est-à-dire que toutes les parties de la matrice agissent au même instant et à la fois; car comment concevoir, comme quelques-uns le soutiennent, que le reste de la matrice se contracte avec l'énergie qu'on lui connaît, tandis que la région du placénta, par exemple, ne participe en rien à cette contraction? Comment pourrait agir aussi puissamment une partie de ses fibres sans être soutenue par celles de la région du placenta, ou du col ou de toute autre partie? Comment admettre pareillement l'hypothèse de ceux qui distinguent dans la matrice deux plans de fibres, savoir : un interne et un externe, le premier étant dans le repos, tandis que le second se contracte fortement? Pour se convaincre combien toutes ces suppositions sont fausses ou illusoires, il suffit de palper le globe utérin au moment de sa contraction. Ne le sent-on pas alors également dur et tendu partout? et cette dureté n'est-elle pas la marque distinctive de la contraction des muscles, tandis que leur souplesse annonce leur inaction; souplesse qui se ferait certainement sentir dans quelques-uns des points indiqués de la matrice, si cette souplesse pouvait exister, et si l'opinion de certains auteurs sur son existence était fondée?

Au reste, c'est parce que la matrice vivement irritée agit

en tout sens à la fois, que cet organe se contracte avec une violence dont on se fait à peine une idée. Tantôt elle lutte contre les obstacles qui la gênent avec des efforts si prodigieux, qu'elle s'épuise et tombe dans l'inertie dont nous avons parlé plus haut; tantôt elle va jusqu'à briser ses propres parois, et expulser l'enfant dans la cavité abdominale, et qui a lieu dans les ruptures de matrice. Mais d'ailleurs ne sait-on pas que dans la pratique il est des cas où la force contractile de la matrice est si puissante, que la main de l'accoucheur, contenue dans ce viscère au moment des plus fortes contractions, est souvent en quelque sorte paralysée pour un temps, parce qu'elle se trouve resserrée comme dans un étau; ce qui force presque toujours l'accoucheur à suspendre un moment la manœuvre, ou même à retirer sa main, ne pouvant soutenir la violence des douleurs qu'il éprouve ?

Cette pression de la main, de la part de la matrice, est si forte, et la douleur qui en est la suite est si vive, qu'un médecin de Montpellier, le professeur Seneaux, a cru pouvoir l'attribuer à quelques vapeurs fournies par la matrice pendant ses contractions; mais il est inutile de rechercher ailleurs que dans l'action de l'utérus la cause de cette vive pression. Le même effet a lieu quand on place la main dans les ventricules d'un chien ou de tout autre animal que l'on vient d'ouvrir, et sur lesquels il est facile de répéter l'expérience.

ART. VII.

Des déplacemens de la matrice pendant la grossesse.

Nous avons parcouru et fait connaître les différens changemens qui arrivent à la matrice dans l'état de plénitude,

par sa dilatation, son action, son inertie, et par sa contraction; mais elle en éprouve constamment un autre dans sa
situation, qu'il est bien essentiel de connaître : c'est son inclinaison, connue plus particulièrement sous le nom d'obliquité.

Des obliquités de la matrice.

L'obliquité de la matrice n'est autre chose que la déviation de l'axe longitudinal de ce viscère relativement à l'axe
longitudinal du bassin, et à la rectitude du tronc.

Ce déplacement, dans quelque temps qu'il arrive, dans
quelque sens qu'il se fasse, n'a rien qui doive nous étonner.
Placée entre la vessie et l'intestin rectum dont la forme et
le volume changent plusieurs fois le jour, libre et flottante
au milieu du bassin, dans son état ordinaire, malgré les
nombreux ligamens qui semblent destinés à la fixer; enfin
ballottée, agitée sans cesse par l'action des muscles abdominaux, du diaphragme et même d'une foule d'agens extérieurs, la matrice, loin d'avoir une situation déterminée,
doit au contraire en prendre pour ainsi dire une nouvelle à
chaque instant.

Ces changemens de position doivent encore être plus fréquens dans le cours de la grossesse, parce que la matrice
devient de plus en plus libre à mesure qu'elle s'élève dans
la cavité abdominale, et qu'alors son poids contribue encore
à solliciter son inclinaison, qui a lieu tantôt vers le sacrum
ou le pubis, tantôt vers l'un des côtés.

De là quatre espèces d'obliquités établies par les auteurs
qui en ont parlé, savoir : l'obliquité en devant et en arrière,
l'obliquité à droite et à gauche. Levret compte autant d'o-
bliquités qu'il y a de points intermédiaires entre les quatre

que nous venons de désigner : mais c'est, selon nous, les multiplier sans nécessité, quoiqu'elles puissent exister. Nous n'admettrons pas plus l'obliquité postérieure, du moins dans un temps avancé de la gestation, tel que quatre mois et plus. Certains accoucheurs soutiennent cependant que le fond de la matrice se tourne également en arrière, et s'appuie sur le devant de la colonne vertébrale ; mais cette opinion nous paraît répugner à la raison et à l'observation. Levret lui-même et ses partisans ne l'admettent qu'autant que les vertèbres lombaires sont arquées à contre-sens de l'état naturel, qu'elles sont concaves en dedans, au lieu d'être convexes ; mais cette concavité se trouve-t-elle donc chez toutes les femmes contrefaites, et n'est-ce pas plutôt l'état inverse, c'est-à-dire la convexité des lombes en devant qui a lieu plus communément, pour ne pas dire toujours ?

Nous n'admettrons donc que trois espèces d'obliquités, savoir : une antérieure et deux latérales, avec exclusion absolue de la quatrième, ou de l'obliquité postérieure, quoique admise et défendue par Deventer et plusieurs autres d'après lui ; mais Deventer n'a pas plus raison sur ce point que quand il s'attribue l'honneur de la découverte de l'obliquité en général. Il faut convenir qu'il a mis dans le plus grand jour une vérité qui n'avait été qu'entrevue avant lui ; c'est une grande obligation que lui doit l'art des accouchemens. Mais aurait-il dû fastueusement s'arroger tout le mérite de cette découverte, quand d'autres en avaient parlé avant lui, quoiqu'avec moins de prétention ?

Voyons d'abord ce qui peut donner lieu aux obliquités de la matrice en général. Déjà l'on sait que la mobilité de la matrice flottante au milieu du bassin en est une première cause. Nous en trouvons une autre dans sa forme et dans la rotondité qu'elle acquiert à mesure qu'elle s'élève dans le bassin, parce que les parties environnantes, telles que la vessie et le rectum, affectant plusieurs fois par jour la même figure arrondie, il n'est pas étonnant que la matrice, appuyée sur ces viscères, ne s'incline en roulant avec la même facilité que deux boules posées l'une sur l'autre.

Nous devons donc moins chercher les causes qui déterminent son obliquité en général, que celles qui l'obligent à s'incliner plus particulièrement dans un sens que dans un autre.

S'il faut en croire certains auteurs, cela dépend tantôt de la mauvaise conformation primordiale de la matrice, tantôt de ses ligamens relâchés d'un côté et contractés de l'autre; quelquefois de ce qu'il existe dans les parties voisines une tumeur quelconque, ou de ce que les femmes sont dans l'habitude de ne se coucher que sur un côté. Ces raisons, outre qu'elles se trouvent rarement fondées sur les faits et l'observation, ne sont pas, à beaucoup près, aussi plausibles que celles de plusieurs auteurs et de Levret surtout, qui l'attribue à l'implantation du placenta dans toute autre partie qu'au fond de la matrice.

Il faut convenir qu'une masse charnue et pesante, telle que le placenta, ne peut être attachée sur un des côtés de la matrice sans forcer ce viscère à suivre les lois de la gravité, qui le porteront nécessairement à s'incliner vers le côté de cette attache. Ajoutez à cela une autre raison du même auteur : c'est que le côté où est implanté l'arrière-faix ne pouvant se développer aussi facilement que le reste, la matrice bridée, pour ainsi dire, doit encore s'incliner du côté du placenta. Ces raisons spécieuses ont fait à Levret une foule de partisans; mais quelle que soit leur autorité, il est permis de ne pas y croire, quand la pratique prouve journellement le contraire. En effet, tous les jours on est à portée de voir l'obliquité latérale droite, qui est la plus ordinaire, avoir lieu, tandis que le placenta est implanté à gauche ou sur une autre partie tout opposée. Or, si l'obliquité de la matrice n'a pas lieu constamment du côté de cette implantation, comme cela est prouvé, on ne peut donc l'attribuer exclusivement à cette cause, que l'on peut bien regarder comme accessoire, mais non comme essentielle et principale. L'attribuera-t-on au défaut de développement de la part de la matrice dans cette région? Mais Levret convient lui-même que cette partie, plus humide, plus spongieuse, est par là même plus susceptible de prêter à l'extension.

L'implantation du placenta ne s'oppose donc pas au développement de la matrice, et ne saurait, par conséquent, forcer ce viscère à dévier de son côté, quand bien même la déviation se ferait constamment vers le point dont il s'agit.

Toutes ces causes n'étant donc pas admissibles, il faut en chercher d'autres ; et pour les trouver plus facilement, voyons d'abord celles qui déterminent chaque obliquité en particulier, en commençant par l'antérieure.

Quand on réfléchit aux causes qui peuvent déterminer l'obliquité antérieure, une vérité bien simple, mais incontestable, se présente à l'esprit; c'est que le contenu suit toujours la direction du contenant. La matrice est contenue dans le bassin; or, l'inclinaison du bassin est considérable, puisque celle du détroit supérieur est à-peu-près de trente-cinq à quarante degrés dans un sujet bien conformé. La matrice, en s'élevant au-dessus du détroit supérieur, doit donc nécessairement suivre l'inclinaison du bassin qui la contient, et se porter de derrière en avant avec une propension d'autant plus grande, que la saillie du sacrum et de la dernière

vertèbre des lombes sera plus forte , la résistance des enveloppes du bas-ventre plus faible ; et celle-ci sera plus faible
à proportion du nombre des grossesses antécédentes, à proportion aussi que ces enveloppes seront naturellement plus
flasques, plus lâches, plus extensibles.

Je suis d'autant plus fondé à adopter ce sentiment avec les
meilleurs praticiens, et surtout avec Beaudeloque, que quand
ces dernières circonstances n'ont pas lieu , l'obliquité antérieure n'a pas lieu non plus. Ainsi , dans une première grossesse, ou dans un sujet fort et robuste, on ne s'aperçoit presque jamais de cette espèce d'obliquité, mais bien dans une
seconde, plus encore dans une troisième, ce qui va en augmentant à chaque grossesse subséquente, au point qu'à la
fin le ventre tombe quelquefois, à la manière d'une besace ,
sur les cuisses, et descend même quelquefois jusqu'au niveau
des genoux chez les personnes d'une petite stature ; ce qui
oblige de le soutenir avec une espèce de suspensoir.

Pour éviter en partie au sexe un désagrément auquel il
paraît si sensible, celui d'avoir un ventre flasque, ridé ,
pendant, ne pourrait-on pas employer le même moyen , afin
que la matrice, soutenue bien plus à l'aide d'un suspensoir
que par les parois de l'abdomen, les enveloppes du bas-ventre
ne fussent libres de prêter et de s'étendre dans une seconde
grossesse, que ce qu'elles auraient déjà prêté dans la première, et ce qui serait alors également suffisant pour le développement de la matrice, dont le poids seul me semble
déterminer l'extension excessive de ces enveloppes dans les
autres grossesses, et par conséquent l'obliquité antérieure ?

Je passe aux causes des obliquités latérales. Ici une autre
vérité, fondée sur les lois de la physique, vient encore nous
éclairer. C'est qu'un corps mis en mouvement, doit toujours

tendre vers le lieu qui lui offre le moins de résistance. Or voilà précisément la solution du problème que nous cherchons. La matrice est située au-devant du rectum. Le rectum est situé le long et sur le côté gauche du sacrum. Il doit donc s'opposer à ce que la matrice, en sortant du bassin, ne s'incline à gauche; au contraire, il doit la faire dévier du côté opposé, avec d'autant plus de facilité, qu'il sera plus gorgé de matières, qu'il lui présentera une forme plus arrondie, qu'il la touchera par une moindre surface, comme les deux boules dont nous avons déjà parlé. C'est l'opinion du professeur Beaudeloque.

Si l'intestin descendait en droite ligne du milieu de la saillie du sacrum, on sait parfaitement qu'il ne pourrait pas plus alors déterminer l'obliquité droite que la gauche. Mais comme il est constamment placé sur le côté gauche de la saillie de cet os, on ne peut se refuser à l'évidence qui démontre cette vérité. On peut même s'en assurer par le toucher, en portant un doigt dans le vagin, ou en palpant le rectum lorsqu'il est plein, et il l'est presque toujours chez les femmes grosses, qui sont pour la plupart habituellement constipées.

On en sera plus convaincu encore si l'on songe que les efforts et les mouvemens de l'intestin pour se débarrasser des matières stercorales, que le passage de ces mêmes matières doivent repousser la matrice avec un degré de force égale à leur volume, et lui imprimer même, comme on l'a souvent remarqué, un mouvement de rotation qui tend à tordre un peu son col, torsion que quelques auteurs ont prise pour les signes ou d'une obliquité moyenne, ou de l'implantation du placenta sur ou près de l'orifice.

Les causes déterminantes de l'obliquité latérale droite que nous venons d'exposer, nous paraissent tellement vraies et

justifiées par l'observation journalière, que je ne crois pas
que l'on puisse se refuser à leur évidence, et qu'elles semble-
raient devoir nous dispenser d'en alléguer encore d'autres.
Mais comme le concours de quelques-unes de celles dont
nous allons faire mention nous servira pour l'obliquité latérale gauche, nous allons en dire deux mots.

Avant de s'élever au-dessus du détroit supérieur, la matrice
est déjà légèrement inclinée à droite par le rectum; mais quand
elle irait jusqu'à 5 mois, ce qui est beaucoup, en conservant
une situation verticale, elle serait enfin obligée de pencher
de l'un ou de l'autre côté, parce qu'appuyée sur la convexité
de la colonne lombaire par une surface également convexe,
elle ne peut y rester, et doit rouler à droite ou à gauche.
Mais elle se portera préférablement à droite, parce qu'elle y
est plus disposée par le voisinage du rectum qui est à gauche,
ou si elle se porte malgré lui vers ce dernier côté, c'est que,
par une cause accidentelle quelconque, les intestins, à sa
sortie du bassin, se seraient rangés de préférence du côté
droit, et c'est, selon moi, la seule cause capable de déterminer exclusivement l'obliquité latérale gauche, qui d'ailleurs est si rare, que, sur cent obliquités, à peine en voit-on
une de cette espèce. Après avoir ainsi dévoilé les causes des
obliquités, il s'agit d'apprendre à les reconnaître lorsqu'elles
existent, et surtout à en distinguer les espèces, ce qui n'est
pas indifférent pour le progrès de la science et de l'art des
accouchemens.

Souvent l'obliquité est apparente à la vue et sensible au
tact. Le ventre, plus gros ou plus pointu d'un côté ou de
l'autre, en est quelquefois un signe non équivoque; mais seul,
ce signe peut nous induire en erreur. Il ne faut pas non plus
prononcer hardiment d'après la déviation du col de la ma-

I.

8

trice. Car souvent cette déviation du col a lieu sans aucune obliquité de la matrice, ou avec obliquité dans le même sens. Souvent aussi on a trouvé le col de l'utérus caché derrière les pubis et fortement appliqué contre ces os, quoique l'obliquité antérieure de la matrice fût telle, qu'on était obligé de la soutenir, comme une besace avec un suspensoir. J'ai vu le même phénomène dans des obliquités latérales; ce qui a lieu principalement lorsqu'il existe des brides ou cicatrices au vagin, et dans ce cas le col de la matrice, recourbé à la manière d'un bec de cornue, peut dévier avec ou sans obliquité. D'ailleurs c'est qu'il arrive tous les jours qu'en faisant prendre à la femme une situation plus favorable, on change l'obliquité du corps et du fond de la matrice, sans changer celle du col, qui resterait la même, si on ne l'entraînait d'un autre côté avec un doigt introduit dans le vagin.

Voyons maintenant si les effets de l'obliquité sont aussi funestes que quelques auteurs ont voulu nous le faire croire. En effet, il est prouvé que certains degrés d'obliquité, loin de rendre l'accouchement laborieux, ne peuvent qu'en favoriser la terminaison; que pour lui être contraire, il faut que l'obliquité soit extrême, encore est-il facile de la corriger et d'en prévenir les suites; que s'il en résulte quelqu'accident, on ne peut presque en accuser que la négligence ou l'ignorance de l'accoucheur. Souvent, au reste, quelque considérable que soit l'une ou l'autre obliquité, les femmes peuvent encore être très-promptement délivrées, comme mille exemples le prouvent, seulement avec un peu plus de lenteur, mais presque toujours très-heureusement.

La souplesse et la facilité de l'enfant à se mouler, à s'incliner en tous sens dans les plus grandes déviations, expliquent suffisamment la possibilité d'un pareil phénomène.

Cependant si l'obliquité est très-considérable, elle peut faire prendre à l'enfant une position désavantageuse ; elle peut même influer sur le mécanisme de l'accouchement d'une manière alarmante, quoique la tête de l'enfant se présente bien. Par exemple, l'enfant peut plonger dans l'excavation du bassin en poussant devant lui, non pas l'orifice de la matrice qui se sera fort élevé en arrière ou de côté, mais la paroi antérieure et inférieure de la matrice, qui viendra se présenter à l'entrée du vagin, souvent tendue, rouge, enflammée, et qui sera dans le plus grand danger de se déchirer, parce que toutes les forces expulsives agissent alors perpendiculairement sur le centre de cette portion de l'utérus déplacé. Il est donc urgent de remédier à ce désordre, quand on n'a pas su le prévenir.

Mais comment peut-on y remédier ? En ramenant en devant l'orifice de la matrice, qu'on ira chercher fort en arrière au moyen d'un doigt introduit dans le vagin. Si on trouve trop de difficulté à le ramener, on repoussera un peu la tête, ne fût-ce que d'un demi pouce en hauteur. Alors le doigt atteindra plus aisément l'orifice, il s'y insinuera, il en accrochera le bord intérieur, mais qu'il ne ramènera en devant que dans l'intervalle des douleurs. L'orifice, ramené convenablement, sera retenu avec le même doigt pendant la douleur, jusqu'à ce qu'il soit suffisamment dilaté, et que les membranes, qu'on aura eu bien soin de ménager, ou la tête de l'enfant, commenceront à s'y engager.

Cette pratique a alarmé quelques praticiens, qui ont cru que l'on ne pouvait ainsi ramener l'orifice en devant, sans qu'il n'en résultât déchirure, inflammation, hémorragie ; mais l'expérience des plus grands maîtres nous a prouvé qu'aucun de ces accidens ne survient, quand on agit avec prudence et modération.

Outre sa triple obliquité, la matrice est encore sujette à d'autres déplacemens, tels que la descente ou prolapsus de cet organe, tels que deux déplacemens connus sous le nom de rétro-version et d'anté-version de la matrice.

Quoique ces deux derniers déplacemens aient beaucoup de rapport avec les obliquités dont ils ne sont qu'un excès, nous avons cru devoir en parler séparément.

De la rétro-version et de l'anté-version de la matrice.

Ces deux déplacemens sont connus, depuis le docteur Hunter, sous le nom de rétro-version et d'anté-version. Pour qu'ils aient lieu, il faut que la matrice se renverse dans le bassin, et reste couchée, selon sa longueur, entre le pubis et le sacrum, de sorte que son fond s'appuie contre l'un de ces os, et le muscau de tanche contre l'autre. On appelle anté-version la position dans laquelle le fond de la matrice est appuyée contre la symphyse du pubis, et le museau de tanche contre le sacrum. La rétro-version est le déplacement dans lequel le fond de l'organe s'est tourné vers le sacrum, et l'orifice vers le pubis. De ces deux renversemens de matrice, l'anté-version est et plus rare et moins fâcheuse. Moins fâcheuse, parce qu'on peut y remédier plus facilement, et qu'il existe moins de causes pour déterminer et perpétuer ce renversement. C'est ce que nous verrons par l'exposition des causes qui peuvent amener l'un et l'autre.

Ces causes varient suivant que le déplacement est subit ou lent, complet ou incomplet.

Quand il se fait lentement ou par degrés, on ne peut en accuser que la pression, légère à la vérité, mais constante, des viscères du bas-ventre sur le fond de la matrice, et cette pression peut s'exercer sur sa partie antérieure ou postérieure, suivant l'inclinaison que cet organe aura primitivement affecté.

Si le déplacement est subit, il s'opère par le même mécanisme, mais avec cette différence, qu'alors il faut une impulsion bien plus forte, bien plus puissante. Ainsi cet accident peut avoir aisément lieu et sur-le-champ, comme on en a des exemples nombreux, lorsque l'on fait de grands efforts pour vomir, pour uriner ou pour aller à la gardcrobe. Plus souvent encore ce renversement a été occasionné par des agens extérieurs, comme chute, coup, ou forte compression sur le bas-ventre.

L'anté-version et la rétro-version peuvent avoir lieu même chez une femme dont la matrice est en état de vacuité, et alors les accidens se bornent à une pesanteur incommode sur le fondement, à des tiraillemens dans les aines, les cuisses, les lombes; enfin à une légère épreinte soit vers le col de la vessie, soit du côté du rectum; épreintes qui, sans être très-douloureuses, font naître de fréquentes envies d'uriner ou d'aller à la selle. Ces accidens peuvent devenir peu à peu plus graves, à raison des efforts plus ou moins considérables que fera la femme pour satisfaire à l'un ou l'autre de ces besoins.

Dans les premiers temps de la grossesse, ces accidens se manifestent, à la vérité, sur-le-champ, parce que le poids de la matrice agit plus fortement sur les parties environnantes; mais leur marche n'est pas d'abord beaucoup plus rapide.

Il n'en est pas de même lorsque la matrice se renverse dans le cours du troisième au quatrième mois : les accidens alors parviennent en très-peu de temps au plus haut période, parce qu'à cette époque la longueur de la matrice égale ou dépasse même la distance du pubis au sacrum ; parce qu'alors la matrice, dans laquelle le produit de la conception ne cesse de croître, étant obligée de prendre une forme diffé-rente de sa forme naturelle à cette époque, ou de se mouler en tout sens au peu d'espace que lui laisse le bassin, doit nécessairement comprimer en tout sens aussi le rectum ou la vessie, jusqu'à ne plus permettre aucune issue d'urine ou de matières stercorales, avec impossibilité de sonder ou d'ad-ministrer des lavemens. Quand la matrice se trouve enclavée de cette manière, il est souvent impossible d'en faire la ré-duction, d'autant plus que la rétention des urines et des ma-tières fécales, qui n'était d'abord qu'un accident et une suite de déplacement, devient une nouvelle cause et un obstacle des plus grands à la réduction.

En effet, supposons, par exemple, dans la rétro-version surtout, que le fond de la matrice, fortement appuyé sur le rectum, le partage en deux parties, l'une inférieure et vide, l'autre supérieure et gorgée de matières. Le poids de ces matières ne tendra-t-il pas à déprimer le fond de la ma-trice avec d'autant plus de force, que l'amas en sera plus considérable, tandis que, d'un autre côté, la vessie, par le poids des urines, qui peut quelquefois équivaloir à plusieurs livres, concourra à produire le même effet, en agissant aussi sur le corps de ce viscère déjà renversé. C'est ce qui est d'autant plus facile à concevoir, que l'on saura que ce vis-cère s'élève dans la cavité du bas-ventre, à proportion qu'il est distendu par les urines ; qu'il ne peut s'élever ainsi sans amener en devant le col de la matrice et sans l'entraîner vers le haut du pubis. Cette élévation d'un côté, produite par la vessie distendue, et sa pression de l'autre sur le fond de la matrice avec tout le poids de ce qu'elle contient, ne peut donc qu'ajouter à l'impossibilité de réduire cet organe, quand une fois les accidens de la rétro-version ont lieu au point que nous venons d'énoncer. Aussi a-t-on des exemples de cette impossibilité, suivie de la mort la plus prompte.

Ces causes n'ont cependant pas un effet aussi défavorable, dans le cas d'anté-version ; elles semblent au contraire devoir plutôt ramener la matrice dans sa position ; car la vessie distendue doit, en s'élevant, élever son fond avec elle, et le rectum plein pousser le col en devant. Aussi l'observation nous prouve-t-elle que l'anté-version est constamment et moins fréquente, et moins difficile à réduire.

Quelque sensibles que soient les signes du double déplacement dont nous venons de parler, quand ils sont fondés sur les accidens ci-dessus énoncés, on établirait son diagnostique sur une base très-incertaine, si on se contentait de ces mêmes signes pour en juger, tous ces accidens pouvant, en particulier, dépendre d'une autre cause. Quel est donc le moyen de reconnaître d'une manière infaillible ce double déplacement? c'est le toucher ; par lui seul on peut juger sûrement de l'existence de ces renversemens et de leur étendue.

Quand ils ont lieu, que rencontre le doigt introduit dans le vagin? une tumeur considérable formée vers le sacrum par le fond de l'utérus, et une autre moins grosse vers le pubis, produite par le col, en cas de rétro-version. La disposition inverse a lieu dans l'anté-version. Le doigt, introduit dans l'anus et la sonde portée dans la vessie, nous font remarquer les mêmes particularités.

Si on ne jugeait de l'étendue du déplacement dont il s'agit, que par le plus ou moins d'élévation du col, par le plus ou moins de facilité qu'on trouve à l'atteindre avec le doigt, on risquerait souvent de se tromper, même avec le toucher, car il arrive plus d'une fois que des brides ou des cicatrices du vagin recourbent le col de la matrice comme un bec de cornue, et alors il est très-accessible au doigt, quoique le renversement soit aussi grand qu'il puisse le devenir. Il n'y a donc que l'ensemble de tous les accidens, de tous les signes énoncés, réunis au toucher, qui puisse nous faire distinguer l'un ou l'autre renversement, et juger sainement de son étendue.

C'est en effet l'étendue de ce déplacement qui en fera porter un pronostic plus fâcheux, qui dépendra cependant encore de l'ancienneté et du degré de compression, de gêne qu'éprouvera la matrice emprisonnée, pour ainsi dire, et enclavée dans la cavité du bassin. Ainsi, plus le déplacement sera considérable, ancien, gênant, douloureux et accompagné d'accidens relatifs à la lésion des fonctions naturelles, plus aussi le péril sera imminent, la position du sujet critique, et par conséquent le pronostic fâcheux.

Quelque fâcheux qu'il puisse être cependant, il faut tenter de remédier à l'accident, d'autant plus que les maux les plus invétérés et les difficultés les plus insurmontables ont souvent cédé à la constance et à l'efficacité des remèdes. Quelle est donc l'indication à remplir dans tous les cas de déplacemens de cette espèce? c'est de remettre la matrice dans sa position. Mais ce précepte est souvent plus facile à donner qu'à mettre en pratique, lorsque le déplacement est ancien et que la matrice volumineuse est comme enclouée, ou enkistée dans le bassin. Mais dans les cas les plus désespérés, on y parvient quelquefois très-aisément, quand on a le soin préalable de remédier aux accidens graves qui en résultent.

Ainsi, il faut tout faire pour évacuer les urines, soit avec une sonde d'homme, et non de femme, s'il est possible de l'introduire, soit en écartant avec un doigt le corps ou le museau de la matrice, du col de la vessie et de l'urètre. On évacuera de même les matières contenues et amoncelées dans le rectum, par des lavemens réitérés qui détremperont, humecteront et entraîneront toute la masse stercorale.

Cette double évacuation rendant plus d'espace au bassin, la matrice, moins gênée et devenue plus mobile, cédera plus facilement aux tentatives que l'on fera ensuite pour opérer sa réduction, qui quelquefois peut alors avoir lieu spontanément et sans aucun effort.

Quelques auteurs prétendent que rien ne favorise autant cette réduction que de faire poser la femme sur ses genoux et ses coudes, le bassin plus élevé que le ventre, parce qu'alors les muscles du bas-ventre, étant dans le relâchement, agissent moins sur l'organe déplacé. Cependant je crois que cette position, bonne d'ailleurs, n'est pas toujours essentielle, surtout si la femme a soin de ne faire aucun effort pendant qu'on s'occupe de réduire la matrice.

Mais comment doit-on s'y prendre pour replacer convenablement et sans danger ce viscère? Réduire la matrice ainsi déplacée, renversée, c'est en relever le fond et en abaisser le col. Pour y réussir, l'on a conseillé d'introduire deux doigts dans l'anus, pour repousser le fond de la matrice au-dessus de la saillie du sacrum, et deux doigts de l'autre main dans le vagin et derrière le haut du pubis, pour abaisser le col ; mais sans un procédé assez difficile, on peut réussir en introduisant seulement deux doigts méthodiquement dans le vagin, pour repousser le fond de l'utérus, et alors le col s'abaissera à proportion que le fond s'élèvera.

Il ne faut pas se contenter d'une première tentative, qui, quoiqu'infructueuse, ne prouvera jamais l'impossibilité de la réduction; mais on la réitérera plusieurs fois avec une force proportionnée à la difficulté et à la constitution du sujet; car on ne peut guère déterminer ni fixer au juste le degré d'énergie à employer dans ces sortes de cas.

Au reste, il ne faut pas craindre de provoquer l'avortement par ces tentatives réitérées; elles sont bien moins dangereuses pour la mère et l'enfant que la non réduction de la matrice. Tel était au moins le sentiment de Guillaume Hunter. Il croyait la réduction si importante pour la conservation de la vie du sujet, que dans un cas de cette espèce, afin de diminuer le volume de la matrice, il ne fit pas difficulté d'y pratiquer une ponction du côté du vagin, pour évacuer les eaux de l'amnios. Cette opération, qui peut se faire sans danger, n'a cependant pas été répétée depuis, parce que le même cas ne s'est pas représenté dans la pratique de ce célèbre accoucheur. Si, dans un cas semblable, on la jugeait nécessaire, il serait au moins bon de consulter les personnes les plus éclairées de l'art, avant de se déterminer seul et sans consulter, dans une circonstance aussi délicate.

Il ne suffit pas de réduire la matrice renversée; il faut la maintenir dans sa position naturelle, et prévenir sa rechute; c'est à quoi on parviendra par une situation convenable sur le côté, et un peu en devant dans la rétro-version, horizontale dans l'anté-version; de plus, en évitant toute espèce d'effort en urinant, en allant à la selle ou autrement; enfin et surtout en portant un pessaire, dont nous parlerons à l'article des descentes ou prolapsus de matrice dans les maladies des femmes grosses.

Quelquefois la matrice est réduite, et tous les accidens ne se dissipent point. Par exemple, la rétention d'urine qu'occasionnait la pression de la matrice peut subsister encore, quoiqu'elle ne soit plus comprimée comme auparavant ; mais alors elle dépend ou de l'inflammation ou de l'inertie de ce viscère causée par son extrême dilatation. Ces divers objets devant se trouver dans le *Traité des Maladies des femmes*, nous ne nous y arrêterons pas davantage.

CHAPITRE VI.

Du produit de la conception et de ses dépendances.

La suite naturelle des matières que nous avons exposées jusqu'ici voudrait, qu'après avoir fait connaître les changemens importans qui s'opèrent dans la matrice pendant tout le cours de la gestation, nous fissions maintenant la démonstration du mécanisme par lequel elle se débarrasse du produit de la conception et de ses dépendances, ainsi que des causes qui provoquent cette expulsion ; mais en procédant de cette manière, on ne voit plus où l'on pourrait raisonnablement placer l'histoire du fœtus et l'exposition de quelques-unes de ses principales fonctions, dont la connaissance est des plus nécessaires cependant, et sans laquelle on ne pourrait entendre plusieurs propositions relatives au travail de l'enfantement, soit naturel, soit artificiel, ou contre nature. Nous nous conformerons donc, à cet égard, à la marche tracée par les plus célèbres auteurs en accouchemens, entre autres par l'illustre Beaudeloque. Ainsi,

dans ce chapitre se trouveront exposés l'histoire du développement du fœtus pendant son séjour dans le sein de sa
mère, et celle de ses dépendances ; son mode de nutrition et
sa circulation, sa viabilité, qui nous conduira à parler de
l'avortement ; enfin sa division générale et particulière.

ARTICLE PREMIER.

Développement du fœtus.

Avant un mois ou six semaines de grossesse, le fœtus,
comme l'observe Sœmmering, ne porte pas encore ce nom ;
mais on l'appelle embryon, parce que, jusqu'à un mois ou
six semaines environ, ses parties sont à peine ébauchées.
Jusqu'à ce terme, ses progrès sont excessivement lents et
presque imperceptibles ; il n'y a même que peu ou point de
différence individuelle entre les divers embryons. Ils ne présentent tous d'abord qu'un très-petit point saillant et recourbé au milieu d'une espèce de nuage muqueux. Ce point,
qui paraît comme lanugineux ou floconneux, est, au bout
de quinze à vingt jours, à peu près de la grosseur d'une
fourmi ; et de celle d'une guêpe vers le trente-cinq à qua-
rantième jour ; mais on distingue déjà la tête, qui est très-
grosse à proportion du reste, et qui forme à peu près la
moitié du volume de l'embryon. On remarque aussi les pieds
et les mains, qui semblent, comme des boutures, sortir du
corps par une espèce de végétation, et ne laissent pas encore
entrevoir les bras, les cuisses ni les jambes.

L'embryon, sous la forme que nous venons d'indiquer, se
trouve renfermé dans une espèce de capsule semblable à un
moyen œuf abortif et ordinairement recouvert d'une simple
pellicule. Cette capsule si frêle est garnie d'un duvet très-

épais extérieurement ; duvet que les auteurs appellent le *to-mentum*.

Le sac ovoïde est formé d'une double membrane ; l'une externe, plus épaisse, est environnée du *tomentum* ; l'autre, interne, plus mince, lisse et diaphane, contient une eau limpide au milieu de laquelle sa transparence laisse apercevoir le corps du-fœtus. De ces membranes, la première se nomme chorion, et l'autre amnios ; la première est plus adhérente à la matrice, et si peu à la seconde, que quelquefois, dans un avortement, la première ne sort que long-temps après celle de l'amnios, qui ressemble pour lors à un sac ovoïde non tomenteux, dont la surface couverte de sang nous fait souvent prendre cette membrane pour un simple caillot, quoiqu'elle contienne le fœtus et les eaux.

Lorsque les premiers linéamens du fœtus sont une fois ébauchés, ce qui n'a ordinairement lieu qu'entre six semaines ou deux mois environ, autant la nature avait paru lente jusqu'alors dans les progrès de son ouvrage, autant elle étonne ensuite par la rapidité de sa marche. Le fœtus n'est plus reconnaissable d'une quinzaine à l'autre, et la nature alors double tellement de vitesse qu'elle semble, dans cette formation, suivre l'accélération des graves dans leur chute, en sorte que le fœtus paraît augmenter en raison directe de ce qu'il s'éloigne de sa formation première.

Il faut avoir été à même, par l'ouverture des cadavres ou par les produits d'un avortement, de voir la différence énorme et prodigieuse qui existe entre un fœtus de deux mois et un autre de trois, pour se faire une idée de l'accroissement subit et presqu'instantané dont il s'agit, surtout si l'on fait un pareil examen dans un sujet robuste, bien portant, bien nourri et réunissant toutes les conditions requises pour amener une grossesse à bien , jusqu'au moment fatal où un accident imprévu nous rend témoins du phénomène d'accroissement dont nous venons de parler.

Ne pourrait-on pas donner une sorte d'explication de cette marche inégale dans le développement du fœtus, qui, lent et pour ainsi dire insensible dans les premiers mois de la formation de l'embryon, devient si rapide entre le troisième et le septième mois de la grossesse, pour se ralentir encore de nouveau dans les deux derniers mois? Il semble en effet que la nature, incertaine encore sur le but de son opération dans la formation du nouvel être, essaie ses moyens, rassemble et dispose ses matériaux, pour que rien ne manque au succès de son entreprise; qu'à six semaines ou deux mois, contente alors de son ouvrage et rassurée sur les nombreux accidens qui pouvoient en anéantir la frêle existence, elle prodigue les moyens d'accroissement de l'embryon, hâte le développement de ses diverses parties, et ne ralentit cette étonnante activité qu'à l'époque de la grossesse, où le nouvel individu, pourvu de tous les attributs de la viabilité, peut alors, quoique prématurément, sortir de son étroite prison, sans être privé de la vie.

Cependant on ne doit pas ignorer que la rapidité de cet accroissement varie suivant les différens sujets : qu'il est communément moins sensible dans un fœtus dont la mère est faible, cacochyme, comme l'enfant doit être plus petit, plus grêle, plus léger pour la même raison. Ce qui prouve qu'on ne peut pas précisément juger du terme d'un fœtus par ses dimensions et son poids, ainsi que quelques auteurs le prétendent.

Ce n'est guère que dans les deux ou trois premiers mois de la grossesse que l'on pourrait établir des données générales;

plus tard les différences sont si communes et les variétés si
multipliées, qu'on ne peut rien avancer de certain sur cet
objet. Cependant la justesse et l'exactitude des recherches
du professeur Chaussier à cet égard ont jeté un grand jour
sur cette matière. Ce savant physiologiste a très bien observé
que la cicatrice ombilicale répond à peu près au milieu de la
longueur de l'enfant au moment de sa naissance ; qu'à huit
mois, et plus encore à sept, ce milieu s'éloigne de plus en
plus de l'ombilic, pour se rapprocher du sternum, dont la
longueur, d'après le même anatomiste, et la conformation
peuvent également guider le jugement de l'homme de l'art
sur l'âge du fœtus et son aptitude à la viabilité. Mais comme
la longueur et la pesanteur des enfans à terme peuvent varier à l'infini, il est bon d'indiquer ici les deux extrêmes,
pour prendre ensuite un terme moyen.

Les deux extrêmes sont, pour la longueur, de seize à
vingt-deux, même vingt-trois pouces ; et le terme moyen,
de dix-huit à vingt tout au plus ; c'est la dimension la plus
ordinaire, comme la pesanteur du fœtus à terme excède rarement six à sept livres. On en cite cependant d'un poids
bien au-dessus, tels que de dix à douze livres (1). Mais ces
cas sont très-rares, car nous sommes bien éloignés d'ajouter
foi à ce qu'a débité plus d'une fois la vanité maternelle ou
la loquacité des commères, sur des enfans qui, disait-on,
pesaient jusqu'à vingt-cinq livres et plus. J'ai été une ou deux
fois témoin qu'un enfant qui offrait un aspect monstrueux
pour la grosseur, et qu'on jugeait devoir peser hardiment

(1) Je possède dans ma collection un acéphale qui pesait près de quinze
livres au moment de sa naissance.

seize à dix-huit livres, n'en pesait que dix au plus, et ce cas même est fort rare ; car on en voit beaucoup plus qui pèsent quatre, cinq ou six livres, qu'on n'en voit au-dessus du poids de sept ou huit livres. Rœderer a dressé sur ce point des tables que l'on peut vérifier, et dont l'exactitude n'a pas encore été démentie par l'expérience journalière.

Le professeur Beaudeloque a publié, dans la quatrième édition de son grand ouvrage sur les accouchemens, des résultats qui, en confirmant les recherches de Rœderer, ajoutent encore à leur exactitude.

Sur 7,077 enfans pesés avec le plus grand soin, de 1802 à 1806, il en en est résulté le tableau suivant :

34 se sont trouvés de	1 l.	à 1 l.	
69	2	2	
164	3	3	
596	4	4	
1,317	5	5	
2,799	6	6	
1,750	7	7	
463	8	8	
82	9	9	
3	10		

Voici ce que M. Chaussier vient de publier tout récemment sur la longueur et le poids du fœtus aux différentes époques de la grossesse :

« La grandeur du fœtus, à différentes époques de la grossesse, est en général relative au temps de la grossesse ; elle varie cependant beaucoup : l'époque de la conception, l'âge, la constitution de la mère, sa manière de vivre, ses passions surtout pendant la grossesse, paraissent y contribuer. L'énergie, la disposition du père n'y ont-elles pas une grande part ? La saison, le climat n'y concourent-ils pas aussi ?

« Quoi qu'il en soit, d'après un grand nombre d'observations, on peut regarder les résultats ci-joints comme un terme moyen et le plus ordinaire.

Mesures linéaires du fœtus.

		Millim.
A 10 jours,	embryon, χύημα, flocon grisâtre semi-transparent, qui se liquéfie promptement, et dont la forme ne peut être déterminée.	
A 20 jours,	forme d'une grosse fourmi (*Arist.*), d'une graine de laitue, puis d'un grain d'orge (*Burton*), d'une mouche ordinaire ou du marteau du tympan (*Baudelocque*) : on l'évalue à 4 ou 5 lignes...	12
A 30 jours,	linéamens des principaux organes, de l'emplacement des membres ; on l'a comparé à une abeille : à peu près 12 lignes.......................	27
A 45 jours, forme et parties distinctes ; longueur, 2 pouces 6 lig.		67
A 60 jours (2 mois), *fœtus* ; il a de longueur 4 pouces $\frac{1}{4}$.......		115
A 90 jours (3 mois), à peu près 6 pouces, 16 centimètres.....		162
A 120 jours (4 mois), à peu près 8 pouces, 21 centimètres......		216
A 150 jours (5 mois), à peu près 10 pouces, 27 centimètres.....		270
A 180 jours (6 mois), à peu près 12 pouces, 32 centimètres.....		325
A 210 jours (7 mois), à peu près 14 pouces, 38 centimètres.....		380
A 240 jours (8 mois), à peu près 16 pouces, 43 centimètres.....		435
A 270 jours (9 mois), à peu près 18 pouces, 48 centimètres.....		489

« *N. B.* Quelquefois on voit des fœtus à terme n'avoir de longueur que 351 ou 400 millimètres (13 ou 15 pouces). D'autres fois on en a vu de 550 (21 pouces), rarement de 650 (24 pouces), plus rarement encore de 700 (27 pouces), comme Millot dit en avoir vu un cas.

I.

« Le poids du fœtus, à différentes époques, est encore plus variable que sa grandeur. Aux raisons énoncées ci-dessus peut-on, d'après Hippocrate, ajouter que les fœtus femelles sont généralement moins gros et se développent plus tard?

« Quoi qu'il en soit, les résultats ci-dessous peuvent être considérés comme un terme moyen et approximatif :

Grammes.

A 10 jours, le poids de l'embryon peut, par approximation, être évalué à 1 grain, 6 centigrammes.

A 20 jours, à peu près 3 grains, ou 20 centigrammes.

A 30 jours, à peu près 19 grains, ou.................... 1

A 45 jours, à peu près 1 gros et 1 quart, ou............... 5

A 60 jours, à peu près 5 gros, ou..................... 22

A 90 jours, à peu près 2 onces et demie.................. 76

A 120 jours, à peu près 7 onces..................... 214

A 150 jours, à peu près 16 onces ou une livre.............. 500

A 180 jours, à peu près 32 onces ou deux livres............. 980

A 210 jours, à peu près 48 onces ou trois livres............. 1469

A 240 jours, à peu près 64 onces ou quatre livres............ 1958

A 270 jours, à peu près 80 onces ou cinq livres............. 2448

« *N. B.* On trouve parfois des fœtus à terme et vivaces qui ne pèsent que 1500 grammes (40 onces ou 2 livres et demie); d'autres du poids de 1714 grammes (56 onces ou 5 livres et demie); très-ordinairement on en voit qui pèsent 3000 grammes (un peu plus de 6 livres); on en voit rarement de 4400 grammes (150 onces ou 9 liv.); plus rarement encore on en voit du poids de 5800 grammes (200 onces ou 12 livres). Baudeloque en a vu de 6500 grammes (13 liv.); mais peut-on croire qu'il y en ait eu du poids de 11 à 12,500 grammes (plus de 23 ou 25 livres), comme quelques-uns l'avancent? »

Au reste, la grosseur et le poids d'un enfant ne pouvant nous guider pour en apprécier l'âge, puisque souvent l'un

pèse plus à sept qu'un autre à neuf mois, je me bornerai à
ce que je viens d'en dire; j'ajouterai seulement sur ce point
une remarque assez singulière, mais vraie et facile à constater par l'observation ; c'est qu'un enfant une fois né, croît
de moins en moins, jusqu'à l'âge de puberté, temps auquel
il se développe pour ainsi dire tout-à-coup et parvient rapidement à la grandeur qu'il doit avoir pour toujours. Je dirai de plus que l'accroissement a ses phénomènes particuliers
et surprenans comme les autres opérations de la nature.
Tantôt il est plus lent, mais tantôt aussi d'une rapidité étonnante. On trouve deux exemples de cette dernière dans les
Mémoires de l'Académie des sciences (pour l'année 1756
et 1758), notamment celui de Viala. Parlons maintenant de
la position absolue du fœtus dans la matrice.

On n'a qu'à considérer l'enfant qui vient de naître et abandonné à lui-même, on le verra, pour la plupart du temps,
ayant le corps recourbé en devant, et sa tête abaissée sur le
haut de la poitrine; les cuisses sont fléchies sur le bas-ventre,
ses jambes sur les cuisses; les genoux sont écartés, les talons
appliqués contre les fesses, rapprochés l'un de l'autre ; enfin
les bras pliés ou couchés sur les côtés de la poitrine. Telle est
à peu près la position qu'affectent les membres de l'enfant
nouveau né, par l'habitude première d'être ainsi placés dans
la matrice, qui originairement les comprime également de
toutes parts, comme nous l'avons prouvé.

L'enfant ainsi replié formé une espèce de corps ovoïde,
et il est bien essentiel qu'il n'affecte pas une autre attitude;
car ce n'est qu'en présentant les extrémités de ce corps ovoïde,
qu'il peut venir au monde, du moins naturellement et sans
danger. Toutes les fois que le contraire a lieu, sa naissance
est contre nature, par conséquent plus ou moins difficile,

plus ou moins dangereuse. En effet, si ce corps ovoïde a des diamètres tels que le grand, mesuré de la tête aux pieds repliés, est de dix pouces au moins, tandis que le plus petit diamètre n'a, d'une épaule à l'autre, que quatre à cinq pouces ; alors il est constant qu'il ne peut pas sortir avec la même facilité dans tous les sens, et que c'est de sa direction, de sa sortie dans le sens le plus favorable que dépend le succès de l'accouchement. Il est donc essentiel de se bien pénétrer de l'attitude et de la posture accroupie du fœtus dans la matrice, attitude qui au reste est généralement reconnue et avouée.

Voici ce que dit M. Chaussier, de l'attitude et des diamètres du fœtus à terme :

« Dans son attitude la plus ordinaire dans l'utérus, le fœtus est courbé sur sa face sternale, les membres fléchis, rapprochés ; il a une forme ovoïde ou olivaire, et on y considère :

Millim.

« 1°. Un diamètre longitudinal, qui se mesure du bregma aux fesses qui forment la grosse extrémité de l'ovoïde ; sa longueur est au moins de 10 pouces, 27 centimètres, ou 270

« 2°. Un diamètre acromial, transversal ; il se prend de l'acromion ou sommet de l'épaule d'un côté à l'autre, il exprime la largeur du torse, et a 4 pouces 6 lignes, ou à peu près 12 centimètres, ou 120

« 3° Un diamètre dorso-sternal, antéro-postérieur, qui exprime l'épaisseur du torse, et se mesure du sternum aux vertèbres du dos ; son étendue est à peu près de 3 pouces 6 lignes, 9 centimètres. 95

Il n'en est pas de même de la situation relative du fœtus dans la matrice, situation sur laquelle les auteurs sont extrêmement partagés d'opinion ; ce n'est pas néanmoins pour les premiers mois, où, selon eux, le fœtus est encore trop petit pour prendre une position fixe au milieu du fluide qui l'entoure, mais seulement pour les mois suivans. Selon quelques auteurs, l'enfant, jusqu'au septième mois ou environ, est dans une position telle, qu'il a la tête en haut, c'est-à-dire vers le fond de la matrice, et les pieds ou le siége vers son orifice ; que le dos répond à la partie postérieure de ce viscère, tandis que la face et la poitrine sont tournées en devant ; ils ajoutent que l'enfant reste dans cette situation jusqu'au moment où il approche de sa naissance ; qu'alors, tantôt plus tôt, tantôt plus tard, par l'augmentation de son volume et de sa force, par le poids des parties supérieures de son corps qui l'emportent sur celui des inférieures, l'enfant est mécaniquement déterminé au changement de situation que l'on nomme *culbute*.

Comme la situation que ces auteurs supposent à l'enfant dans la matrice pendant assez long-temps n'est nullement avantageuse à l'accouchement, qui cependant, pour l'ordinaire, se termine heureusement, mais par une position toute différente, il est tout naturel de croire que l'enfant en change, et qu'il en change assez tôt pour ne pas nuire à l'accouchement. Les auteurs les plus recommandables, tels qu'Hippocrate, Mauriceau, Levret, sont de cet avis, et par conséquent admettent la culbute. Je l'admets comme eux ; avec eux je conviens que le rapport des parties, que les lois de la gravité ne nous permettent pas de nous refuser à cette idée. Mais ces auteurs prétendent en outre que cette culbute se fait tard, qu'elle se fait au terme de sept mois et plus, enfin , qu'elle se fait alors subitement et par un mouvement extraordinaire, dont la plupart des mères s'aperçoivent très-sensiblement. Or c'est ce que je nie en général, et pour plusieurs raisons qu'il serait, je pense, difficile d'infirmer.

D'abord je soutiens qu'il est physiquement impossible que l'enfant conserve jusqu'au septième mois la posture accroupie qu'ils lui supposent, ayant la tête vers le fond de la matrice et les pieds en bas ; et cette impossibilité se fonde sur les mêmes raisons qui, selon eux, déterminent la culbute dans un temps plus avancé. Car, pour le répéter, la structure et le rapport des parties, les lois de la gravité doivent porter la tête de l'enfant vers l'orifice , mais beaucoup plutôt et insensiblement. En effet, d'abord flottant au milieu de la cavité utérine, puis obéissant peu à peu au poids de sa tête devenue spécifiquement plus pesante, le fœtus doit tendre par degrés à se reposer sur la partie inférieure de la matrice, n'importe dans quelle position, mais toujours la tête sur ou près l'orifice, d'après les lois de sa propre gravité.

Ce principe, que l'on ne peut raisonnablement contester, puisqu'il découle de la nature même des choses; ce principe, dis-je, une fois établi, il n'est pas besoin, ce me semble que le fœtus, pour présenter plus souvent la tête lors du travail, affecte, même avant cette époque, une situation transversale sur le dos, que lui assigne un auteur moderne ; et cela, dit-il, pour trois raisons : 1° parce que cette situation est la plus naturelle. Mais ne sait-on pas qu'un corps mu dans un fluide, quoique également pressé de toutes parts, est aussi à l'aise dans un sens que dans un autre ; et que s'il est déterminé plutôt vers un point quelconque, c'est ou son poids, ou bien l'agitation et l'inclinaison du fluide qui en sont l'unique cause.

2° Parce que cette situation transversale sur le dos, ajoute-t-il, est plus propice à la sortie de l'enfant. Oui, dans l'hypothèse du même auteur, qui suppose que sur la fin de la gestation, la matrice, de ronde qu'elle était, devenant tout d'un coup pyriforme, redresse ses parois, et par là même, relève les extrémités du fœtus, tandis que la tête, plus pesante, glisse et se place sur le détroit.

Mais est-ce bien là le mécanisme qui a lieu aux approches du travail? et, par l'effacement du col, la matrice ne finit-elle pas au contraire par devenir ronde, de pyriforme qu'elle avait été jusqu'alors, comme le prouve évidemment l'affaissement subit du ventre des femmes grosses dans les derniers temps de la gestation?

3° Enfin, dit-il, c'est à coup sûr la situation la plus commode pour l'enfant, puisqu'il la conserve encore après la naissance, lorsqu'il est abandonné à lui-même sur le lit de l'accouchée. Mais songez bien qu'alors l'enfant, au lieu d'être suspendu dans un fluide, libre et abandonné par son propre poids, repose sur un plan solide et ne peut plus être entraîné par sa pesanteur spécifique.

Mais vivant ou mort, plongez-le de rechef dans l'eau, et vous verrez constamment sa tête se porter en bas, si on tient le corps suspendu.

Nous ne pouvons donc admettre comme constante, encore moins comme la plus naturelle, la situation transversale du fœtus sur le dos; nous la regardons seulement comme un déplacement fortuit et accidentel, qui aura lieu au moment où la matrice, en serrant de plus près le fœtus par ses premières contractions, n'aura pas permis à la tête, momentanément transposée, de reprendre sa place, alors occupée par le tronc ou les extrémités.

Mais ce cas est infiniment rare, et tout autant que l'ac-couchement par les pieds, qui est à l'accouchement par la tête comme 1 l'est à 90. Nouvelle preuve de la présentation plus fréquente et toute naturelle de la tête, présentation qui ne peut jamais manquer d'avoir lieu que par le déplacement très-rare et très-fortuit dont nous avons parlé. Si néanmoins, selon nous, la tête se présente plus constamment la première, ce n'est pas que nous prétendions qu'elle soit fixée immuablement dans cette position avant le travail, puisque, à cette époque même, on l'a souvent sentie disparaître, pour être remplacée par d'autres parties, comme lorsque les eaux de l'amnios sont en grande quantité. Or, dans ce cas même, l'enfant peut bien se déplacer, mais non pas se retourner totalement, comme le prétendent les partisans de la culbute. En effet, on ne peut disconvenir que le grand diamètre de l'enfant, placé selon la longueur de la matrice, ne surpasse alors de beaucoup le diamètre qui va de la partie antérieure de ce viscère à sa partie postérieure, ou de l'un de ses côtés à l'autre, comme on peut s'en convaincre par le tableau précédent. Et dans cet état de choses, il lui serait presque aussi difficile d'exécuter un mouvement entier de rotation ou de culbute, qu'il lui serait impossible de franchir le bassin, posé en travers.

Mais il est un argument plus fort, plus irrésistible encore contre la culbute, et cet argument je le tire de l'observation journalière. En effet, sur un assez grand nombre de cadavres dont j'ai fait ou vu faire l'ouverture en cas de mort avant l'accouchement, il ne s'en est pas trouvé deux où l'enfant ne présentât la tête. On en peut dire autant de plusieurs accouchemens prématurés, où la tête s'est constamment offerte la première, quel que fût le terme de la grossesse, et d'ailleurs, n'est-on pas tous les jours à même de reconnaître avant le septième mois la tête sur l'orifice, pour peu qu'on ait le tact exercé ?

La raison et l'observation journalière ne nous permettent donc pas de croire que l'enfant se retourne, à la manière et au temps admis par la plupart des auteurs. Seulement, comme nous l'avons déjà dit, lorsque la matrice est très-spacieuse, le fœtus petit, les eaux considérables, l'enfant peut changer jusqu'au dernier moment de situation, et même faire la culbute, par les seuls mouvemens que la mère est dans le cas de lui imprimer ; mais alors c'est par hasard ou accidentellement, et non par un dessein prémédité de la nature, ou par une condition essentielle.

La possibilité de ces divers changemens, dont j'ai été plus d'une fois témoin, pendant le travail, doit seulement nous tenir en garde dans le cas où l'enfant offre successivement les différentes parties de son corps à l'orifice, et nous faire saisir avec empressement le moment où la tête se présente de nouveau, pour faire écouler les eaux, afin de la fixer sur l'orifice, et déterminer ainsi une position plus favorable.

Elle est favorable, cette position, toutes les fois, et c'est le plus ordinaire, que le sommet de la tête se présente au détroit supérieur, l'occiput étant situé le plus communément vers la cavité cotyloïde gauche, et le front vis-à-vis la symphyse sacro-iliaque droite, de sorte que les fesses occupent le fond de la matrice, ainsi que les cuisses, les jambes et les pieds, qui sont alors inclinés vers le côté où le fond de l'organe s'est porté de préférence.

L'enfant n'affecte pas toujours cette position ; bien plus, dans cette position même, il peut présenter différentes surfaces ; mais cet objet appartenant à la division générale et particulière du fœtus, nous renvoyons à cet article les détails dans lesquels nous nous proposons d'entrer.

ART. II.

Des dépendances du fœtus ou des secondines.

Pour que l'existence du fœtus, dont nous venons d'exposer le développement, soit assurée ; pour qu'elle ne reçoive aucune atteinte fâcheuse, et qu'elle se trouve à l'abri de tout événement, la nature l'a enveloppé d'un double rempart de membranes, renfermées elles-mêmes dans la matrice ; elle le tient plongé dans une quantité proportionnelle de liquide, qui, par son incompressibilité, le met à l'abri des chutes que peut faire la mère, ainsi que des coups qu'elle peut recevoir sur le ventre. Les eaux de l'amnios, en vertu de la même loi, protégent, par leur présence, le fœtus contre l'action de la matrice, en le tenant à une distance plus ou moins considérable de ses parois. Enfin le placenta et le cordon ombilical assurent les moyens de communication qui doivent exister entre lui et sa mère ; ces diverses parties réunies forment ce qu'on appelle communément les secondines, ou dépendances du fœtus.

Du placenta.

Le placenta, qu'on nomme encore l'arrière-faix ou le délivre, est un corps spongieux, celluloso-vasculaire, aplati, de forme orbiculaire, et composé d'une infinité de vaisseaux entrelacés en tout sens ; il a environ huit à neuf pouces de diamètre sur un pouce d'épaisseur, du moins vers son milieu, car ses bords sont plus minces. Ces dimensions varient suivant les sujets, suivant le lieu de l'attache du placenta, et suivant l'époque de la grossesse, surtout pour la largeur qui, diminuant sur les derniers temps, n'est plus que de sept à huit travers de doigt, et ne couvre alors que le quart du chorion au moment de l'accouchement, tandis qu'au commencement de la gestation, ce corps parenchymenteux enveloppait l'œuf entier en forme de duvet.

Le placenta est formé de plusieurs lobes unis par un tissu cellulaire si fin, si délicat, qu'on trouve la plus grande facilité à le déchirer, au moins lorsqu'il est séparé de la matrice, car, dans le cas contraire, on a souvent une peine infinie à le tirer même par parcelles ; ce qui prouve combien est utile, combien est nécessaire la précaution d'attendre quelque temps après que l'enfant est sorti, pour procéder à la délivrance, et seulement lorsque des contractions utérines, subséquentes à cette sortie, en décollant peu à peu et naturellement le placenta, disposent cette masse spongieuse à céder aux tractions qu'on exerce alors sur elle au moyen du cordon ombilical. Les causes qui rendent le placenta si adhérent à la matrice, sont des espèces de mamelons vasculaires qui, s'élevant de sa surface externe, utérine, convexe et profondément sillonnée, s'engagent dans les sinus utérins pour y pomper le fluide sanguin que les artères viennent déposer dans ces cavités. Quelquefois l'adhérence du placenta tient à une sorte de désorganisation qui s'oppose dans ce cas à son facile détachement.

La disposition mammelonée de la face utérine du placenta lui donne une ressemblance assez exacte avec les anfractuosités du cerveau. Cependant, on a vu plus d'une fois cette masse ne tenir à la matrice que par des cavités conti-

gnës aux sinus utérins, et par le moyen de son tissu cellulaire seulement ; mais d'une manière ou de l'autre, le sang
de la mère passe facilement dans le placenta, et de là jusqu'à
l'enfant, les veines ombilicales venant y puiser ce qui convient au développement du fœtus, pendant que les artères
du même nom y rapportent le superflu des fluides ; ou, selon
des auteurs, la partie la plus grossière qui ne peut pas encore servir à sa nutrition.

Le placenta est donc comme une espèce de filière épura-
toire, où l'on pourrait supposer que se fait la vraie sanguification du fœtus. La propriété de purifier et d'épurer le
sang, de le rendre plus tenu, plus léger, plus chargé d'oxi-
gène, plus apte enfin à la nutrition du fœtus, est un avantage que je n'attribue ici au placenta que d'après l'opinion
d'une foule de physiologistes modernes, et surtout d'après
les anciens, qui étaient tellement persuadés de cette idée,
qu'ils appelaient ce corps intermédiaire *hepar uterinum*,
le foie utérin, par analogie aux fonctions du foie, qu'ils re-
gardaient comme le principal organe de la sanguification.

Quelques anatomistes ont prétendu qu'il existait de véritables anastomoses entre les vaisseaux de la matrice et ceux
du placenta ; mais cette assertion, loin d'être prouvée, est
au contraire fortement combattue par des autorités d'un
grand poids. Nous entrerons dans quelques détails à cet
égard, à l'article de la nutrition du fœtus.

Après avoir parlé du tissu spongieux du placenta et de sa
face externe ou utérine, voyons ce que nous offre sa face
interne, ombilicale ou fœtale ; elle est également aplatie,
concave et tapissée en totalité par le chorion et l'amnios. Le
placenta même n'est, selon quelques auteurs, que la véritable substance du chorion autrement modifiée que dans le

reste de son étendue. Selon Levret et Haller, le placenta n'est qu'un point épaissi du chorion; idée qui paraît assez ingénieuse, quoiqu'au premier aspect on ait de la peine à voir la même substance dans le placenta et dans le chorion; cependant, d'après une disposition qui paraît si semblable et si analogue, on ne doit plus s'étonner de l'union intime du chorion avec le placenta, qu'on déchirerait plutôt que de l'en détacher, tandis que l'amnios s'en sépare avec la plus grande facilité.

La surface interne du placenta offre un plexus admirable d'artères et de veines qui se réunissent pour former le tronc principal d'une veine et de deux artères; celles-ci, recouvertes par les membranes, et par l'amnios particulièrement, constituent cette longue gaîne qu'on nomme cordon ombilical. L'implantation de ce cordon, ainsi que le point concentrique des vaisseaux qui le forment, se trouvent tantôt au milieu de la surface du placenta, tantôt plus ou moins près des bords de sa circonférence; ce qui constitue alors ce qu'on appelle placenta en raquette.

En effet, l'implantation du cordon varie autant que celle du placenta même, et le plus souvent en sens inverse, c'est-à-dire que l'un est central, tandis que l'autre ne l'est pas, sans qu'on puisse absolument assigner la cause de cette variété, soit à l'égard du placenta, soit à l'égard du cordon, qui n'est au reste que le résultat du plexus vasculaire dont nous avons déjà parlé. Ce plexus rend la surface du placenta comme rayonnée, par la distribution des artères et des veines, qui, après avoir formé des aréoles et des anastomoses sans nombre entre elles, se réunissent enfin en un tronc principal à l'insertion du cordon. Les artères qui, comme les veines, viennent par leur épanouissement former ces espèces de rayons, sont la continuation des iliaques primitives du fœtus, et s'anastomosent non seulement avec les artères leurs semblables, mais aussi avec les veines, comme l'injection passée des unes dans les autres l'a souvent démontré, ainsi que l'existence de quelques valvules dans les artères seulement. Le placenta, dont nous venons d'énoncer la structure, la disposition vasculaire, ne présente pas seulement les particularités que nous avons déjà citées ; il offre encore des différences relatives, soit à sa conformation. soit à l'insertion du cordon , comme nous l'avons déjà fait voir en partie, soit enfin au produit de la conception.

Quelquefois le placenta est tellement configuré, qu'on dirait qu'il y en a plusieurs pour un enfant, et d'autres fois un seul pour plusieurs enfans. Quand il y en a plusieurs pour un fœtus, ils sont constamment liés ensemble par les membranes et les vaisseaux qui établissent une communication entre l'un et l'autre. Quand au contraire il y a plusieurs placenta pour plusieurs enfans, ces deux masses ne communiquent presque jamais ensemble, et cela par une heureuse prévoyance de la nature : car si cette communication existait communément et sensiblement, il s'en suivrait que le premier placenta, après la sortie du premier enfant, laissant échapper le sang contenu même dans l'autre, la mère doublement féconde aurait presque toujours la douleur de voir périr sa seconde progéniture, et pourrait périr elle-même d'hémorrhagie.

Si les délivres des jumeaux ont quelque chose de commun, c'est l'enveloppe du même chorion, qui les unit si intimement, qu'on ne peut quelquefois avoir l'un sans l'autre ; par conséquent, on ne doit jamais procéder à l'extraction d'un seul délivre, mais de tous à la fois, c'est-à-dire, après la sortie du dernier enfant, comme nous l'exposerons à l'article de la délivrance.

On a vu aussi des placenta en téton ; mais cette forme, dont Levret rapporte un exemple, n'a lieu que lors de l'implantation du placenta sur l'orifice, qui, venant à se dilater, à s'ouvrir, permet à la portion de l'arrière-faix, qui correspond à son ouverture, de s'y engager, de céder davantage à l'affluence du sang, par conséquent de s'épaissir, de devenir plus spongieux et de former une espèce de mamelon mollasse. Outre que cette sorte d'implantation se reconnaît facilement par la perte, qui en est l'indice et la suite inévitable, elle est encore extrêmement rare, le placenta occupant le plus souvent la région moyenne et postérieure de la matrice et plus rarement le fond.

Si cependant il faut en croire Deventer, c'est une erreur grossière de penser que le placenta puisse s'attacher ailleurs qu'au fond de la matrice, et que si l'on s'est imaginé en avoir trouvé dans les parties latérales ou ailleurs, c'est que la matrice, étant située obliquement, en avait imposé par cette situation. Il appuie son sentiment sur ce que le fond est plus spongieux et parsemé d'un plus grand nombre de pores et de petits vaisseaux capillaires béants, propres à s'aboucher avec les extrémités capillaires de l'œuf détaché. Mais quand même l'expérience ne prouverait pas le contraire tous les jours, répond le célèbre Puzos, ne voit-on pas souvent, dans les grossesses extra-utérines, le placenta contracter adhérence dans un lieu qui y est assurément bien moins disposé que les parois latérales ou autres de l'organe propre à la génération ?

Il est donc prouvé, par le raisonnement et par l'expérience journalière, que le placenta peut s'attacher indistinctement sur tous les points de la surface interne de la matrice, malgré l'autorité de Ruisch, qui prétendait avoir découvert un muscle particulier, placé à la partie postérieure de cet organe et destiné, selon lui, à opérer, par ses contractions le décollement du placenta lors de l'accouchement.

Est-il des signes qui puissent nous conduire à faire connaître le lieu de l'implantation du placenta? Oui, mais seulement dans certains cas; par exemple, quand il est implanté antérieurement, il se peut qu'on le sente, en palpant extérieurement l'inégalité du ventre. Est-il implanté sur l'orifice ou dans son voisinage, le doigt peut encore nous le faire découvrir.

On peut s'en assurer d'une manière bien simple et bien facile après la sortie de l'enfant. Alors, s'il n'est pas encore détaché, on peut, avec un ou deux doigts introduits dans la matrice, et guidés par le cordon, découvrir le lieu de son implantation. Mais c'est surtout après la délivrance que l'on reconnaît parfaitement le lieu de son attache par le lieu de l'ouverture de ses membranes, qui se fait toujours à un point d'autant plus proche des bords du placenta, que celui-ci est plus éloigné du fond de la matrice, sans aucun égard au cordon ombilical, qui peut être implanté au centre du placenta, sans que celui-ci le soit au centre de la matrice, et *vice versâ*.

D'après tout ce que nous venons d'exposer touchant le placenta, on ne peut plus douter que ses usages ne soient évidemment d'établir une communication constante entre la mère et l'enfant, en ajoutant qu'il n'est point hors de vraisemblance qu'il ne fasse subir au sang qui le traverse, des changemens analogues au mode de nutrition du fœtus.

Du Cordon ombilical.

Le cordon ombilical, espèce de corde ou de gaîne ligamenteuse, qui s'étend du placenta à l'enfant, est l'assemblage de plusieurs vaisseaux contournés en forme de spirale, unis par un tissu cellulaire très-serré, et enveloppés par une espèce de membrane épaisse qui leur est fournie par le chorion seulement, et selon d'autres par l'amnios conjointement.

Les vaisseaux renfermés dans cette gaîne membraneuse sont au nombre de trois ; savoir : deux artères et une veine qu'on nomme ombilicales. Le calibre de la veine est au moins du double de celui des artères, et égale pour l'ordinaire le diamètre d'une plume à écrire, tandis que les artères admettent communément à peine un stilet plus ou moins délié.

Tantôt c'est la veine qui serpente autour des artères, tantôt celles-ci se contournent sur la veine. Le nombre des unes et des autres varie rarement ; cependant on les a trouvées quelquefois doubles.

Ces vaisseaux n'ont ni ramifications, ni anastomoses dans toute l'étendue du cordon, au moins visibles ; mais ce qu'il y a de remarquable, c'est que ces vaisseaux agissent en sens contraire de leurs fonctions chez l'adulte ; car c'est la veine qui porte le sang au fœtus, et ce sont les artères qui le rapportent à la mère ; aussi ces dernières ont-elles des valvules, tandis que la veine n'en a point.

Cette veine prend naissance des radicules du placenta, qui d'abord épanouies et disséminées par rayons, se réunissent ensuite pour former plusieurs gros troncs, et de ceux-ci un seul, qui est la veine ombilicale. Cette veine monte en.

serpentant le long du cordon, passe par l'ouverture ombilicale ; là, elle s'écarte des artères en suivant la grande faux de péritoine, et va plonger vers la scissure du foie, en grande partie dans le sinus de la veine-porte. En approchant de ce sinus, la veine ombilicale donne une branche qui va se rendre dans la veine cave inférieure. C'est ce que l'on appelle le canal veineux ; mais le plus communément ce canal prend naissance du sinus même de la veine porte. Telle est l'origine et la terminaison de la veine ombilicale.

Quant aux artères, elles sont une continuation des iliaques primitives du fœtus, c'est-à-dire des deux artères qui résultent de la bifurcation de l'aorte inférieure. Elles montent dans le tissu cellulaire du peritoine, derrière et à côté de la vessie, jusqu'à l'ombilic, auprès duquel elles se joignent et s'adossent l'une à l'autre, ainsi qu'avec la veine ombilicale. Ces vaisseaux, parvenus au placenta, se divisent et se subdivisent en une infinité de branches et de ramifications qui se perdent dans les cellules et la spongiosité du délivre. Quelques-uns prétendent qu'ils traversent pour la plupart cette masse, et vont se rendre directement jusque dans les sinus de la matrice ; mais on n'a point encore véritablement pu le constater.

On a donné un quatrième vaisseau au cordon ombilical, c'est l'ouraque ; mais l'ouraque n'est un vaisseau que chez les brutes. Dans le fœtus humain, il n'offre qu'une espèce de ligament qui monte du sommet de la vessie jusqu'à l'ombilic, où il se termine. Je l'ai souvent examiné avec le plus grand soin, à divers termes de la grossesse, et je n'ai jamais pu y découvrir la moindre trace d'une cavité existante ou oblitérée. Cette cavité peut exister cependant, comme le prouvent les individus qui rendent les urines par l'ombilic ; mais

alors c'est une disposition pathologique , un véritable état
contre nature , comme j'ai eu occasion de l'observer sur un
habitant d'Ivry, près Paris , chez lequel j'avais été invité de
me transporter par M. *Sainte-Marie*, fils du chirurgien
d'Ivry, et qui suivait alors mes cours d'anatomie et de physiologie. Ce fait a été inséré dans le *Journal de Médecine*
de M. Le Roux , par le docteur *Levéque Lassource*, qui
était alors aussi un de mes élèves, et que j'avais amené avec
moi à cette époque.

L'ouraque est insensible, comme tout ce qui entre dans
la composition du cordon ombilical , lequel peut être coupé
sans exciter aucune sensation douloureuse, si on en excepte
une étendue de quelques lignes près de l'anneau où la peau du
fœtus vient le recouvrir d'un travers de doigt en s'amincissant.
C'est là la ligne de démarcation et le lieu que la nature a
désigné pour la chute du cordon ombilical , à quelque distance qu'il en ait été lié ou coupé.

Tous les cordons ne se ressemblent pas. Il y en a de gros,
de grèles, de longs, de courts, de variqueux et de noueux.
Les gros, en général, ne sont pas les plus solides, et c'est
aux grèles qu'on peut se fier davantage dans les tractions
qu'on est dans le cas de faire quelquefois pour effectuer la
délivrance. Quant à la longueur, il en est de six pouces, il
en est de quatre pieds ; on en a vu qui avaient jusqu'à
soixante-douze pouces : j'en ai recueilli un qui avait près de
soixante pouces ; l'ordinaire est de dix-huit à vingt pouces.

Les deux extrêmes ont chacun leur danger. Si le cordon
est trop long, il peut s'entortiller autour de l'enfant, faire
plusieurs circulaires sur le col ou toute autre partie , enfin
former un ou plusieurs nœuds. Ce dernier phénomène, qui
n'est pas rare, a paru à plusieurs praticiens d'une consé-

quence très-dangereuse pour l'enfant, en venant à se serrer au point d'intercepter la circulation de la mère à l'enfant, soit avant, soit pendant l'accouchement; mais il est impossible que l'enfant dans la matrice fasse d'assez grands mouvemens pour faire craindre un pareil accident, et si on a trouvé quelquefois ces nœuds serrés au point dont il s'agit, cela n'est arrivé que lors de la sortie ou de l'enfant ou du délivre.

Le cordon, quoique très-long, peut être trop court par circonstance, et entraîner des dangers résultant de son peu de longueur. On en a vu qui ayant cinquante à soixante pouces, formaient jusqu'à sept tours sur le col de l'enfant. Eh bien ! un pareil cordon, ainsi entortillé, outre qu'il peut comprimer les jugulaires et donner lieu au gonflement et à la lividité du visage, peut encore, avant ou pendant l'accouchement, occasionner le tiraillement et par suite le décollement du placenta, même la rupture du cordon, surtout lorsqu'on tire dessus la tête pour extraire le corps, avant d'avoir coupé les circulaires.

La rupture du cordon, dans le sein de la mère, est un accident peu fréquent, mais cependant très-fâcheux; on en trouve des exemples assez frappans dans Baudeloque, § 1084, Levret, acc. lab., p. 199, et de Lamotte, t. II, p. 725.

Ce dernier surtout rapporte une observation bien remarquable à cet égard, et qui mérite d'être citée.

En 1707, ce praticien fut mandé pour accoucher une femme dont les vraies douleurs ne commencèrent que trois jours après. Ennuyée, fatiguée de ce retard, la femme n'en montra que plus d'ardeur pour faire valoir ensuite ces mêmes douleurs, et elle poussa avec tant de courage, que bientôt l'enfant se trouva au couronnement.

Tout-à-coup il se déclare une perte qui, augmentant à chaque contraction de la matrice, devint promptement si alarmante, que Lamotte était sur le point de terminer l'accouchement avec le crochet, pour sauver la mère aux dépens de l'enfant, qui était trop avancé pour pouvoir être repoussé. On observera que Lamotte ne connaissait point le forceps, avec lequel on peut aujourd'hui extraire l'enfant sans le mutiler en pareil cas. Ici la mère, redoublant heureusement de courage et de force à proportion du danger qui la menaçait, danger dont la vue du sang, et surtout sa faiblesse, ne l'avertissait que trop, accoucha enfin plus par son propre secours que par celui de la nature seule et même de l'art; ce que Lamotte a la franchise d'avouer, comme l'erreur où il avait été relativement à la cause de la perte qu'il avait attribuée à un décollement plus ou moins considérable du placenta, tandis qu'elle ne venait que de la rupture d'un point variqueux du cordon.

Mais une pareille erreur est bien pardonnable, puisque c'est la seule fois qu'un pareil accident s'est manifesté dans sa pratique, et d'ailleurs aucun signe ne peut absolument faire reconnaître cette cause particulière d'hémorragie.

Cette observation nous prouve donc combien la rupture du cordon, avant ou pendant le travail, est dangereuse, et combien, dans ce cas, l'on doit, à quelque prix que ce soit, se hâter de terminer le travail, si l'on veut au moins sauver la mère et quelquefois l'enfant, mais bien rarement; car, perdant plus de sang qu'il n'en reçoit, il doit périr avec la plus grande célérité, et y être encore très-exposé, même après sa naissance, alors presque miraculeuse; ce qui doit, dans un cas aussi critique, nous rendre moins timides à son égard, pour assurer les jours de la mère.

Voici ce que dit M. Chaussier, à l'égard du placenta et du cordon ombilical, dans le tableau déjà cité :

Mesures linéaires des annexes du fœtus.

« On se borne, dans ce paragraphe, au placenta, et au cordon ombilical, considérés au terme de la grossesse.

Millim.

1° Le diamètre du placenta, qui le plus ordinairement est de 8 pouces.................................. 216

2° L'épaisseur du placenta au centre, qui est à peu près de 1 pouce.................................. 27

5° La circonférence du placenta, qui est à peu près de 24 pouces. 650

4° La longueur du cordon ombilical, qui le plus ordinairement est de 20 pouces. 540

« *N. B.* 1° Le volume, la forme et même la texture du placenta varient beaucoup dans les différens temps de la grossesse et suivant le lieu de son implantation ; 2° le cordon ombilical est quelquefois très-gros, d'autres fois très-grêle, sa longueur est aussi variable, quelques-uns n'avaient de longueur que 160 millimètres (6 pouces), et même 60 (2 pouces), Gacq ; d'autres 1300 millimètres (4 pieds) et même plus, si l'on en croit quelques écrivains. »

Des membranes.

Déjà nous avons dit que l'œuf qui contient le fœtus est composé de deux membranes ; l'une se nomme chorion, et l'autre amnios.

Le chorion est une membrane un peu épaisse, composée de plusieurs lames d'un tissu cellulaire assez dense dans toute son étendue, excepté vers les bords du placenta, où les feuillets de son tissu paraissent beaucoup moins rapprochés, vu qu'ils s'écartent là pour fournir, suivant Haller et Hewsoon, des gaînes ou enveloppes, non seulement au placenta, soit inférieurement, soit à sa partie supérieure, mais encore aux plus petits vaisseaux qui se distribuent et se perdent dans sa substance.

Parmi ces lames du chorion, il en est deux principales, dont l'une interne, lisse et polie, adhère à la membrane de l'amnios dans toute son étendue par un tissu cellulaire très-fin. Quelquefois cependant elle en est séparée de plusieurs travers de doigt : les exemples en sont même assez fréquens. L'autre est externe et comme tomenteuse, c'est-à-dire recouverte d'un duvet très-léger qui la fait paraître hérissée d'un nombre infini de petits filets qui l'attachent à la matrice, et que quelques auteurs ont regardés comme les extrémités d'autant de vaisseaux lymphatiques, destinés à s'aboucher avec des vaisseaux semblables de la matrice. Mais il y a tout lieu de croire que ce duvet n'est que le tissu cellulaire au moyen duquel le chorion est uni à la matrice, d'autant plus que ses adhérences avec cet organe sont très-faciles à détruire.

Pour admettre plusieurs lames ou feuillets dans la membrane chorion, il faut l'examiner auprès du placenta ; car plus elle s'en éloigne, et plus elle devient dense, au point de paraître ne plus former qu'une lame unique, bien égale intérieurement.

La seconde membrane qui enveloppe le fœtus, est l'amnios. Elle est extrêmement mince et de la plus grande transparence ; elle est unie au chorion par un tissu cellulaire très-fin, qui lui permet de s'en séparer aisément vers le placenta. Elle contient immédiatement les eaux et le fœtus. Cette membrane, comme celle du chorion, recouvre intérieurement le placenta et le cordon auquel elle sert d'enveloppe dans presque toute son étendue.

La facilité avec laquelle cette membrane se détache du chorion par plusieurs faux ou replis vers l'origine du cordon, surtout au moment qu'on fait sur lui des tractions pour opérer la délivrance, est cause que quelques accoucheurs ont supposé au fœtus humain une membrane allantoïde.

D'autres ont cru que cet écartement des deux membranes pendant la grossesse formait la poche des fausses eaux. Mais en parlant des eaux, nous prouverons que cette opinion est entièrement dénuée de fondement.

Levret, et d'autres après lui, ont pensé que l'amnios se bornait à deux doigts du placenta ; mais si alors on ne peut souvent le suivre, c'est qu'il est intimement uni et confondu avec le chorion ; car je suis parvenu à séparer ces deux membranes jusque dans le trajet du cordon.

On trouve quelquefois les membranes dans un état contre nature, qui peut influer sur la facilité de l'accouchement. Par exemple, lorsqu'elles sont trop fines et trop délicates, elles ne résistent pas assez aux contractions utérines, se rompent prématurément, et rendent l'accouchement pénible, en laissant échapper trop tôt les eaux qui servaient à la dilatation de l'orifice, d'une manière plus douce et plus efficace que la tête de l'enfant.

D'autres fois les membranes sont dures, fermes, épaisses, et ne se rompent pas assez tôt. Mais l'art peut facilement obvier à cet inconvénient avec le doigt seul, ou muni de quelque chose de pointu, tel qu'un stilet-mousse, une plumette, etc., pour les percer quand il est temps.

Il est parlé dans les auteurs de plusieurs autres membranes, mais que nous n'admettons pas, faute de preuves suffisantes de leur existence. Ainsi point de membrane allantoïde, si ce n'est dans les brutes; quant à une autre qu'on nomme décidua, et que Hunter a décrite, elle ne peut guère exister que dans les premiers mois de la grossesse, et particulièrement vers le bas de la matrice. Dans les derniers temps, son identification avec le chorion ne permet plus de la retrouver. Il est plus probable que ce n'est qu'une simple lame ou feuillet du chorion. D'ailleurs, qu'elles existent ou non ces membranes, peu importe aux progrès de l'art, qui n'en tire aucune utilité, même théorique; et, pour la pratique, il n'est vraiment besoin de connaître que le chorion et l'amnios.

Des eaux.

L'amnios contient, avons-nous dit, les eaux du fœtus ou de la grossesse. La première chose qui frappe en les voyant sortir, c'est leur odeur, c'est leur couleur.

Ces eaux sont ordinairement claires, limpides, diaphanes; ordinairement encore elles sont sans goût et sans odeur désagréable; mais quelquefois elles sont troubles, bourbeuses, tantôt grisâtres, brunâtres, et d'une fétidité extrême, sans que ce phénomène tienne à un état pathologique bien manifeste. Levret seulement veut que cela vienne des excrétions cutanées de l'enfant.

Au reste elles sont communément plus colorées et comme glaireuses, céreuses, gélatineuses sur la fin de la grossesse; car alors elles déposent un sédiment onctueux et blanc, que l'on trouve assez souvent sur le corps de l'enfant après sa naissance.

Il n'est point de liqueur dans le corps humain, si on en excepte celle de la plèvre et du péritoine, avec laquelle les eaux de l'amnios aient plus de ressemblance qu'avec la liqueur péricardine, d'autant plus qu'elles affectent absolument le même mécanisme dans leur exudation, comme cela a lieu dans toutes les cavités formées par les membranes séreuses.

Quant à la source de ces eaux, les uns veulent que ce soit la matière de la transpiration du fœtus, les autres soutiennent qu'elles contiennent une partie de ses urines. L'opinion la plus raisonnable et la plus généralement adoptée, est que ces eaux viennent de la mère et sont fournies par les vaisseaux lymphatiques utérins, qui les transmettent par les anastomoses du placenta aux vaisseaux capillaires du chorion, d'où elles passent par les porosités de la membrane amnios et filtrent comme une rosée fine jusque dans la cavité de cette membrane. Des preuves incontestables démontrent que telle est la véritable source de ces eaux, et qu'elles ne peuvent venir que de la mère. En effet, si la mère a passé par les remèdes pour cause de maladie vénérienne; si on lui a fait subir les frictions, les eaux se trouvent chargées de mercure, ce qu'on reconnaît à la propriété qu'elles ont de blanchir le cuivre, lorsqu'on soumet ce métal à l'action du fluide amniotique ainsi imprégné du muriate sur-oxigéné de mercure. Ce minéral s'y trouve en quantité d'autant plus grande que les frictions ont été plus multipliées, phénomène qui semblerait prouver que les eaux, une fois tombées dans la cavité de l'amnios, ne sont plus résorbées par cette membrane; autrement le mercure le serait aussi, et s'y tarirait comme dans le corps de la mère, d'où il est emporté par la transpiration, ce qui rend le traitement vénérien de la mère extrêmement dangereux pour l'enfant, puisqu'il est environné d'un fluide qui se charge de plus en plus de mercure : celui-ci ne diminuant pas chez lui comme chez la mère, peut enfin s'y trouver en quantité assez grande pour nuire à son existence. Néanmoins l'expérience journalière ne prouve pas que ce danger soit aussi grand qu'on pourrait le penser. Du reste, notre opinion ne milite pas moins fortement en faveur de la source que j'assigne aux eaux de l'amnios, et c'est là particulièrement ce que j'ai voulu prouver. D'ailleurs il est de fait que ces eaux existent déjà dans l'œuf, quelque petit qu'il soit, de manière qu'aussitôt après sa fécondation et sa descente dans la matrice, leur volume est tel, en comparaison de l'embryon, que plusieurs embryons pourraient tenir à l'aise dans les eaux d'un seul, dès les premiers jours de l'imprégnation.

Quelle a été l'intention de la nature dans la formation si précoce de ces eaux ? On peut le présumer d'après la grande utilité dont elles sont, soit à l'enfant, soit à la mère, pendant tout le cours de la gestation. D'abord à l'enfant, elles lui servent en partie de nourriture, dit-on, pendant le temps qu'il est renfermé dans le sein de sa mère, mais seulement dans le principe de sa formation, où le fluide dans lequel il nage paraît lui être transmis par absorption pour l'alimenter. En outre, ces eaux le garantissent des secousses fatigantes de la femme, secousses qui, dans les premiers mois, peuvent être meurtrières pour l'embryon, comme elles le préservent de la pression des corps environnans ou externes, qui, même dans un temps avancé, pourraient lui être également funestes. La mère ne retire pas moins d'avantages des eaux, soit dans la grossesse, soit pendant le travail.

Dans la grossesse, elles servent à la dilatation insensible

de la matrice, en même temps qu'elles en écartent les parois de manière à en tenir l'enfant assez éloigné de toutes parts pour que ses mouvemens ne soient point trop douloureux à la mère. Mais c'est surtout dans l'accouchement que cette liqueur est bienfaisante pour la femme, et même pour l'enfant. C'est alors qu'elle lubréfie toutes les parties de la génération, qu'elle ramollit et dilate l'orifice peu à peu par un mécanisme insensible, quoique plus rapide et plus efficace qui si la tête seule devait frayer le passage. Aussi, quand ce dernier cas a lieu, soit parce que les eaux ont percé trop tôt, soit parce qu'il y en a trop peu, le travail est constamment plus long, plus difficile et plus pénible.

Car alors, non seulement les parties ne sont point lubréfiées, humectées et disposées conséquemment à céder avec plus de facilité par la présence salutaire des eaux, mais encore l'enfant se trouve trop gêné, serré, comprimé dans la matrice ; il se remue avec peine, et ses mouvemens sont extrêmement douloureux pour la mère, dont l'utérus, contracté sur l'enfant, en est plus ou moins irrité, ce qui la fait souffrir en raison du nombre et de la vivacité de ses contractions, jusqu'à ce que le travail soit terminé. Il est donc essentiel que ces eaux ne soient pas expulsées prématurément.

Les eaux sont plus abondantes au commencement qu'à la fin de la grossesse, relativement au volume du sac ovoïde qui les contient.

Quant à leur quantité absolue, elle varie à l'infini, sans qu'on puisse en assigner la cause. Mais leur trop grande abondance dans l'accouchement est un vice, en ce qu'elles peuvent causer l'hydropisie de la matrice et l'inertie de cet organe, dont les fibres, trop distendues par leur quantité excessive, n'ont plus assez de force pour se contracter, ou se contractent trop lentement, comme certains muscles trop distendus se trouvent quelquefois réduits à l'inaction. De même quand cette abondance des eaux a excessivement distendu la matrice, les douleurs ou les contractions sont extrêmement lentes et peu efficaces. Le travail devient alors long, fastidieux et pénible.

En outre il se peut, même après l'accouchement, qu'il s'ensuive inertie de l'organe, et par conséquent perte de sang inévitable. Il est très-prudent alors de ne pas procéder trop tôt à la délivrance, et d'attendre que la matrice se contracte d'elle-même, ou par les soins de l'art, pour l'expulsion de l'arrière-faix ; car on observe que l'adhésion du placenta à la surface interne de la matrice est d'autant plus forte que les contractions utérines sont moins soutenues et moins vives, ce qui rend toujous la délivrance plus longue et plus pénible.

Deleurie, et plusieurs auteurs avec lui, ont prétendu qu'outre les eaux dont nous venons de parler, et qu'ils appellent vraies, il en existe d'autres que ces auteurs, ainsi que le vulgaire, nomment fausses eaux.

Ces fausses eaux, selon eux, s'épanchent dans la duplicature des membranes où Deleurie prétend en avoir trouvé, dans un cas tel, que l'enfant était sorti enveloppé dans ces membranes, et comme un peloton ; mais il est presque le seul qui ait parlé d'un cas aussi rare que celui où il s'est trouvé des eaux amassées entre le chorion et l'amnios. Les fausses eaux dont on parle tant parmi le vulgaire, ne sont autre chose qu'une transudation abondante des vraies eaux à travers le tissu plus poreux des membranes, particulièrement dans l'endroit où ces membranes commencent à se détacher de la matrice lors des premières contractions de cet organe. C'est ce qui fait qu'elles s'écoulent toujours un certain temps avant l'accouchement, sans aucun danger ni pour la mère ni pour l'enfant, qui sont bien plus exposés à souffrir quand ce sont les vraies, comme cela arrive quelquefois lors de la rupture prématurée des membranes, soit que cette rupture ait lieu naturellement ou par l'imprudence et la précipitation des gens de l'art, comme cela m'est arrivé une fois à moi-même, et à mon grand regret, dans les commencemens de ma pratique. La femme souffrait beaucoup depuis environ quarante-huit heures, et l'orifice n'était pas à moitié ouvert. Elle était excédée de fatigue et moi d'impatience : je crus nous rendre service à tous les deux en perçant les membranes. Le travail devint bientôt plus douloureux sans devenir plus prompt, et la femme n'accoucha qu'au bout de deux jours de souffrances, ce que je n'ai attribué depuis qu'à l'absence des eaux, qui auraient bien mieux dilaté l'orifice qu'un corps aussi dur que la tête.

Les eaux peuvent rendre le travail également long et pénible, lorsqu'au lieu de s'écouler elles devancent de beaucoup la tête, et allongent les membranes en forme de boudin flasque et peu tendu. Cet allongement et cette flaccidité des membranes a donné lieu un jour à un phénomène qui n'est pas rare, chez une femme très-délicate que j'ai accouchée il y a quelques années. Au bout de vingt heures d'un travail moins pénible que lent et ennuyeux, les eaux, après avoir long-temps transudé petit à petit à travers les membranes, poussèrent enfin celles-ci hors de la vulve en forme de vessie flasque et longue de trois à quatre pouces, dans laquelle la tête vint enfin s'engager, sans que sa présence ni celle des eaux rompît pour cela les membranes, ce qu'on pouvait bien appeler naître coiffé suivant l'expression du

vulgaire, qui regarde ce phénomène comme un présage ir-
récusable de félicité, tandis que l'accoucheur instruit n'y
voit qu'une raison de souffrances plus longues pour la mère.
Aussi, sans s'embarrasser du prétendu bonheur attaché à la
coiffe, doit-on toujours percer les membranes en pareil cas,
pourvu que l'orifice utérin soit suffisamment dilaté pour n'a-
voir pas besoin de l'être encore plus douloureusement par
la tête, qui n'agit jamais aussi doucement que la poche des
eaux.

Ces eaux, ainsi sorties de la vulve avec la tête, ont donné
lieu à une opinion bien étrange de la part de Lamotte qui,
dans une circonstance à peu près semblable, craignant que
l'enfant n'en fût suffoqué, crut, pour cette raison seulement,
devoir donner issue au plus vite aux eaux. Sans doute il dut
rompre la poche, pour terminer au plutôt l'accouchement,
mais non pas dans la crainte d'une suffocation de la part de
l'enfant, qui, tant qu'il n'a pas respiré, n'a rien à craindre
de son séjour dans les eaux, à moins que le cordon ne fût
rompu ou que des battemens ne s'y fissent plus sentir.

ART. III.

De la nutrition du fœtus.

L'enfant se nourrit des sucs de sa mère, c'est une vérité
généralement reconnue, et il serait difficile de la révoquer
en doute; car de quoi se nourrirait-il, n'ayant de communication qu'avec sa mère ? Mais on n'est pas également d'accord sur la nature des fluides qui lui sont transmis, ni sur la
manière dont ces fluides lui parviennent.

Plusieurs anatomistes pensent que la liqueur contenue
dans la membrane amnios est destinée à nourrir le fœtus pen-

dant presque tout le temps qu'il reste dans le sein de sa mère; mais sur quelles raisons fondent-ils leur assertion? elles sont des plus spécieuses. La liqueur de l'amnios, disent-ils, ressemble extrêmement à celle de l'estomac, étant aussi douce, aussi mucilagineuse, et cette ressemblance prouve évidemment que la première de ces liqueurs sert de nourriture au fœtus.

Mais cette liqueur ne conserve pas constamment les mêmes qualités, et de douce, elle devient quelquefois extrêmement âcre, outre qu'elle épaissit beaucoup. D'ailleurs, celle de l'estomac est trouble, tandis que celle de l'amnios reste claire et transparente. Enfin, pour opposer à ces anatomistes le sentiment de Mauriceau, qui me paraît irréfragable, c'est que toutes les autres humeurs du corps s'épaississent au feu, tandis que les eaux de l'amnios s'évaporent jusqu'à parfaite siccité, preuve certaine, dit cet auteur, qu'elles tiennent très-peu ou point de particules nutritives.

On objectera peut-être que ces particules nutritives se trouvent épuisées par le fœtus au moment de la naissance. A cela je reponds que souvent ces eaux s'écoulent quinze jours, un mois, six semaines même, avant l'accouchement, et que, malgré leur sortie prématurée, l'action du feu ne produit pas plus d'effet sur elles.

Il n'est pas aussi aisé de réfuter ces anatomistes lorsqu'ils allèguent pour raison de leur sentiment, le penchant qu'a l'enfant à téter dès les premiers instans de sa naissance; penchant qui, selon eux, est une preuve de l'usage où il était de prendre sa nourriture par la bouche, lorsqu'il était encore dans la matrice.

Il faut couvenir que ce penchant du nouveau né pour la succion, et la faculté qu'il a de l'exercer à l'instant même de sa naissance, sont un phénomène étonnant, inexplicable.

Mais, dirai-je, pourquoi le petit canard éclos sous une poule, se plonge-t-il dans l'eau malgré les cris de sa mère, tandis que le poulet provenant de la même couvée évite et fuit cet élément ? l'un a-t-il donc nagé, et l'autre volé avant de naître ? Non, sans doute. Hé bien, le fœtus n'a donc pas plus besoin d'avoir tété avant sa naissance, pour pouvoir le faire aussitôt après. Au reste, l'intérieur de l'amnios n'offre rien de semblable à un mamelon qui ait pu exercer le fœtus à la succion. C'est donc chez lui une aptitude innée, plutôt qu'une faculté acquise et développée par un exercice préalable, comme il en est à l'égard des animaux que nous avons cités.

Il est des faits qui militent encore plus fortement en faveur de l'opinion que je combats avec tous les meilleurs physiologistes modernes : c'est qu'on a trouvé de la liqueur de l'amnios contenue dans l'estomac ; c'est que l'enfant en rejette souvent après sa naissance ; mais cela prouve-t-il incontestablement que la déglutition volontaire de ces eaux a eu lieu de la part de l'enfant ? cela prouve-t-il qu'il s'en nourrit, qu'il les avale ? N'est-il pas au moins très-croyable qu'elles peuvent y avoir été poussées accidentellement, surtout pendant le travail, où l'impulsion imprimée à ces fluides par les contractions utérines doit nécessairement les diriger, les pousser dans la bouche du fœtus, naturellement portée à s'entr'ouvrir par les frottemens qu'elle éprouve au passage, ainsi que toute la face ? Joignez à cela la grande aptitude qu'a l'enfant pour la succion, pour la déglutition même, dès qu'il est né ; et il est impossible de ne pas convenir que s'il se rencontre des eaux de l'amnios dans l'estomac de l'enfant nouveau-né, c'est accidentellement, plutôt

que par une destination particulière de ces eaux, pour
servir de nourriture au fœtus ; elles sont même si peu faites
pour lui servir d'aliment, que quand par hasard il en a avalé
en naissant, il les rejette aussitôt après sa naissance. Ses
organes ne peuvent s'y prêter que forcément pendant qu'il
est renfermé dans la matrice, n'étant pas disposé naturellement à la déglutition parfaite. En effet, le pharinx est fermé
dans les animaux, et ce sac musculeux ne s'ouvre que quand
ils commencent à exercer la déglutition. L'expérience de
Mouro en est une preuve convaincante. Cet habile anatomiste a introduit le bec d'un entonnoir dans la bouche, en
tenant le fœtus dans une situation droite ; il a essayé de lui
verser de l'eau dans l'estomac ; mais elle n'a pas passé au-
delà de la racine de la langue, qu'il a trouvée appliquée au
voile du palais, lequel était si convexe par sa partie supérieure, qu'il bouchait toute communication avec les cavités
intérieures des narines. Mais, dira-t-on peut-être encore,
pourquoi l'enfant exercerait-il si bien la déglutition en naissant, s'il ne l'exerçait déjà avant sa naissance ? Déjà j'ai
prouvé par l'exemple du petit canard qui nage dès qu'il est
né, que le fœtus peut avoir reçu de la nature l'aptitude de
faire en naissant ce qu'il ne faisait pas auparavant ; mais
j'ajoute que le flux ou reflux de l'air, introduit pour la première fois dans sa poitrine, lui fait éprouver la même sensation que s'il avalait quelque fluide ; ce qui lui fait faire le
mouvement analogue à cette fonction, ou, ce qui revient
au même, exercer la succion ou la déglutition, mais machinalement et sans aucun exercice préalable, ou par simple
disposition naturelle des parties. C'est même une sage précaution de la nature, qui commence par accoutumer l'enfant
à avaler d'abord un fluide aériforme, pour le façonner à

humer, à sucer bientôt après un véritable fluide, qui est l'humeur laiteuse. Il est une autre considération qui détruit absolument et bat en ruine le système de ceux qui veulent que le fœtus se nourrisse par la bouche : c'est le cas où les eaux s'écoulent, des jours, des semaines, des mois avant l'accouchement. Comment l'enfant viendrait-il alors au monde bien portant, si la nourriture lui eût manqué depuis si long-temps ? Il en est de même des circonstances dans lesquelles l'enfant vient au monde la bouche absolument fermée et incapable de s'ouvrir, non seulement pour le passage des eaux de l'amnios, mais même de tout autre fluide, comme le prouve l'exemple de Fracastor, auteur de la *Syphillis*, à qui on fut obligé d'inciser la membrane qui tenait les deux lèvres collées ensemble.

Cette raison, ces faits ne contrarient pas moins le système de ceux qui prétendent que l'enfant se nourrit par intussusception, c'est-à-dire que pour se nourrir il absorbe par tous ses pores le fluide qui l'environne. Car quand ce fluide est écoulé, assurément il n'en peut plus absorber, et conséquemment il devrait périr faute d'aliment ; néanmoins l'expérience prouve tous les jours le contraire. D'ailleurs les eaux qui l'environnent seraient-elles suffisantes pour le nourrir dans les derniers temps de la gestation ? Ce fluide, dans aucun temps même, a-t-il les conditions requises pour servir d'aliment au fœtus, puisqu'à toute époque de la gestation on le trouve souvent altéré, détérioré, vicié, du moins en apparence. Toutes ces raisons, et tant d'autres que je ne cite pas, comme superflues, doivent nous faire rejeter également et le système de la déglutition et celui de l'absorption comme voies uniques de nutrition pour le fœtus.

Cependant plusieurs physiologistes, singulièrement embarrassés pour rendre compte de quelques faits très-étonnans touchant la nutrition du fœtus, ont avancé que, s'il était vrai que la circulation fût la principale voie pour transmettre les sucs nourriciers à l'enfant, les autres voies ne devaient pas être exclues. Pour appuyer leur sentiment, ils citent des observations d'enfans venus au monde sans cordon ombilical, ou avec obturation du nombril.

De ce genre est une observation rapportée par Heister. Un enfant bien conformé vint au monde ayant le cordon ombilical flétri, oblitéré, corrompu. Heister ajoute qu'il aurait été impossible que l'enfant eût vécu, s'il n'avait pas reçu sa nourriture par une autre voie que par celle du nombril. Mais le cordon était-il putréfié dans toute son étendue, dans toute son épaisseur? c'est ce que Heister ne dit pas, et c'est cependant ce qu'il eût été essentiel de savoir. L'autre observation est de Vander-Viel. Cet observateur dit qu'en 1683, on faisait voir, à La Haye, un enfant âgé de quinze mois, né de pauvres parens, auquel on n'avait trouvé aucun vestige du cordon ombilical. Il n'avait pas non plus de nombril; mais à la place on apercevait, dans la région hypogastrique, non loin des os pubis, une grande tache rouge et ronde, couverte d'une peau fine et percée de deux trous par où l'urine s'écoulait. Cet enfant est mort à l'âge de trois ans, et Vander-Viel ajoute qu'il ne fut pas ouvert. On croirait de là que cet auteur n'a rapporté ce fait que d'après le dire des parens, sans l'avoir vu par lui-même.

D'ailleurs, la tache qui répondait au nombril aurait peutêtre, par la dissection, offert des vestiges de vaisseaux ombilicaux, et prouvé que les parens n'avaient que supposé en partie ce fait, pour rendre la chose plus touchante et plus merveilleuse. Cet exemple ne peut donc pas plus que les autres prouver que la nutrition absolue de l'enfant se fait par d'autres voies que par le cordon ombilical.

Cependant si, comme je l'ai déjà dit, la plupart des auteurs sont d'accord sur la manière dont les sucs nourriciers parviennent à l'enfant, plusieurs sont encore en dissidence sur la nature de ces mêmes sucs. Selon les uns, les artères hypogastriques de la mère déposent dans les vésicules du placenta les sucs nourriciers dont le fœtus a besoin ; la veine ombilicale reçoit le sang chargé de ces sucs, et le transmet à l'enfant ; le résidu est repris par les artères, rapporté au placenta et rendu à la mère par les veines hypogastriques ; ce qui semble établir une communication immédiate entre la mère et l'enfant.

Mais les injections les plus tenues n'ayant pas toujours passé de l'un à l'autre, malgré les deux faits observés par M. Dubois, on peut douter de cette communication directe, et il est plus problable que le placenta est le centre commun où sont apportés et puisés les sucs nécessaires à l'enfant, que ce soit du sang pur, ou bien seulement des sucs blancs, des sucs laiteux, comme d'autres le prétendent. C'est l'opinion de Schreger, qui prétend que les vaisseaux de la matrice ne versent point de sang dans le placenta, mais de la lymphe qui, reprise par des vaisseaux semblables, appartenant au placenta et au cordon, est ainsi transmise à l'enfant, chez lequel se fait l'hématose.

M. Desbordeaux, dans un mémoire publié dans le *Journal de Médecine*, pour le mois de mai 1811, a présenté de nouvelles vues sur la nature du fluide transmis de la mère à l'enfant, que je me fais un devoir de publier, étant conformes à ma manière de penser sur cet objet.

Le fluide que la mère fournit à l'enfant, dit M. Desbordeaux , est du sang en nature ; mais il ne parvient au fœtus qu'après avoir passé par deux filières qui lui font subir de grands changemens. Ces changemens, prétend notre auteur, ont beaucoup d'analogie avec ceux qu'éprouve la masse alimentaire dans le conduit digestif. Le premier changement a lieu à la rencontre des extrémités vasculaires utérines et fœtales ; mais la veine ombilicale, loin de s'emparer de tout le sang fourni par la mère, n'en absorbe, au contraire, qu'en raison du développement du fœtus et du besoin qu'il a de sucs nutritifs. Le sang arrivé au foie y subit une seconde élaboration, et jusqu'à quatre ou cinq mois, il abandonne la matière adipeuse, qui donne au foie le volume excessif qu'on lui connaît, volume qu'il perd ensuite à mesure que la réplétion de l'organe cutané de l'enfant a lieu.

Dans cette explication, on voit que le foie n'imprime au sang aucune qualité nouvelle ; qu'il ne fait que le débarrasser de la matière adipeuse inutile au fœtus dans les premiers mois de sa formation, qu'il abandonne ensuite à mesure que l'enfant prend plus d'accroissement. L'observation prouve, en effet, combien tous les fœtus jusqu'à quatre et cinq mois sont maigres ; ce qui contraste alors singulièrement avec le volume énorme du bas-ventre et du foie par conséquent.

Mais de quelque manière que le fœtus reçoive les sucs qui doivent le nourrir, quelle que soit leur nature et les opinions plus ou moins opposées des auteurs à cet égard, le mode de circulation fœtale n'en reste pas moins toujours le même ; et comme tous les physiologistes admettent, ou à peu près, le même mécanisme, nous allons l'exposer en peu de mots.

ART. IV.

De la circulation du sang chez le fœtus.

On est assez généralement dans l'habitude, dans tous les ouvrages d'anatomie et de physiologie, où l'on traite de la circulation, de commencer par l'exposition de celle de l'adulte, et de terminer par celle qui se fait chez le fœtus, quoiqu'il soit peut-être plus naturel de suivre une marche opposée. Les livres d'accouchemens, d'un autre côté, ne s'occupent que de la dernière; et supposant la première connue, n'en font nulle mention; ce qui me paraît inexact, et laisse une légère lacune dans l'exposition de cette importante fonction. En conséquence, on trouvera ici une courte description de la circulation, telle qu'elle a lieu chez l'adulte. Cette connaissance fera mieux sentir, je pense, les différences remarquables qui existent entre l'une et l'autre.

Le sang versé dans l'oreillette droite, chez l'individu qui a respiré, passe de suite dans le ventricule du même côté, qui le pousse dans les poumons, où il reçoit de nouvelles propriétés; de là, il revient au cœur par l'oreillette gauche, qui le transmet dans le ventricule du même côté, lequel, par sa contraction vive et énergique, le fait passer dans toutes les parties du corps, pour revenir ensuite, plus lentement, au moyen de tout le système veineux, au point d'où nous l'avons fait partir. Ce mécanisme, quoique simple à la vérité, constitue deux circulations bien différentes cependant; l'une pulmonaire, l'autre aortique; celle-ci porte le nom de grande circulation, l'autre, celui de petite. Il est évident que ce mode de circulation exigeait, pour ainsi dire, un cœur double, puisque le côté droit du cœur ne communique point avec le gauche. En supposant que le sang ne perdît point ses qualités vivifiantes dans les longues routes qu'il parcourt, et qu'il fût toujours doué des mêmes propriétés, alors les poumons seraient inutiles, et les cavités droites du cœur sans but; c'est la position dans laquelle se trouve l'individu qui n'a point respiré : chez lui, les poumons ne remplissent aucune fonction, attendant le moment de la naissance pour entrer en exercice; ils ne reçoivent ni ne renvoient de sang au cœur; ce qui doit amener nécessairement de grandes différences dans le mode de sa circulation.

Pour cet effet, la nature a établi d'une part un point de communication entre les deux oreillettes, par le moyen d'une ouverture appelée trou de Botal, ouverture ovale, valvule des oreillettes; de cette manière, le ventricule droit pourrait rester dans l'inaction, pendant tout le temps que l'enfant est renfermé dans le sein de sa mère, puisque les poumons, avec lesquels il communique, fortement revenus sur eux-mêmes, privés alors de la faculté de se dilater, ne peuvent admettre le sang poussé pour ce ventricule; mais l'inégalité qui en serait résultée dans les contractions du cœur aurait pu amener des désordres dans la fonction dont il est chargé. La nature y a encore remédié, en établissant un second point de communication entre l'aorte et le commencement de l'artère pulmonaire; c'est ce dont est chargé le canal artériel.

Ces explications préliminaires nous ont paru nécessaires pour rendre l'exposition de la circulation du fœtus plus facile et plus claire.

L'enfant tient à sa mère par un cordon composé de deux artères et d'une veine. La veine ombilicale, après avoir, par ses nombreuses ramifications, puisé le sang de la mère dans le tissu caverneux du placenta, le conduit le long du cordon, à travers l'ombilic, jusqu'au foie, où elle le verse dans le sinus de la veine porte, qui le distribue à ce même foie, mais non en totalité ; car une petite partie de ce sang enfile un conduit particulier qu'on appelle canal veineux ; ce canal, conjointement avec les veines hépatiques, conduit tout le sang de la veine ombilicale dans la veine cave inférieure ; là, il se mêle avec celui que cette veine reçoit de toutes les parties inférieures pour être transmis aussitôt dans l'oreillette gauche du cœur, en passant par l'ouverture ovale, tandis que la veine cave supérieure verse dans l'oreillette droite celui qu'elle rapporte de la tête et des extrémités supérieures.

Plusieurs auteurs ont cru que le sang des deux veines caves se mêlait dans l'oreillette droite, d'où il passait en partie dans l'oreillette gauche, en partie dans le ventricule droit ; mais M. Sabatier, par des observations judicieuses, a totalement changé l'opinion à cet égard. Il a prouvé d'une manière victorieuse, par le raisonnement et par la structure même des organes de la circulation, que la marche de cette opération devait avoir lieu de la manière suivante :

Le sang qui arrive au cœur par la veine cave inférieure se trouve, en entrant dans l'oreillette droite, séparé, par la valvule d'Eustache, du courant que forme celui de la veine cave supérieure. Lancé d'ailleurs dans une direction un peu différente, alors il heurte contre la cloison des deux oreillettes, passe par le trou ovale ou de Botal, en soulevant sa valvule qui se trouve du côté de l'oreillette gauche, et qui ne permet pas au sang de repasser dans l'oreillette droite.

Voilà donc le sang de la veine cave inférieure qui a passé seul à travers le trou de Botal dans l'oreillette gauche, pour être transmis dans le ventricule gauche, et de là dans l'aorte ascendante, du moins en très-grande partie. Après avoir parcouru la tête et les extrémités supérieures, il est rapporté par la veine cave supérieure dans l'oreillette droite, qui le transmet dans le ventricule droit, et celui-ci dans le tronc de l'artère pulmonaire. Là, ce sang qui a traversé toutes les parties supérieures se partage en trois portions ; les deux plus petites, enlevées par l'artère pulmonaire droite et gauche, vont au poumon, qui pesant et affaissé alors, ne pourrait en recevoir une plus grande quantité. La troisième, qui n'entre point dans ce viscère, est reçue par le canal artériel, qui la porte dans l'aorte inférieure. Cette portion de sang communique à celui qui a été poussé par l'action du ventricule gauche, toute l'impulsion qu'elle a elle-même reçue de la force contractile du ventricule droit ; en sorte que toute la masse du sang circule dans l'aorte inférieure et dans toutes ses divisions par la force réunie des deux ventricules.

Si, d'après l'opinion de quelques auteurs, de Bichat, entre autres, le sang de la veine cave inférieure et supérieure se mêlait dans l'oreillette droite, il s'ensuivrait qu'une partie de ce fluide retournerait au placenta par les artères ombilicales sans avoir vivifié toutes les parties du fœtus, tandis que l'autre recommencerait son cours sans avoir reçu les influences salutaires du placenta ; c'est ce dont il est facile de se convaincre par la lecture de l'excellent mémoire de M. Sabatier sur les organes de la circulation du sang dans le fœtus, dans lequel il démontre d'une manière aussi ingénieuse que savante quelle doit être la marche invariable du sang avant la naissance.

En effet, le sang du fœtus transmis par l'aorte inférieure

aux artères ombilicales, est ramené par ces dernières jusque dans le tissu caverneux du placenta, et dans ses cavités celluleuses contiguës aux sinus utérins, en sorte qu'une partie plus ou moins grande est repompée par les veines du placenta, après avoir subi une nouvelle élaboration qui dépouillé ce sang de ses particules les plus grossières. L'autre portion se mêle à celui de la mère, répare chez elle les pertes qu'il a faites en circulant dans le fœtus, se revivifie, et revient à l'enfant chargé de nouveaux sucs nourriciers.

Telle est la circulation du sang chez le fœtus ; et cette opération s'exécute ainsi sans interruption jusqu'au moment de l'accouchement. Alors tout change, et des phénomènes nouveaux, plus merveilleux encore, se manifestent à l'égard de cette fonction. Les contractions de la matrice chez la mère, la respiration chez l'enfant, sont la double cause des changemens instantanés et surprenans qui accompagnent sa naissance.

Des changemens dans la circulation de l'enfant au moment de sa naissance.

En parlant de la matrice au commencement de cet ouvrage, nous avons exposé les changemens qui se manifestent dans cet organe pendant son imprégnation, et particulièrement dans les vaisseaux qui la parcourent en tout sens. Nous avons dit comment ces vaisseaux, d'extrêmement tortueux qu'ils sont dans l'état de vacuité, deviennent pendant la grossesse plus droits, plus allongés, plus libres, et par conséquent donnent plus de facilité à l'afflux du sang dans leur calibre augmenté et distendu.

L'inverse arrive dans le temps du travail. La matrice alors

se contracte au lieu de se dilater, et cette contraction, quelque légère qu'elle soit d'abord, ne peut avoir lieu cependant sans comprimer les vaisseaux, resserrer leur calibre, les rendre plus courbes et plus tortueux. De là une circulation plus gênée, plus lente dans toute l'étendue de la matrice, et même dans le corps du placenta. En effet, si la circulation du sang se rallentit dans les vaisseaux de la matrice, il en arrive nécessairement moins dans les sinus utérins, et ceux-ci en transmettent moins aussi dans les cellules du placenta. Mais d'ailleurs une autre cause, qui découle de la précédente, veut encore que le placenta admette lui-même moins de sang, et que, pressé par la matrice contre l'enfant, il soit plus affaissé, plus resserré, et par conséquent moins disposé à recevoir le sang des sinus utérins.

Tel est le premier effet de la contraction de la matrice lors du travail de l'enfantement; et une preuve que les choses se passent ainsi, c'est que, dans le cas de perte, l'hémorragie se suspend à chaque douleur; c'est que l'hémorragie cesse même entièrement après que la matrice, délivrée du produit de la conception, est revenue sur elle-même et presque à son état naturel. Ce phénomène de la circulation ralentie dans l'organe de la génération, devient d'autant plus remarquable, que le travail avance davantage vers sa fin, et que par conséquent les douleurs ou contractions sont et plus longues et plus vives. Or, si le travail peut ralentir la circulation jusqu'à suspendre les pertes dont il est le remède le plus sûr, d'après l'admirable pratique recommandée par Puzos, n'est-il pas probable que la violence et la longueur excessive de ce même travail peuvent intercepter tout-à-fait le sang qui doit passer de la mère à l'enfant, ou de l'enfant à la mère? C'est ce qui arrive en effet très-souvent dans des accouchemens longs et laborieux, et alors le sang de la mère, au lieu d'être transmis des sinus utérins dans les cellules du placenta et de là à l'enfant, est seulement repris dans ces mêmes sinus par les veines utérines, tandis que le sang du fœtus, au lieu de retourner à la mère, est seulement repris aussi dans le placenta par les veines ombilicales à leurs anastomoses avec les artères du même nom, et, pour la première fois, le sang du fœtus retourne à lui tel qu'il était venu, c'est-à-dire sans avoir été mêlé avec celui de la mère, sans avoir été revivifié comme auparavant.

Si cette interruption de sang, de la matrice au fœtus, dure long-temps, l'enfant est dans le plus grand danger de périr; car alors, non seulement la circulation de la mère à l'enfant n'a plus lieu, mais le sang est également à la fin arrêté, engorgé dans le placenta, et le cordon, distendu outre mesure, comprimé. Alors l'enfant peut être comme suffoqué et mourir apoplectique, si la délivrance très-prompte de la mère n'amène à temps celle du fœtus. Aussi combien de fois n'a-t-on pas vu naître des enfans avec la face livide et tuméfiée, avec des épanchemens de sang au dedans et au dehors du crâne! Le cordon est alors gonflé de sang et sans pulsation; ce qui prouve que la circulation ne s'est éteinte que par l'engorgement du placenta qui, communiqué par le cordon jusqu'au fœtus, a dû nécessairement y arrêter entièrement le sang, ou le faire périr d'une véritable pléthore sanguine, portée jusqu'à l'extinction totale de la vie.

Cela est surtout très sensible lorsque l'enfant, après un accouchement long et pénible, naît dans un état apoplectique, ou bien, lorsqu'après un travail facile, l'enfant ne pouvant respirer librement par une cause quelconque, offre le même aspect. Dans le premier cas, il n'est pas de meilleur moyen de sauver l'enfant, que de lui laisser répandre assez de sang par le cordon, jusqu'à ce que la respiration s'établisse. D'autres, dans le second cas, ont conseillé de ne point couper le cordon, et de laisser encore l'enfant vivre d'une vie commune avec sa mère pendant un espace de temps suffisant pour le rappeler à la vie, et ne l'abandonner que lorsque la respiration est bien établie. C'est le procédé recommandé et employé par le docteur ***, qui a fourni à M. Beauchêne la matière d'un mémoire qu'il a publié dans le *Journal de Médecine*.

Mais autant ce dernier procédé est salutaire quand l'enfant est faible et débile, et quand avec cela il respire péniblement, autant il serait inutile et pernicieux dans un cas d'apoplexie sanguine, causée par l'engorgement dont nous avons parlé ; car alors toute communication est déjà souvent interceptée depuis long-temps entre la mère et l'enfant ; si elle ne l'était pas, il ne serait point dans cet état apoplectique ; et en le tenant encore quelque temps attaché à sa mère, on l'expose autant que si l'on faisait la ligature avant de couper le cordon, ce qui ne permettrait point de laisser sortir la quantité de sang nécessaire pour le rappeler à la vie. Aussi bien souvent cette ligature a-t-elle replongé des enfans à diverses reprises dans cet état de suffocation, d'où on aurait pu les tirer par un procédé contraire.

Voilà ce qui se passe chez la mère relativement à la circulation, en partie aussi ce qui se passe chez l'enfant ; mais nous n'avons pas encore développé le plus remarquable de tous les phénomènes qui accompagnent sa naissance, je veux dire la respiration.

Aussitôt que le fœtus, long-temps comprimé dans les efforts de l'enfantement, se trouve exposé à l'air, ses organes

plus libres par leur action de ressort, reprennent une certaine expansion, prélude de la première inspiration, que
l'air, par son élasticité, seconde et achève. L'enfant, de son
côté, ouvre la glotte, qui, d'après les expériences de Monro,
est un obstacle à l'introduction de tout fluide dans les poumons. Ces derniers se distendent; leur distension augmente
la capacité de leurs vaisseaux et diminue la résistance qu'ils
faisaient contre le sang de l'artère pulmonaire, lorsque l'organe était encore affaissé. Les poumons une fois distendus,
leur capacité agrandie, le sang se jette avec impétuosité
dans leurs vaisseaux plus libres, plus grands, plus dilatés ou
plus susceptibles de l'être, passe avec célérité au-delà du
canal artériel, qui, courbé, replié par le gonflement et l'é-
lévation du poumon, ne permet plus même au sang de le
traverser, et s'oblitère. Mais le fluide sanguin se précipite
rapidement et en abondance dans les veines pulmonaires,
arrive dans l'oreillette gauche; il presse la valvule du trou
de Botal, ferme ce trou, entre et passe en totalité dans le
ventricule gauche, qui en chasse la masse entière dans l'aorte,
dont il comprime davantage les parois et de nouveau le canal
artériel. Le sang de l'oreillette droite se compose alors de
la totalité de celui des deux veines caves; car plus d'issue
pour cette dernière portion par le trou de Botal, dont l'ouverture ne répond plus directement à son embouchure, à
cause de l'élévation du cœur qui résulte de celle des poumons.
Par conséquent, son sang mêlé avec celui de la veine cave
supérieure, est poussé dans le ventricule droit; de là avec
la plus grande vitesse dans les poumons; la respiration alors
se fait comme chez l'adulte, ainsi que la circulation, la membrane du trou de Botal contractant adhérence avec les bords

de ce trou , et le canal artériel se changeant en ligament, ainsi que le canal veineux et les vaisseaux ombilicaux.

D'un autre côté, le sang de la veine cave inférieure qui circule alors avec plus de vélocité, comprime tellement le canal veineux, devenu plus oblique et contourné, qu'il dé-génère aussi en ligament, et enfin les artères ombilicales se solidifient aussi faute de servir.

Un autre phénomène de l'effet immédiat de la respira-tion, c'est l'excrétion de l'urine et du méconium. Avant sa naissance, tous les sucs qui parviennent au fœtus par ab-sorption, déglutition ou circulation, après avoir été digérés, élaborés, même en partie résorbés dans son corps, déposent un sédiment qui est reçu dans le canal intestinal. Là ces matières, ces humeurs s'amassent et séjournent jusqu'à ce que l'enfant respire, ne pouvant être expulsées que par les efforts de la respiration, même chez les adultes; car per-sonne n'ignore que souvent, pour expulser les urines et les matières fécales, on est obligé de suspendre toutes les puis-sances expiratrices et de retenir fortement son haleine.

Il n'est donc pas étonnant que le même effet relève de la même cause chez le fœtus, c'est-à-dire de la respiration. Cette fonction vitale ne borne pas même là son pouvoir chez le nouveau-né; car elle produit souvent un effet qui, quoi-que très-naturel, alarme néanmoins beaucoup les personnes qui ne peuvent s'en faire une juste idée.

Souvent l'enfant n'est pas plutôt au monde qu'il crie beau-coup, fort et long-temps. On attribue communément ces premiers cris à un état de souffrance et de malaise: c'est l'o-pinion de Buffon, mais c'est une erreur. L'enfant sorti de la vulve est plus à l'aise que pendant le travail : s'il crie aus-

sitôt après sa naissance, c'est machinalement et par un pur
effet des organes de la respiration mis pour la première fois
en mouvement, en activité. C'est le jeu de la machine qui
s'établit malgré l'enfant ; c'est l'air qui, par son élasticité,
agit sur ses organes, comme ceux-ci repoussent l'air également par leur action tonique. De là des vibrations, des os-
cillations réciproques ; de là des sons, des cris involontaires
de la part de l'enfant, qui ne fait que céder à l'impulsion de
l'air, à l'action de ses organes ; et il est tout aussi naturel
qu'il crie, en vertu de la respiration première, que de se
débarrasser de ses excrétions en vertu de cette même fonction vitale.

Tels sont les phénomènes et tant d'autres qui tiennent au
mécanisme de la respiration qui, plus vive, plus active
chez le fœtus qui vient de naître, doit nécessairement rendre
plus sensibles que chez l'adulte toutes les opérations qui en
dépendent.

ART. V.

De la viabilité.

Aussitôt qu'après la fécondation il existe un point de contact
entre le petit être fécondé et une partie quelconque de la surface intérieure de la matrice, une circulation réciproque est
assurée, et l'enfant croît et se développe avec une énergie relative à la force d'impulsion qui lui a été communiquée au
moment même de la conception. Cependant il est encore privé
de l'exercice de plusieurs fonctions, entre autres de la respiration, qui ne doit se manifester qu'au moment de sa naissance. Mais comme l'enfant peut naître à différentes époques
de la grossesse, et n'avoir pas alors toutes les conditions re-

I.   12

quises pour respirer, c'est-à-dire pour vivre, cela me conduit naturellement à parler de la viabilité.

L'accouchement peut se faire, généralement parlant, à
toutes les époques de la gestation, ce qui l'a fait désigner
par différens noms, à raison du temps où il a lieu.

Dans la première quinzaine de la grossesse, on lui donne
le nom d'*effluxus*, écoulement. Quand il se fait avant le
septième mois, ou lorsque la femme ne se délivre que d'un
faux germe ou d'une môle, on l'appelle fausse-couche. S'il
a été provoqué, on le désigne plus communément par le mot
d'avortement. A-t-il lieu depuis le septième mois jusqu'au
huitième mois et demi, l'accouchement se nomme prématuré. Enfin, s'il arrive après cette dernière époque, c'est un
accouchement à terme.

Toutes ces époques ne sont pas également favorables,
surtout pour l'enfant. On convient en général qu'un enfant
n'est pas viable avant le septième mois. C'est ce que porte le
code romain, d'après la décision d'Hippocrate et des plus
savans jurisconsultes de l'antiquité. *Ante septimum men-
sem haud unquàm vitalis est puer*, dit Pline, lib. 7,
cap. 6.

Malgré cette décision authentique, on a souvent encore
débattu cette question de la viabilité ; on a même été jusqu'à
vouloir prouver qu'un enfant est viable à quatre mois et
demi ou cinq mois, et voici ce qui peut donner lieu à une
pareille assertion.

Une jeune femme, veuve d'un premier mari, en épouse
un second qui meurt peu de jours après le mariage. Ce second mari mort, elle se déclare enceinte, afin d'assurer à
son fruit la fortune de son deuxième époux ; mais elle accouche quatre mois et demi ou cinq mois après la mort de ce

dernier. Sur ce, grande réclamation de la part des parens du défunt, qui prétendent que l'enfant ne peut être que du premier mari, et par conséquent n'a aucun droit à l'héritage du second. On conteste, on plaide la question de savoir si un enfant est viable à telle et telle époque ou non, on s'agite de part et d'autre, et en définitif, si l'on n'accorde pas à la mère tout le bien de son mari, on oblige ordinairement les parens du défunt à assurer quelque chose à l'enfant, avec d'autant plus de raison souvent, que cet enfant peut être présumé des œuvres du second mari, la femme ne pouvant raisonnablement s'être remariée si promptement avec le dernier, sans avoir déjà été liée avec lui pendant que le premier vivait encore.

Nous n'admettons cependant cette supposition que dans le cas où la femme pourrait contracter un second mariage immédiatement après la mort de son premier mari : or dans l'état actuel de notre législation, l'intervalle qui doit s'écouler entre un premier et un second mariage est toujours plus que suffisant pour qu'il ne puisse s'élever aucune discussion du genre de celle que nous venons de rapporter.

On voit par là que cette question, plus curieuse qu'utile, est cependant des plus intéressantes pour l'ordre social, qui en a été souvent troublé avant que l'art et les lois eussent fixé le terme de la viabilité naturelle et légale. Il est donc important de donner sur ce point des idées justes et d'établir des principes capables d'éclaircir les doutes et de faire porter un jugement à peu près certain dans les circonstances où l'on est consulté, surtout juridiquement, sur une pareille matière.

Ainsi, malgré quelques faits particuliers qui sont loin de faire loi, je pense, d'après les meilleurs auteurs, qu'un enfant n'est guère viable que dans le cours du septième mois. Mais je ne trouve pas étrange qu'on ait cité des exemples d'enfans nés à six mois quelques jours, six mois et demi, près de sept mois, qui ont très-bien vécu, témoins les exemples de Fortunio-Liceti et du duc de Richelieu (1); je trouve la chose d'autant plus vraisemblable, qu'à cette époque certains enfans sont quelquefois aussi forts que d'autres à neuf mois accomplis.

Je sais que des auteurs, tels que Montanus, Spigelius, Volesius et d'autres encore ont rapporté plusieurs exemples d'enfans qui ont bien vécu, quoique nés avant cinq et six mois. Le fait le plus extraordinaire de cette nature est celui qui regarde la naissance de Fortunio-Liceti, fils d'un célèbre médecin, et médecin lui-même. L'histoire, la voix publique et les ouvrages de Liceti, tout dépose en faveur de sa naissance, et surtout de sa conservation, en quelque sorte miraculeuse, puisqu'elle fut plutôt une merveille de l'art que l'ouvrage pur et simple de la nature.

Mais que dire du sentiment de Peu, qui pense que l'enfant est moins viable à huit mois qu'à sept, et qui n'admet que le terme de sept et de neuf mois pour la viabilité? Pour moi, je ne puis me refuser à penser que plus un enfant approche du terme ordinaire de sa naissance, plus il est fort et par conséquent viable, surtout si l'accouchement a lieu naturellement et non par une cause accidentelle. Quelque

____

(1) Moi-même j'ai communiqué un fait plus rare, qui a été inséré dans le *Bulletin des Sciences Médicales*, pour le mois d'avril de la présente année : c'est un enfant né à 4 mois et demi, qui a vécu 14 heures, pendant lesquelles il n'a cessé alternativement de boire et de jeter des cris, même assez forts.

mystique que soit le nombre septenaire, dont la vertu était admise même par Hippocrate et ses sectateurs, cette subtile rêverie de l'école pythagoricienne sur la vertu des nombres, encore prônée par quelques esprits de nos jours, ne pourra jamais l'emporter dans mon esprit sur ce que me dicte la saine raison.

Je partirai du même principe à l'égard des naissances tardives, qu'on ne doit admettre que jusqu'à un certain point seulement; car, il faut l'avouer, une cause accidentelle quelconque peut très-bien reculer de quelques jours le terme de la naissance. Par exemple, la mort d'un époux ou d'un parent, toute autre perte ou cause de chagrin ne peuvent-elles pas jeter la mère dans un état de langueur, et conséquemment retarder ou suspendre le développement de son fruit? Si sa croissance est plus tardive, sa naissance pourra l'être aussi, mais non pas autant que l'erreur ou la supercherie ont voulu quelquefois le faire accroire.

Pour s'en convaincre il suffit de lire l'excellent mémoire de Louis contre la légitimité des naissances prétendues tardives. Cet illustre et savant praticien y prouve d'une manière victorieuse et par le spectacle de la nature entière, que ses lois sur le terme de la naissance sont constantes et immuables. Si cette invariabilité, dit-il, a lieu pour tous les animaux, pour toutes les productions même, pourquoi serait-elle en défaut à l'égard de la femme seulement?

Mais, ajoute-t-il avec raison, s'il n'y a jamais la moindre variation dans les termes pour l'exclusion d'un poulet ou d'un animal quelconque, c'est qu'il n'y a jamais eu, comme chez les hommes, aucun motif d'intérêt pour voir la nature autrement qu'elle est. Argument bien simple, mais concluant, auquel, parmi beaucoup d'autres qu'il serait trop long de citer, l'auteur du mémoire en joint un de la plus grande force et foudroyant pour ses adversaires.

Il est fondé sur les proportions rapides et successives de l'accroissement constant et régulier que prend le fœtus vers les derniers temps de la grossesse, proportions qui ne pourraient augmenter ainsi graduellement encore un ou deux mois au-delà du terme ordinaire de la gestation, sans que le fœtus ne devînt d'un volume trop disproportionné pour les parties contenantes qui doivent lui livrer passage; ce qui est, selon moi, sans réplique, à moins qu'on objecte qu'un enfant faible et chétif peut rester plus de temps dans le sein de sa mère. Mais alors tous les enfans forts naîtraient constamment plutôt, et les enfans faibles plus tard; ce qui n'a lieu ni chez les animaux ni chez les hommes, et souvent chez ces derniers on voit arriver le contraire.

Tout semble donc prouver en faveur du sentiment de Louis, et de l'invariabilité du terme de l'accouchement. Il faut donc conclure avec lui et les auteurs les plus dignes de foi qu'il cite, qu'une naissance tardive est presque toujours l'effet de la supercherie d'une femme qui veut donner un héritier à son mari mort sans enfans. Cependant les partisans de l'opinion contraire citent également des faits et allèguent des raisons qui paraissent sans réplique. Le chirurgien Dulignac, Fodéré surtout, mérite quelque croyance; M. Teissier s'est convaincu que, dans les animaux même, le terme de l'accouchement était loin d'être invariable. J'observerai cependant, contre les faits rapportés par ce savant naturaliste, que ses expériences n'ont été tentées que sur des animaux domestiques, et qu'on pourrait lui objecter qu'il n'est pas certain que les choses se passent ainsi dans l'universalité de ceux qui vivent dans l'état sauvage.

Que conclure de cette diversité de sentimens sur un point de physiologie pour lequel cependant on n'aura pas le droit de s'accuser réciproquement de manquer de faits, rien n'étant plus commun que la grossesse, et si ordinaire que l'accouchement? Sans doute la question serait depuis long-temps résolue, et les discussions auraient été moins vives, s'il était aussi facile de déterminer le moment de la conception, qu'il est possible de s'assurer de la terminaison de la grossesse et du moment de l'accouchement; mais ici pour juger avec certitude, le moment où il faut se placer est toujours la conception, dit l'orateur Duveyrier dans le discours qu'il prononça au Corps Législatif sur la paternité et la filiation. Je pense donc que, jusqu'à ce qu'on puisse assigner invariablement les signes positifs de la conception chez le plus grand nombre des femmes, (car qui pourrait assurer que cet instant est le même pour toutes?) on ne pourra guère avoir que des données approximatives, et s'en tenir à ce que la nature exécute à l'égard de la presque totalité des femmes, sans avoir la ridicule prétention de la forcer à se plier à notre manière de voir; car qui a le droit de l'interroger sur ses mystérieuses et sublimes opérations? Pourquoi, pour un fait isolé, le plus souvent dénué de véritables preuves, et même de vraisemblance, vouloir tirer des conséquences qui n'ont aucune base solide?

Si on ne peut se dissimuler la fréquence des naissances prématurées, parce qu'en effet on a plusieurs moyens de les constater, on ne peut pas également affirmer la possibilité des naissances tardives, les preuves étant plus difficiles à acquérir, et les recherches impossibles à faire quelquefois. Souvent encore l'erreur résulte d'une supputation vicieuse, ou de la manière spécieuse et subtile avec laquelle on présente

la question. Ainsi des auteurs, très-recommandables d'ail—
leurs, ont avancé qu'un enfant n'était pas moins légitime
en naissant dans le cours du onzième mois de la gestation,
et ils n'ont pas tort ; voici comment :

Si la conception d'un enfant date du 25 mars, sa naissance, à neuf mois complets, aura lieu le 25 décembre ;
mais quand sa naissance serait même précoce de quinze jours
il serait décimestre, suivant la supputation numérique, en
comptant par leurs noms les mois écoulés en partie ou en
entier depuis sa conception, quoique cependant il n'eût pas
été neuf mois révolus dans le sein de sa mère ; et si, d'après
la possibilité admise par Hippocrate, du retard de dix jours,
cet enfant conçu le 25 mars ne naissait que dans les premiers
jours de janvier, il serait ondécimestre, car sa naissance se
trouverait dans le onzième mois, suivant la même manière
de supputer ; car, de tous les mois de l'année, celui de fé-
vrier serait le seul qu'on ne pourrait mettre au nombre de
ceux qui correspondraient aux temps qu'il aurait existé
avant que de naître. Ainsi on voit que le calcul, la raison
et la nature s'accordent également sur le terme préfixe de la
naissance.

C'est dans les hôpitaux surtout qu'on est à même de voir
combien cette dernière est ponctuelle sur l'époque de la
naissance. Combien de fois n'ai-je pas entendu, pendant que
j'étais chargé de la salle des accouchées, à l'Hôtel-Dieu, des
femmes du peuple me dire : j'accoucherai tel jour, et peut-
être à telle heure ; et l'événement répondre, presqu'à la minute, au calcul de ces êtres disgraciés de la fortune ! Pourquoi donc cette exactitude, presque mathématique de la nature, à l'égard des mères indigentes, tandis que les femmes
riches sont les seules qui la trouvent en défaut ? Si ce n'est er-

reur de calcul chez ces dernières, tout annonce que l'intérêt seul a pu faire retentir si souvent les tribunaux d'une cause que l'indigence n'a jamais eue à plaider.

Pour terminer ces détails, peut-être déjà trop longs, dans lesquels je suis entré touchant la viabilité de l'enfant et la légitimité de sa naissance, je me bornerai à transcrire ici ce que le Code civil a établi en principe sur ces matières délicates :

« L'enfant né avant le cent quatre-vingtième jour du mariage ne pourra être désavoué par le mari, dans les cas suivans : 1°..., 2°..., 3°. si l'enfant n'est pas déclaré viable. » Dans le cas contraire, la légitimité de l'enfant est avouée par la loi.

« La légitimité de l'enfant, né trois cents jours après la dissolution du mariage, pourra être contestée. » Ce qui prouve que la loi n'admet point la légitimité de l'enfant à dix mois révolus.

ART. VI.

Division du fœtus.

Après avoir terminé l'histoire physiologique du fœtus, objet qui d'ailleurs intéresse plus la science que l'art des accouchemens, mais qu'on ne doit pas ignorer cependant, nous passons à sa division générale, ce qui nous conduira à établir les bases sur lesquelles repose notre méthode particulière d'accoucher, dans toutes les circonstances où l'art est obligé de suppléer à la nature impuissante. Nous avons déjà dit précédemment que, d'après le rapport des parties et les lois de la gravité, l'enfant devait présenter plus constamment la tête à l'orifice pour sortir lors de l'accouchement ; mais vu la mobilité extrême dont jouit le fœtus au milieu du fluide ambiant, tant que ce dernier n'est point écoulé par un effet de la nature ou de l'art, l'enfant peut, avant, et même pendant le travail, changer de position, de manière à présenter différentes surfaces et diverses régions qu'il est bien essentiel de savoir distinguer, pour régler sa conduite relativement à la terminaison du travail.

Pour bien connaître ces différentes surfaces et régions, nous allons passer en revue toutes celles que peut offrir la totalité du corps de l'enfant, et pour cet effet, le diviser en tête, en tronc et en extrémités ou membres. La division du squelette, proposée par M. Chaussier, et presque généralement adoptée aujourd'hui, ne peut être admise pour l'objet qui va nous occuper : voilà la seule raison pour laquelle nous lui avons préféré l'ancienne. Cette division cependant demande que nous lui fassions subir quelques modifications. Dans l'accouchement naturel, l'enfant ne doit être considéré que comme un corps allongé, ovoïde et toujours placé dans la cavité utérine, de manière que, pour en sortir spontanément, il doit constamment présenter l'une ou l'autre extrémité de l'ovoïde. Tel était le sentiment des anciens et d'Hippocrate en particuler, qui comparait l'enfant dans la matrice à une olive renfermée dans une bouteille renversée, laquelle devait toujours offrir l'une ou l'autre des deux extrémités, pour pouvoir franchir librement le goulot de la bouteille. L'olive se présentait-elle en travers à l'entrée de cette portion allongée et rétrécie, alors l'accouchement devenait impossible par les seules forces de la nature, et sa terminaison devait être effectuée par le secours de l'art. Cette idée, très-ingénieuse, du père de la médecine, renferme toute la doctrine de l'art des accouchemens.

C'est son oubli et sa mauvaise interprétation qui ont fait tomber dans la confusion ou dans l'erreur, les accoucheurs qui n'ont vu dans une opération de la nature, en général heureuse et sans accidens, qu'une mer hérissée d'écueils et fertile en naufrages. Plus sages aujourd'hui, plus instruits peut-être, et marchant sur les traces des anciens, les accoucheurs modernes ont su éviter ces défauts. Mais parmi ceux qui ont opéré cette utile révolution touchant l'art des accouchemens, ne pourrais-je pas me considérer comme celui qui y a le plus efficacement contribué? ne suis-je pas même le premier qui, effrayé du grand nombre de positions de l'enfant dans le sein de la mère, admises par les accoucheurs du siècle dernier, et ayant fait sentir le ridicule et même le danger d'un pareil échafaudage, osai proposer une réforme qui me paraissait nécessaire, et l'exécutai avec une sorte de succès? Je pourrais peut-être me plaindre que les auteurs qui ont écrit depuis moi sur cette matière, feignant d'ignorer l'existence d'un ouvrage qui a eu plusieurs éditions, et qui a été traduit en langues étrangères, ont eu l'air de proclamer, comme en étant les inventeurs, une réforme qu'ils ont trouvée toute disposée dans mon ouvrage. Mais je reviens à la division du fœtus.

Si l'accouchement était constamment naturel, et que jamais l'art ne dût interposer son ministère pour sa terminaison, les détails dans lesquels nous allons entrer seraient parfaitement inutiles. Alors on pourrait se contenter de n'admettre que deux régions principales chez l'enfant, l'une qui répondrait à la tête, et l'autre à la base du tronc ; mais attendu que l'enfant peut offrir au détroit supérieur toutes les parties indistinctement de sa surface extérieure pour le franchir, et qu'il en est plusieurs dont la présence rend l'ac-

couchement plus ou moins difficile, et même impossible sans
les secours de l'art, il est de la plus haute importance que
l'accoucheur puisse, à l'aide d'un tact exercé, reconnaître
chacune de ces surfaces, pour diriger sa conduite et le guider
dans le choix des moyens qu'il doit employer.

Ce sont ces considérations qui ont engagé les accoucheurs
à partager toute la superficie de l'enfant en une quantité de
régions plus ou moins considérables, selon la manière dont
ils ont envisagé leur méthode de classification. Mais en y
réfléchissant avec attention, il était facile de s'apercevoir
que, parmi le grand nombre de surfaces ou régions indiquées par eux, plusieurs ne devaient jamais se présenter,
tandis que d'autres n'étaient qu'une répétition de quelques-
unes des plus remarquables, et qui, n'ayant ni but ni utilité,
augmentaient sans nécessité le nombre, déjà très-grand, des
positions présumées de l'enfant au détroit supérieur. Ce
sont ces considérations, et d'autres dans lesquelles il serait
trop long d'entrer, qui m'engagèrent, il y a déjà plusieurs
années, à publier ma *Nouvelle méthode de manœuvrer les
accouchemens*. Le succès qu'obtint cet ouvrage et les éloges
que les gens de l'art voulurent bien donner à mon travail,
en faisaient assez sentir l'utilité et le service que j'avais rendu
à l'art et à son étude surtout, en simplifiant et en diminuant
le nombre des positions dans lesquelles l'enfant, renfermé
dans le sein de sa mère, peut se présenter au détroit supérieur pour le franchir. Ainsi, je continuerai à diviser toute
la surface de l'enfant en douze régions principales; régions
qui doivent être rigoureusement conservées, si l'on veut se
former une idée juste et exacte d'une véritable méthode de
manœuvre.

La manière dont la plupart des auteurs ont envisagé la

division générale de l'enfant, me paraît vicieuse. Ils ont prétendu rendre la matière plus intelligible et plus simple en divisant la totalité de l'enfant en surfaces postérieure, antérieure et latérale ; mais de cette manière, que deviennent le sommet de la tête et la plante des pieds, qui sont cependant des surfaces qui se présentent assez souvent au détroit supérieur ? Il est plus simple, selon nous, et surtout plus naturel, de diviser l'enfant comme le faisaient les anciens, en tête, en tronc et en extrémités. Cette division repose sur des considérations aussi justes que faciles à saisir ; car c'est de ces parties principales que nous devons surtout nous occuper, et c'est leur présentation en général, bien plus que la situation particulière de telle ou telle partie isolée du fœtus, qui doit déterminer notre manœuvre, comme il sera facile de s'en convaincre par la suite.

1° La tête offre six surfaces, qui sont : la supérieure, l'inférieure, la postérieure, l'antérieure et les deux latérales ; mais de ces six régions, celle de la base du crâne, ou l'inférieure, n'est point admise dans le tableau des présentations en général, et par conséquent de la manœuvre, sa présence au détroit supérieur ne pouvant être que le résultat de la détroncation de l'enfant. Un accident aussi grave exigera d'ailleurs un article particulier.

Des cinq autres régions, la supérieure porte le nom de sinciput ou de bregma ; la postérieure, d'occiput ou du sommet de la tête ; l'antérieure, de face ; et les deux latérales, de régions temporales, auriculaires ou des côtés.

2° Le tronc, auquel appartiennent les extrémités supérieures ou thoraciques, offre trois surfaces, une postérieure, une antérieure et deux latérales ; la surface postérieure n'a qu'une région, celle de l'os ; l'antérieure en a deux, celle de la poitrine et celle de l'abdomen. Les surfaces latérales ont chacune deux régions, celle de la hanche ou des côtés proprement dits, et celle de l'épaule, compliquée ou non, de la sortie de l'extrémité supérieure, en partie ou en totalité.

3° On ne distingue point de surfaces aux extrémités inférieures ou abdominales, mais seulement deux régions, qui sont celles des fesses ou le siége, et celle des pieds et des genoux réunis, quoique, à la rigueur, on pourrait n'admettre qu'une seule et même région pour la totalité des membres inférieurs, et par conséquent une seule présentation, comme il n'y a qu'une seule manœuvre pour ces parties.

La division générale du fœtus, telle que nous venons de l'exposer, nous permet donc d'examiner séparément chacune des parties principales dont il se compose. Occupons-nous d'abord de la tête, comme la partie la plus essentielle à connaître.

La tête du fœtus diffère de celle de l'adulte par sa forme, par sa figure, par sa structure et par les parties dont elle est formée. C'est sur ces différences que reposent tous les avantages qu'elle offre pour sa sortie à travers un bassin, dont la conformation vicieuse, dans quelques cas, pourrait, sans cela, amener de grands accidens.

On doit considérer en général à la tête de l'enfant, par rapport à l'accouchement, sa forme, sa structure, ses dimensions, son articulation avec le tronc, et enfin les mouvemens qu'elle peut exécuter : sa forme, surtout, si on la sépare du tronc, est à peu près ovoïde, aplatie plus ou moins, en différens sens. On y distingue six régions, deux extrémités, quatre diamètres et deux circonférences.

Pour procéder avec plus d'ordre ou de clarté, parcourons ces objets séparément.

J'ai dit que l'on peut distinguer à la tête du fœtus six régions différentes, que nous avons déjà fait connaître. La tête offre encore deux extrémités, savoir le menton et l'occiput, ou extrémité postérieure : celle-ci est plus épaisse et plus arrondie, l'autre plus étroite et plus pointue.

Si nous passons à la structure de la tête, nous verrons qu'elle est formée de plusieurs pièces osseuses, très-multipliées dans le fœtus, et seulement au nombre de huit dans l'adulte, si ce n'est pour la face, du moins pour le crâne, et c'est du crâne seul que nous devons nous occuper relativement à notre objet.

Ces huit os sont le coronal, l'occipital, les deux pariétaux, les deux temporaux, le sphénoïde et l'os ethmoïde.

Toutes ces pièces osseuses ne sont unies entre elles dans le fœtus qu'au moyen de parties membraneuses, qui, par une disposition bien sage de la nature, leur permettent de se rapprocher ou de s'écarter selon les circonstances; d'où résulte cette heureuse souplesse et cette mobilité des os du crâne, qui fait que la tête peut s'allonger dans un sens, se rétrécir dans un autre, et par là même s'accommoder et comme se mouler à la figure du bassin, pour franchir un passage souvent très-étroit dans l'accouchement.

Cette facilité de se mouler ainsi est due en grande partie à la mobilité résultante des sutures de ces os, avec d'autant plus de raison, que non seulement ces sutures sont plus multipliées dans les fœtus que chez l'adulte, mais qu'au lieu d'offrir, comme chez le sujet déjà formé, des espèces de queues d'aronde entrelacées et qui se reçoivent mutuellement, les os ne sont unis que par une substance membraneuse qui leur permet des mouvemens très-libres en tout sens, et même de chevaucher sur eux-mêmes.

Les plus remarquables de ces sutures sont la sagittale, qui s'étend du milieu de la tête à l'occiput ; la coronale ou frontale, qui commence à l'extrémité antérieure de la sagittale et s'avance jusqu'à la racine du nez ; la pariétale, qui prend naissance au point de réunion des deux précédentes, et descend de chaque côté jusqu'aux tempes ; enfin la lamdoïde commence de même à l'autre bout de la sagittale, et descend derrière les oreilles. Nous ne ferons que citer les sutures écailleuses ou temporales, parce qu'elles influent très-peu sur la facilité de l'accouchement.

Outre l'espace qui règne entre ces premières sutures, il en est une autre à leur point d'union, qu'on nomme fontanelle : on en distingue deux principales, dont l'une est antérieure et l'autre postérieure. La première se trouve à l'union de la suture sagittale avec la coronale ; on l'appelle aussi le bregma : elle a à peu près la figure d'un losange, étant formée par la réunion de quatre angles osseux. Cet espace membraneux ne s'ossifie que plusieurs années après la naissance. Il est essentiel, comme très-facile de la distinguer de la postérieure ; celle-ci est presque constamment triangulaire, et se trouve à l'autre extrémité de la suture sagittale qui la forme par sa réunion avec la lamdoïde. Sa figure résulte du bord anguleux de l'occipital et de celui des deux pariétaux. Quelquefois cependant, au lieu d'être triangulaire, elle a, comme l'antérieure, quatre bords anguleux, l'os occipital offrant une légère suture dans son trajet ; mais ce cas est des plus rares, et ne peut induire en erreur l'accoucheur instruit.

On a prétendu que la fontanelle antérieure était douée d'un mouvement pulsatif. Ce mouvement peut bien exister après la naissance, mais non pas avant. Tant que l'enfant est encore dans le sein de sa mère, il ne respire pas, il n'exerce pas de grands mouvemens; la circulation chez lui est très lente, et si l'accoucheur cherche à sentir cette pulsation de la fontanelle, il peut bien se tromper et confondre ce mouvement pulsatif idéal avec celui des artères de ses doigts. Mais au reste il n'est pas besoin de cette pulsation fausse ou réelle pour distinguer une fontanelle de l'autre, et le tact le moins exercé fera toujours reconnaître la fontanelle postérieure, qui est celle qu'on rencontre le plus communément sous le doigt, dans l'accouchement naturel par la tête.

Il n'est pas, à beaucoup près, aussi facile de reconnaître le volume et la grosseur de la tête, que l'on ne peut jamais apprécier au juste avant et pendant le travail; mais on peut les calculer d'après des données générales sur ses diamètres.

On en compte ordinairement quatre : le premier, qui est oblique, s'étend du menton à l'occiput, c'est le diamètre *occipito-mentonier*; le deuxième, qui est longitudinal, va de l'occiput jusqu'au front, c'est le diamètre *occipito-frontal*; le troisième, ou perpendiculaire, du sommet à la base, c'est le *basio-sincipital*; enfin le quatrième, ou transversal, s'étend d'une bosse pariétale à l'autre, c'est le diamètre *bi-pariétal.*

L'oblique est de cinq pouces à cinq pouces et demi; le longitudinal a ordinairement un pouce de moins, et, quoique moyen relativement aux autres, nous ne l'appellerons que le grand diamètre; le perpendiculaire et le transversal sont communément de trois pouces et demi. Ce dernier n'aura également pour nous d'autre nom que celui de petit dia-

mètre ; ainsi quand nous dirons le grand et le petit diamètre , et ce sont les principaux qui nous serviront, nous n'entendrons parler que du diamètre longitudinal, qui s'étend
du milieu du front à l'occiput par un trajet d'environ quatre
pouces et demi, et du transversal, qui va d'un côté de la
tête à l'autre, et qui excède rarement trois pouces et demi.

Aux diamètres que nous venons de citer et d'apprécier
il faut joindre la double circonférence de la tête; une de ces
circonférences va du menton au menton, en passant par-
dessus les extrémités du grand diamètre : elle est à peu près
de quatorze à quinze pouces ; l'autre, qui croise la première
et passe par-dessus les extrémités des deux petits diamètres,
n'est que de dix à onze pouces.

Telles sont les dimensions de la tête du fœtus, de la connaissance desquelles on sentira bien mieux l'utilité quand
nous parlerons du mécanisme de l'accouchement. Nous
ajouterons seulement que quand la tête s'allonge dans le
travail, c'est toujours selon son grand diamètre, et alors
elle représente une espèce de cône, dont la pointe se trouve
au-dessus de l'angle postérieur et supérieur des pariétaux;
cet allongement de la tête, dans le sens indiqué, la fait nécessairement diminuer d'épaisseur d'un côté à l'autre, et
souvent du sinciput à la base; mais cette augmentation dans
un sens, cette réduction dans un autre ont des bornes, qu'un
accoucheur prudent doit bien prendre garde de franchir
avec l'instrument; car il pourrait léser le cerveau, comme
la nature le fait quelquefois elle-même par la compression excessive que les douleurs fortes et long-temps soutenues font éprouver au crâne de l'enfant, qui en est souvent
victime par la suite. On a vu cette compression portée à un
tel point, par les seuls efforts d'un travail naturel, que l'on

a trouvé les os du crâne enfoncés et fracturés après la naissance.

Au reste, cette réductilité des os du crâne est individuelle;
en sorte que, chez certains enfans, le crâne peut s'allonger
de plus de huit à neuf lignes du front à l'occiput, sans danger,
et se réduire d'autant, selon le diamètre transversal, tandis
que chez d'autres quelques lignes pourront exposer leurs
jours.

Il en est de même des mouvemens qu'on fait exécuter à la
tête, et que l'on ne peut également porter au delà d'un certain degré, sans compromettre la vie de l'enfant. Pour éviter
cet inconvénient, il est donc bien essentiel de connaître les
mouvemens que l'articulation de la tête avec le tronc lui
permet d'exécuter sans danger.

Par cette articulation, et surtout par la mobilité des vertèbres cervicales, le fœtus peut incliner la tête en devant,
en arrière, sur les côtés, et tourner la face vers l'une ou
l'autre épaule; mais ce dernier mouvement, qu'on appelle
de pivot ou de rotation, et qui dépend presque entièrement
de la torsion du col, ne peut faire décrire à la tête qu'un
demi-quart de cercle tout au plus. Si dans les accouchemens difficiles on a fait faire au tronc un mouvement de rotation de cette espèce, il ne faut jamais aller trop loin sans
s'être bien assuré que la tête décrit à peu près le même mouvement; sans quoi, tordant le col à l'enfant, on le tuerait
inévitablement avant que de naître.

Tout ce que nous venons de dire sur la forme, la structure, les dimensions et les mouvemens de la tête de l'enfant,
est de la plus haute importance à connaître, surtout dans
l'application pratique. En effet, qu'est-ce que l'art des accouchemens, si ce n'est l'art d'extraire un enfant du sein de

sa mère, c'est-à-dire de faire passer un corps réductible, jusqu'à un certain point, par une cavité qui n'est presque susceptible d'aucune extension, mais qui peut donner passage à ce même corps, s'il est dirigé convenablement et dans le sens le plus favorable, c'est-à-dire de manière que les plus grands diamètres de l'un correspondent toujours aux plus grands de l'autre? Il est donc bien essentiel de connaître ces diamètres respectifs, ainsi que la forme de la tête, forme qui nous apprend qu'elle ne peut franchir le bassin qu'en s'y engageant par l'occiput, quand elle vient la première, et par le menton dans l'accouchement par les pieds.

Sa structure étant bien connue, alors certains bassins étroits et défectueux ne nous effraieront plus autant, parce que nous saurons que la tête est construite de manière qu'elle peut se mouler à la longue sur l'ouverture de ces mêmes bassins, et les franchir enfin à la faveur de la mobilité des pièces osseuses qui la composent.

Enfin, d'après la connaissance des mouvemens que la tête peut exécuter, nous saurons jusqu'à quel point nous pouvons la faire rouler sur son axe, faire parcourir à la face le quart de la circonférence intérieure du bassin, enfin exécuter tous les mouvemens nécessaires, mais bornés, que nous avons déjà assignés à la tête.

La même circonspection qu'exige la tête dans ses mouvemens doit nous guider dans ceux du tronc : celui-ci est sans doute beaucoup plus lâchement construit, beaucoup plus mobile et capable de prêter au point de passer, quoique plus gros, par une filière que la tête ne franchirait point. Mais cette facilité de prêter et de se mouvoir a aussi ses bornes, surtout dans certains sens ; par exemple, si le tronc se courbe extrêmement en devant sans danger pour l'enfant, il ne le ferait pas avec autant d'aisance sur les côtés, encore moins en arrière. Le mouvement de rotation par lequel on rendrait la colonne épinière légèrement torse, est de tous le plus dangereux, et ne peut aller au delà d'un sixième de cercle, sans que l'épine et la moelle qu'elle renferme n'en soient distendues, affectées, souvent même mortellement.

Telle est la cause très-fréquente, quoique peu connue, de ces gibbosités et de ces courbures de l'épine avec carie interne des vertèbres ; maladie que l'on attribue à un vice des humeurs, tandis qu'elle n'est souvent que le résultat d'une mauvaise manœuvre, qui a tordu plus ou moins l'épine de l'enfant pendant le travail.

Les mouvemens des extrémités ne demandent pas, à beaucoup près, une attention aussi sérieuse, les résultats de notre négligence à cet égard étant ordinairement moins funestes. Les auteurs rapportent une foule d'exemples d'extrémités fracturées dans l'accouchement, pour avoir été fléchies à contre-sens, et qui ont guéri presque spontanément ; mais comme on ne doit point se faire un jeu de ces accidens, quelque légers qu'ils soient par leurs suites, il faut avoir soin de bien observer les mouvemens de flexion que les membres peuvent exécuter dans le dégagement des pieds ou l'abaissement des épaules.

CHAPITRE VII.

De l'accouchement, de ses causes et de ses phénomènes.

L'accouchement, pris dans son acception la plus rigoureuse, n'est autre chose que la sortie de l'enfant et de ses dépendances hors de la matrice ; mais comme cette définition, quelque juste qu'elle paraisse au premier coup d'œil, n'indique pas si l'enfant est vivant ou mort, s'il a toutes les qualités requises pour vivre, et s'il est heureusement conformé, ainsi que le mode même par lequel s'opère la délivrance de la mère, on pourrait peut-être avec plus de raison définir l'accouchement une fonction naturelle par laquelle la matrice, à l'aide de ses contractions, expulse le produit de la conception vivant et à terme, ainsi que ses annexes ou dépendances. Cependant, il faut l'avouer, cette manière d'envisager l'accouchement n'est point applicable à tous les cas, et n'embrasse point ceux dans lesquels l'enfant, venant mort au monde, mais à terme et d'un volume ordinaire, est cependant expulsé par le même mécanisme, de même que les circonstances nombreuses dans lesquelles, quoiqu'expulsé vivant de la cavité utérine, il est encore éloigné du terme que la nature a fixé pour le plus grand nombre d'accouchemens. Cependant, comme il faut partir d'un principe quelconque et adopter définitivement dans les sciences médicales un langage exempt d'équivoque, ainsi que des définitions précises et rigoureuses, nous nous en tiendrons à celle que nous avons proposée plus haut, sauf les modifications qu'il faut y apporter.

En parlant de la viabilité, nous avons distingué l'accouchement à raison de ses époques; mais on le distingue encore à raison de la manière dont il se termine.

Tous les auteurs qui ont écrit sur la science des accouchemens, depuis Mauriceau jusqu'à Beaudeloque, les ont divisés d'après des considérations plus ou moins arbitraires, qu'une saine raison désavoue, et que la pratique dément le plus souvent. Avant l'ouvrage que j'ai publié sur cet objet on distinguait les accouchemens en naturels, en contre nature et en laborieux. Cette division vicieuse, surtout par les expressions sur lesquelles elle repose, tendait d'ailleurs à donner de fausses idées sur la nature des accidens qui peuvent compliquer les accouchemens dont la terminaison est contre nature, et sur les moyens que l'art met en usage pour les combattre; car, il faut le dire, il n'y a point d'accouchemens contre nature : c'est le mécanisme, ou la manière dont l'enfant est quelquefois amené au dehors, qui seul est contre nature. En effet, que l'enfant soit expulsé par les seules forces de la mère ou extrait par quelques moyens de l'art, il traverse les mêmes parties, exécute les mêmes mouvemens, et présente toujours l'une ou l'autre des deux extrémités de l'ovoïde pour franchir le bassin.

Nous diviserons donc les accouchemens, non d'après le plus ou moins de travail et de force qu'il faut employer pour les terminer, ni d'après les souffrances plus ou moins vives qu'éprouve la femme, mais d'après la manœuvre qui, simple, composée ou compliquée, embrasse de cette manière toutes les espèces possibles d'accouchemens prétendus contre nature. Quant à l'accouchement naturel, il n'y a qu'une manière de l'envisager, qui est adoptée par tous les auteurs, ainsi que sa définition, qui est juste et très-raisonnable ; il n'en est pas de même de ses causes, sur lesquelles les physiciens sont encore loin d'être d'accord. Quoique les discussions dans lesquelles va m'entraîner l'examen de ces causes ne soient pas d'une utilité démontrée pour l'accoucheur, cependant je crois devoir faire connaître les opinions tour à tour admises et rejetées des auteurs sur cet objet; parce que, dans l'état actuel de la science physiologique des accouchemens, il est nécessaire, je pense, de savoir quel est le point d'où l'on doit partir pour tenter de nouvelles recherches, et tâcher de dissiper, s'il est possible, le voile qui couvre encore les faits les plus intéressans de la grossesse et de l'existence du fœtus pendant tout le cours de cette fonction ; car, on peut le dire, si tout ce qui tient à la doctrine et à la pratique des accouchemens se trouve exposé dans la plupart des ouvrages publiés depuis Levret jusqu'à nos jours, dans Beaudeloque surtout, avec une clarté et une précision dignes des plus grands éloges, il n'en est pas de même de certains points physiologiques, parmi lesquels, j'ose le dire, les causes déterminantes de l'accouchement tiennent le premier rang.

ARTICLE PREMIER.

Des causes déterminantes et efficientes de l'accouchement.

Quoique les véritables causes déterminantes de l'accouchement soient inconnues, nous croyons devoir les diviser, avec les meilleurs praticiens, en communes et en particulières. Mais, ne parlant ici que de l'accouchement dans son acception la plus générale, nous nous bornerons à exposer ses causes déterminantes les plus communes ; quant aux causes particulières, elles seront développées à l'article de chaque espèce d'accouchement.

Les causes communes de l'accouchement peuvent se diviser en naturelles et en accidentelles. Les causes accidentelles varient à l'infini, et peuvent se diviser à leur tour en internes et en externes. Les premières dépendent d'un état pathologique de la mère ou du fœtus, du détachement du placenta, des passions de l'âme, etc. Les causes accidentelles externes peuvent provenir d'une chute, d'un coup et de toute autre puissance extérieure qui agit avec une certaine violence sur la mère ou le fœtus en même temps, et peut alors provoquer l'accouchement.

Les causes déterminantes communes et naturelles de l'accouchement agissent d'une manière différente, mais constante, mais régulière et presque toujours à la même époque, qui est celle de neuf mois. Mais qu'est-ce qui oblige le fœtus à sortir de la matrice, et celle-ci à se contracter au terme que nous venons d'indiquer ?

Les auteurs sont singulièrement partagés sur la vraie cause déterminante et naturelle de l'accouchement : les uns ont pensé que lorsque le fœtus était une fois parvenu à une certaine grosseur, la gêne qu'il éprouvait dans la matrice, devenue trop étroite, l'obligeait à faire des efforts pour se mettre en liberté; mais, dans ce cas, de gros enfans devraient naître rarement à terme. D'ailleurs la matrice, délivrée d'un gros enfant et distendue ensuite par une hémorragie interne, beaucoup plus qu'elle ne l'avait été par le produit de la conception, n'a-t-elle pas plus d'une fois prouvé qu'à neuf mois elle est encore capable d'extension ?

La gêne prétendue qu'éprouve l'enfant à terme ne peut donc être la cause déterminante de l'accouchement, pas plus que le besoin de respirer ou de manger allégué par d'autres. Un fœtus mort éprouve-t-il ce besoin ? Cependant il sort comme s'il était vivant. Quelques-uns ont avancé que la matrice, irritée par les eaux devenues acrimonieuses ou par son extrême distension, entrait en contraction et opérait ainsi l'expulsion du fœtus. Cette cause approche beaucoup de la véritable ; mais en elle-même elle n'est nullement fondée, elle est illusoire : car d'abord les eaux ne touchent point immédiatement à la matrice, qui est revêtue intérieurement des membranes; l'excès de distension n'est pas plus admissible, car cette extrême distension n'existe pas dans l'accouchement prématuré, et cependant la femme accouche avec les mêmes phénomènes, comme on le voit également dans le cas de môle, etc., où la matrice se contracte et se débarrasse de ces corps étrangers, par un mécanisme absolument semblable à celui qui a lieu pour l'expulsion d'un enfant vivant et à terme.

Il est encore une foule d'autres causes de ce genre admises par les auteurs, mais sans plus de fondement; et par conséquent nous ne perdrons notre temps ni à les citer ni à les réfuter. Je viens à la vraie cause déterminante de l'accouchement, telle que je la conçois.

Le fœtus et la matrice peuvent être considérés comme deux forces antagonistes, dont l'une obéit nécessairement à la supériorité d'action de l'autre, mais dans des temps différens. La vie du fœtus est purement végétative; à mesure qu'il croît il dilate passivement la matrice qui, en vertu de ses propriétés vitales, cède à l'impulsion intérieure qu'elle éprouve, d'une manière lente, insensible, mais sans aucune interruption. Peut-être cependant la matrice, par sa force contractile, vaincrait-elle les efforts seuls du fœtus avant le terme de l'accouchement, si, jusqu'à cette époque, elle n'avait encore à surmonter la résistance d'une partie de ses propres fibres, je veux dire de celles de son col, qui, plus fortes que celles de son corps et de son fonds, favorisent pendant les six premiers mois le développement du fœtus, jusqu'à ce que le poids de celui-ci agissant particulièrement sur le col, l'action du corps et du fond force enfin le col à céder. Dès que celui-ci a cédé assez pour que la capacité de la matrice diminue tant soit peu, l'utérus n'a plus à vaincre que la résis-

tance du fœtus seul ; mais cette résistance doit être alors à
peu près nulle : car le fœtus, parvenu à sa maturité, n'augmente plus, et n'augmentant plus, il ne distend plus la matrice, qui reprend alors tous ses droits, et devient active, de
passive qu'elle avait été jusqu'alors.

Je n'ignore pas les objections que l'on peut faire contre
cette manière d'expliquer la cause déterminante de l'accouchement ; mais si elle n'est pas la véritable, sa vraisemblance
seule autorise à l'admettre préférablement à toute autre.

Je vais plus loin : je dis qu'il est impossible que la dilatation de la matrice ne produise pas à la longue celle du col,
et par suite l'accouchement, et qu'il n'est pas nécessaire de
chercher bien loin l'explication d'un phénomène qu'on a
sous les yeux, et dont il est facile d'apprécier la véritable
cause ; car s'il est vrai que le corps et le fond de la matrice,
en se développant, produisent un effet semblable sur le col,
celui-ci, qui devient à la fin de la grossesse la partie la plus
faible, même la plus déclive de la cavité utérine, ne pouvant supporter le poids de l'enfant et des eaux réunis, doit
nécessairement céder, s'entr'ouvrir et permettre enfin à une
petite portion des membranes de s'engager à travers son orifice dilaté, et à une quantité d'eau proportionnelle de s'y
précipiter. Alors plus de doute que la matrice, qui tend toujours à revenir sur elle-même, et qui réagit sur le produit
de la conception, en raison même des efforts que celui-ci
fait pour se développer, n'oblige enfin le col à s'ouvrir toujours de plus en plus, et avec d'autant plus de rapidité,
qu'une plus grande portion de membranes et une quantité
d'eau plus considérable s'engageront à travers son ouverture
agrandie. Sa résistance, sa squirrosité même, peuvent bien
retarder pour quelque temps la terminaison de l'accouche-

ment, mais non l'empêcher absolument, excepté dans quelques cas extrêmement rares.

Ainsi, le fœtus ayant d'abord distendu la matrice en tout sens, comme je viens de l'expliquer, la distendra victorieusement jusqu'à ce qu'il cesse de croître, ce qui ne peut manquer d'arriver tôt ou tard; car enfin la matrice, ou plutôt la mère, ne peut fournir les sucs nécessaires à son accroissement que jusqu'à un certain point. Quand il sera parvenu à ce point de grosseur donnée, elle lui en fournira bien encore pour l'entretenir au même degré, mais non assez pour le faire croître davantage; et dès qu'il ne croît plus, elle n'est plus distendue progressivement : elle reste donc en repos et comme en équilibre; mais l'équilibre est bientôt rompu; car le col s'ouvre, donne plus d'aisance au fœtus, par cela même au reste de la matrice, qui agit alors avec toute sa force contractile, augmentée encore par la résistance des corps qu'elle contient et qui sont obligés de céder à son action expulsive, quand d'ailleurs aucune cause contre nature ne s'y oppose. C'est donc l'impossibilité où est le col de prêter davantage, qui est la vraie cause déterminante de l'accouchement. Mais, me dira-t-on peut-être, si l'accouchement n'a lieu que parce que le col cède, pourquoi, quand il prête dès le sixième mois, l'accouchement ne se termine-t-il néanmoins qu'au neuvième? C'est qu'il ne prête pas sur-le-champ tout-à-fait ; c'est qu'il lutte encore contre la résistance qu'on lui oppose, et le temps qu'il met, pour ainsi dire, à battre en retraite ou à s'effacer entièrement, recule d'autant le véritable travail : je dis le véritable, car dès l'époque de six mois il existe un travail insensible dont on ne s'aperçoit que quand l'équilibre dont j'ai parlé est absolument rompu. Jusqu'alors la matrice ne fait, pour ainsi dire, que s'essayer, que préluder d'une manière presque imperceptible au véritable et dernier travail, en sorte que le doigt seul de l'accoucheur peut tout au plus en sentir d'abord les légères contractions.

C'est donc dans la matrice que réside essentiellement et véritablement la cause qui force le produit de la conception à sortir de son sein. Ce n'est d'abord qu'une action de ressort qui tend à revenir sur elle-même ; mais bientôt la résistance qu'elle éprouve met en jeu l'irritabilité de la matrice, irritabilité dont l'effet n'a rien de comparable, puisqu'il se soutient, même après la mort, à un degré étonnant, comme on en a des exemples fréquens.

Cette irritabilité, mise en jeu par une des causes citées plus haut, force la matrice à entrer en contraction. Cette contraction doit être bien distinguée de l'action tonique, de l'action de ressort ou de l'élasticité de la matrice. Son action détermine l'accouchement, mais ne l'opère pas ; il est l'ouvrage de la seule force contractile de cet organe. Je sais qu'on s'est imaginé que le fœtus, par ses efforts, dilatait le col et se frayait ainsi à lui-même un passage ; mais c'est une erreur, et cette erreur fait encore croire au vulgaire qu'un accouchement doit être constamment long et fâcheux quand l'enfant est mort, sous prétexte qu'il ne peut s'aider.

Il arrive sans doute quelquefois que sa mort rend l'accouchement plus long ; mais c'est uniquement parce que sa putridité agit sur la matrice, engourdit l'action de ses fibres, rend son énergie et ses contractions plus languissantes , tandis qu'au contraire la flexibilité et l'extrême mollesse de toutes ses parties, lorsqu'il est mort, loin de s'opposer à sa sortie à travers le bassin, doivent au contraire en faciliter le passage.

En conséquence, je persiste à dire que si l'action tonique

de la matrice qui a fait céder son col est la cause détermi- nante naturelle de l'accouchement, sa contraction en est la principale cause efficiente. La première fait déclarer le tra- vail; la seconde l'opère et l'achève en plus ou moins de temps : cela dépend d'une foule de circonstances. En effet, les contractions de la matrice, plus généralement connues sous le nom de douleurs, qui n'en sont que l'effet, sont or- dinairement lentes en commençant, augmentent progressi- vement, et ne deviennent très-rapprochées, très-vives que sur la fin du travail. Quelquefois cependant elles ont beau- coup d'intensité dès le début, et alors le travail se termine assez volontiers en bien moins de temps : cela varie selon les sujets, et varie encore, quoique le sujet soit le même; mais en général l'intensité des douleurs est toujours en raison directe des obstacles qui s'opposent à la sortie de l'enfant. Le calme qui succède à chaque douleur, ou la longueur de leur interruption, offre les mêmes variations, sans qu'on puisse précisément dire pourquoi, ces variations ayant jus- qu'ici mis constamment le raisonnement en défaut.

Il est plus facile de dire si la contraction de la matrice est générale ou simultanée dans toute l'étendue de ce viscère.

On a prétendu que de ses deux plans de fibres, un seul se contractait à la fois, tandis que l'autre était dans le relâ- chement, ou bien que la contraction du corps et du fond alternait avec celle du col.

Je dis au contraire que la matrice se contracte tout en- tière; pour s'en convaincre, il suffit de palper la matrice à travers les tégumens du bas ventre, et on la trouvera par- tout également dure et rénitente; effet incontestable de sa contraction générale et non partielle.

Cependant le col cède, me dira-t-on : j'en conviens; mais

il ne s'en contracte pas moins, comme on peut s'en assurer par le toucher; et d'ailleurs si la matrice ne se contractait pas en totalité, qu'arriverait-il? C'est que sa force expulsive agirait contre la partie non contractée; de là il y aurait rupture, déchirure de cette même partie, comme le prouvent des exemples très-multipliés.

Mais le col étant presque toujours cette partie faible qui ne peut plus se contracter autant que le reste, le fœtus passe nécessairement par son orifice naturellement et mécaniquement dilaté.

Il est dilaté d'autant plus puissamment et forcé de céder, qu'aux contractions du corps et du fond se joignent les contractions d'une foule de muscles qui appuient et secondent ces deux parties alors antagonistes victorieux du col, qui n'est secondé et soutenu par aucune puissance auxiliaire et congenère.

En effet, le col est comme isolé au milieu de la cavité du bassin, tandis que les muscles qui servent à la respiration, le diaphragme, les muscles abdominaux et ceux des extrémités inférieures concourent tous à l'expulsion du fœtus, en se fixant, les uns la poitrine, les autres le bassin, pour donner un point d'appui solide aux muscles du bas-ventre. Ces derniers, ainsi que le diaphragme, agissent en resserrant la cavité abdominale de toutes parts, en pressant fortement les viscères qu'elle renferme, et notamment la matrice, sur laquelle ils agissent presque partout immédiatement, à raison de l'extrême surface qu'elle présente alors. Au reste, le concours de ces puissances accessoires est tellement nécessaire pour l'accouchement, même le plus facile, qu'il en est très-peu qui puissent s'opérer par l'action seule de la matrice. N'engage-t-on pas tous les jours la femme à faire valoir ses douleurs, c'est-à-dire à faire des efforts pour hâter sa délivrance? Hé bien, c'est l'engager à mettre en jeu toutes ces puissances musculaires dont nous parlons, puissances soumises à la volonté de la femme, qui en dispose à son gré, excepté dans les derniers momens ; alors, craignant d'augmenter des douleurs déjà trop vives, elle s'abstient de pousser, et la matrice achève seule et sans peine l'ouvrage déjà commencé.

Il est une autre puissance accessoire bien essentielle, c'est la poche des eaux qui, s'engageant en manière de coin dans l'orifice entr'ouvert, en opère mécaniquement et insensiblement la dilatation ; et dès que cette poche est percée, la tête prend sa place pour agir par le même mécanisme, et terminer ce que la poche des eaux avait heureusement commencé.

ART. II.

Phénomènes les plus remarquables du travail de l'enfantement.

Nous venons de voir que la matrice opérait presque exclusivement l'expulsion du fœtus et de ses dépendances. Pour s'en convaincre d'une manière plus positive, nous allons exposer ce qui se passe de plus essentiel et de plus remarquable pendant le travail de l'enfantement.

PREMIER PHÉNOMÈNE DU TRAVAIL.

De la douleur.

Le premier de tous les phénomènes qu'offre le travail comme le plus constant, est la douleur, et cette douleur est inévitable ; aucune femme n'en est exempte, et toutes en éprouvent plus ou moins, suivant différentes circonstances dont nous avons déjà parlé.

La raison qui nécessite la douleur est bien aisée à concevoir. Pour que la femme accouche, il faut que la matrice se contracte, ce qu'elle ne peut faire sans causer de la douleur. Cette douleur n'est cependant pas toujours sensible, quoique la matrice se contracte, comme cela arrive lorsque le travail ne fait encore que de se déclarer. Dans ces premiers momens, les contractions utérines sont encore si faibles, que la sensation qu'éprouve la femme se borne alors à une espèce de resserrement intérieur, semblable au ténesme, et à ce que l'on désigne communément sous le nom de *mouches*.

Mais pour que le travail continue, il faut que les contractions se soutiennent, l'intensité de ces dernières étant la mesure des douleurs qu'elles occasionnent ; aussi observe-t-on qu'alors ces douleurs ne tardent pas à augmenter dans la même proportion, et à devenir d'autant plus vives, que les contractions sont plus violentes et plus rapprochées.

Le siége de ces douleurs n'est pas toujours le même : tantôt elles se font sentir dans la région des lombes, tantôt vers les hanches et au pubis, d'autres fois dans les aines ou les cuisses. Les plus efficaces sont celles qui portent sur l'orifice ou sur le fondement.

Mais les personnes qui exercent les accouchemens et suivent avec intérêt la marche du travail de l'enfantement, savent que les femmes, pendant son développement, sont quelquefois cruellement tourmentées par des douleurs d'une nature particulière, étrangères au mécanisme de l'accouchement qu'elles retardent, loin d'en accélérer la terminaison, et qui, à raison du lieu qu'elles occupent, sont appelées *douleurs de reins*. Les auteurs ne sont point d'accord sur la nature ni sur le siége de ces douleurs. Les uns les ont attribuées à la distension des ligamens de la matrice, d'autres à l'inflammation de la région où elles se manifestent, quelques-uns à l'amas considérable de matières retenues dans l'intestin rectum, à l'état de pléthore générale, etc. M. Beaudelocque pense qu'elles sont causées par l'implantation du placenta à la partie postérieure de la matrice. M. Alphonse Le Roi les attribue à l'inégalité de contraction des deux plans de la matrice. Enfin un médecin a publié dans le *Journal de Médecine* de MM. Corvisart, Leroux et Boyer, un mémoire sur les fausses douleurs pendant le travail de l'enfantement, dans lequel il s'est proposé particulièrement d'examiner la nature et la cause des douleurs de reins. Mais ses recherches ne l'ont conduit qu'à jeter encore plus d'obscurité sur l'objet dont il s'est occupé. Il a prétendu que ces douleurs tenaient à l'inégalité de contraction des muscles du bas-ventre et de la matrice, qui reste dans un état de repos, pendant que les premiers se contractent.

Incertains sur la cause des douleurs de reins, les auteurs n'ont pas moins varié sur les moyens propres à les combattre. Toute la médecine a été mise à contribution pour cela. En effet, on a tour à tour proposé les saignées générales et locales, les bains entiers et ceux de siége, les lavemens, les purgatifs et les frictions ; mais si ces moyens ont quelquefois produit d'heureux effets, le plus souvent on n'en retire aucun avantage, et c'est sans succès et très-inutilement qu'on tourmente les femmes en pareil cas. On ne se douterait pas que, parmi tant de ressources proposées, c'est l'application d'une serviette pliée en trois ou quatre doubles, passée sous les hanches de la femme couchée, qui lui fait éprouver le plus de soulagement. Elle seule la soulage constamment, et si l'application de la serviette ne fait pas entièrement disparaître les douleurs, au moins elle les calme toujours ; ce qui doit engager les personnes qui sont auprès des femmes en travail à ne jamais négliger un pareil moyen, quand ces douleurs se manifestent.

Mais s'il était assez important d'imaginer un moyen capable de soulager les femmes tourmentées de ces cruelles douleurs, il ne l'était pas moins de chercher à découvrir la cause qui les produit ; c'est ce que je crois avoir trouvé, et c'est le soulagement obtenu par l'application de la serviette qui m'a conduit à cette découverte.

On ne doit point ignorer d'abord que les douleurs de reins sont plus fréquentes au commencement du travail qu'à la fin, chez les femmes fortes, jeunes, que chez celles qui ne le sont pas ; qu'elles retardent, il est vrai, l'accouchement, mais ne l'empêchent pas formellement ; car en voit tous les jours des femmes accoucher, comme elles le disent, par les maux de reins, c'est-à-dire pendant leur durée, les contractions de la matrice étant seules la véritable cause efficiente de l'accouchement : ce qui détruit absolument l'opinon du Dr Garin, et ébranle singulièrement celle du professeur Alphonse Le Roi. Voici l'opinion que je me suis formée sur ce phénomène du travail de l'enfantement, opinion qui me paraît fondée, puisqu'elle s'accorde parfaitement avec la nécessité d'employer pour le calmer le seul moyen qui jusqu'ici ait réellement produit un soulagement durable et constant.

La grossesse a pour but et pour résultat inévitable le développement successif et très-considérable de toute la cavité abdominale. Ce développement se fait avec lenteur et d'une manière presque insensible. Sans cette condition, les femmes ne pourraient le supporter ; on observe cependant que plusieurs d'entre elles éprouvent des accidens pendant leur grossesse, qui ne reconnaissent pour cause que cette amplitude extrême du ventre. Beaucoup d'indispositions, de maladies même de la gestation sont dues à cet état de l'abdomen. On peut mettre au nombre de ces accidens les douleurs de reins, dont le siége immédiat est dans la région lombaire.

La femme enceinte éprouve dans tout le cours de sa grossesse une difficulté de marcher qui va toujours en augmentant jusqu'à sa fin ; cette difficulté tient au changement de direction qu'éprouve de plus en plus la ligne centrale du corps, qui tend sans cesse à se porter en avant et à faire perdre l'équilibre. Aussi beaucoup de femmes font-elles des chutes en devant, surtout à la fin de la grossesse, où l'excès du développement et de la pesanteur du ventre est plus sensible ; aucune même ne pourrait se tenir debout ni marcher, s'il ne se passait pas dans la colonne vertébrale des phénomènes analogues, et dont le but est de corriger l'inclinaison trop considérable du ventre en avant. Voyez une femme à la fin de sa grossesse, ou même pendant le cours de la gestation ; examinez son attitude, sa marche, tous ses mouvemens ; outre la difficulté de pouvoir en faire de très-étendus, son corps est fortement courbé en arrière dans sa partie supérieure, et en sens contraire inférieurement ; et tandis que la poitrine, le col et même la tête, sont rejetés en arrière, toute la région lombaire et celle du bassin se porte en avant. La femme affecte cette situation sans s'en apercevoir ; elle s'y est accoutumée insensiblement, à mesure d'ailleurs que les parties elles-mêmes se sont accommodées à ce nouvel ordre de choses ; et, plus la résistance des parois abdominales est grande, comme cela arrive chez les femmes jeunes et fortes, plus les efforts que la nature emploie pour les vaincre sont énergiques; mais aussi les effets en sont également plus marqués. Ceci deviendra plus clair par l'examen suivant.

Les muscles placés à la partie postérieure du tronc, le sacro-lombaire, le long dorsal particulièrement, font de continuels efforts, pendant les derniers temps de la grossesse surtout, pour modérer l'inclinaison du tronc en devant, et pour s'opposer à la chute du corps; c'est aussi vers leurs points d'insertion inférieure qu'ils tiraillent davantage les parties auxquelles ils s'attachent; mais cette espèce de contrainte continuelle, qu'on peut regarder, non comme une disposition contre nature, mais au moins comme un état forcé, habitue cependant les cartilages intervertébraux lombaires et les ligamens de cette région à s'accommoder à la situation dans laquelle les dispose la grossesse de la femme. Ce sont les cartilages surtout qui éprouvent le plus de changement dans leur figure et dans leur mode d'action. Vivement pressés et comprimés dans leur partie postérieure, ils sont au contraire légèrement tiraillés et deviennent à la fin relâchés dans leur partie antérieure.

Mais on ne peut disconvenir que cette augmentation de volume ou au moins d'étendue de la partie antérieure de ces cartilages, et leur diminution, leur pression même, à la partie postérieure, ayant lieu d'une manière lente, et employant, pour ainsi dire, le cours entier de la grossesse à s'opérer, outre que la femme enceinte n'en éprouve que des effets à peine sensibles, ils ne peuvent manquer d'amener des changemens remarquables, dans la disposition organique et physiologique de ces parties, qui déterminent entre autres, une augmentation manifeste de sensibilité et de chaleur.

qu'une circulation plus active explique facilement. Les vertèbres lombaires elles-mêmes, par suite de la grossesse,
n'éprouveraient-elles pas quelque changement particulier
dans leur tissu? et resteraient-elles étrangères aux nombreux
phénomènes qu'on remarque dans toute la région pelvienne
et les environs, pendant le cours de la gestation? c'est ce
qu'il est permis de présumer, sans pouvoir l'affirmer cependant. Mais une chose qu'il est impossible de nier, c'est que
les ligamens qui entourent et affermissent les points multipliés, par lesquels les vertèbres s'articulent entre elles, sont
surtout les parties sur lesquelles le tiraillement se fait sentir
plus vivement, en raison de leur peu d'élasticité et de leur
résistance presque invincible. On conçoit combien seront
pénibles, douloureux même, tous les changemens brusques
et instantanés que pourraient éprouver ces tissus serrés et
résistans. L'entorse nous en fournit des exemples multipliés
et frappans.

Après avoir exposé l'ordre et la marche des changemens
qui s'opèrent pendant le cours de la grossesse dans l'action
des muscles de la partie postérieure du tronc, et particulièrement dans les cartilages et les ligamens des vertèbres lombaires, et peut-être dans les os eux-mêmes; après avoir fait
sentir en même temps combien la marche lente de la grossesse
favorisait ces changemens et en épargnait toutes les circonstances fâcheuses à la femme enceinte, voyons ce qui se passe
au moment du travail de l'enfantement et même quelques
jours auparavant, non seulement dans la région des reins,
mais encore dans le reste de l'économie à l'instant où une
douleur se manifeste. La femme, à l'aide d'une grande inspiration, porte et refoule le diaphragme en bas, les muscles
du bas-ventre sont simultanément contractés, et il en ré-

sulte une diminution sensible dans toute l'étendue de la cavité addominale, excepté vers sa partie inférieure, où toutes
les forces semblent se diriger pour expulser le produit de la
conception, qui s'échappe en effet par cette voie, en vertu
de l'un des plus admirables phénomènes des lois du mouvement. Mais au moment où tout s'apprête pour accomplir
cette fonction, et semble le plus convenablement disposé
pour débarrasser la matrice de l'enfant qu'elle porte dans son
sein, des larmes, des souffrances atroces viennent se mêler
quelquefois aux efforts que la femme fait pour se délivrer, et
font succéder la crainte et l'inquiétude aux mouvemens d'espérance et de joie dont elle se berçait tout-à-l'heure. Ce sont
des douleurs de reins qui se déclarent ; la femme, comme subitement frappée dans cet endroit, s'arrête aussitôt, jette
des cris perçans et n'ose s'abandonner aux efforts que lui in-
diquait la nature pour accoucher. On la voit alors, dans la
crainte de ces cruelles douleurs de reins, se refuser à faire
valoir les véritables dont le siége est dans la matrice, et dont
le but est la terminaison du travail de l'enfantement. Voilà
pourquoi les accouchemens, pendant lesquels se manifestent
ces douleurs, sont en général beaucoup plus longs que les
autres, et par conséquent plus douloureux.

J'ai dit plus haut que de tous les moyens proposés pour
soulager les femmes tourmentées par des douleurs de reins,
il n'y en avait pas de plus salutaire que l'application de la
serviette : on le concevra facilement d'après ce qui se passe
alors. En effet, la portion lombaire de la colonne vertébrale
subitement entraînée en avant, et obligée de se redresser en
sens contraire de sa flexion naturelle, flexion considérablement augmentée pendant la grossesse, comprime les cartilages intervertébraux en devant, tandis que, par le même

effet, ils sont tiraillés en arrière; les ligamens ne sont pas
moins tourmentés dans leur tissu, étant obligés de prêter et
de s'allonger au gré des mouvemens nouveaux imprimés à
la colonne vertébrale. Telle est, selon moi, la véritable
cause des douleurs atroces qu'éprouvent quelques femmes au
moment de leur accouchement. Ce qui prouve encore en
faveur de mon raisonnement, c'est que, de l'aveu de tous
les auteurs, ces douleurs, qui sont plus communes chez les
femmes jeunes et fortes, violentes au début du travail, se
calment un peu à mesure qu'il avance, et disparaissent même
tout-à-fait lorsque la tête commence à franchir le détroit
supérieur pour tomber dans l'excavation, ce qui n'arriverait
pas si elles tenaient à toute autre cause qu'à celles dont nous
venons de parler; et on conçoit que les choses doivent se
passer ainsi, puisque les parties cartilagineuses et ligamen-
teuses, revenant peu à peu à leur premier état, n'éprouvent
plus de tiraillemens et de violence de la part des puissances
mises en jeu pour opérer l'expulsion du fœtus. On observe
également que les douleurs des reins ne se font sentir qu'au
moment où la matrice cherche à se contracter, et que, cette
contraction une fois passée, ces douleurs disparaissent absolument, pour reparaître à chaque nouvelle contraction.
Maintenant il est facile de démontrer que la serviette, ou
tout autre moyen analogue, placé sur la région lombaire
pour la soutenir à chaque douleur et s'opposer à un redressement trop considérable de cette partie, produira d'heureux effets.

Les femmes ressentent quelquefois d'autres douleurs assez
approchantes de celles dont nous venons de parler et qui
cependant ne sont encore que de fausses douleurs : ce sont
des douleurs vagues du bas-ventre, occasionnées par le ti-

raillement des ligamens ronds, par des vents, par la consti-
pation ou par des coliques. Chacune de ces diverses affections réclame un traitement analogue et méthodique, qui
sera relaté dans le volume suivant.

Mais il est des douleurs utérines qui attaquent inopinément les femmes vers les derniers temps de la grossesse,
sans aucune cause manifeste, et qui proviennent ordinairement de ce que l'enfant s'est agité tout-à-coup avec effort. Dans cette circonstance, de violentes douleurs de
lombes, un sentiment de pesanteur sur le siége, un pouls
élevé, un visage animé pourraient faire croire que la femme
va accoucher; mais un accoucheur intelligent n'y sera pas
trompé dès qu'il aura touché la femme. Il reconnaîtra aisément que ces douleurs sont fausses, par leur peu de durée,
plus encore par le resserrement de l'orifice, qui loin de tendre
à se dilater, semblera, par une espèce de constriction, s'opposer à la sortie du produit de la conception. Il sentira d'ailleurs, malgré cette contraction imparfaite, la flaccidité des
membranes, qui ne se tendront pas alternativement, quoique la femme ressente des douleurs.

Ces douleurs méritent néanmoins notre attention et nos
soins, car leur continuité pourrait déterminer l'accouchement à quelque terme que ce fût. Les bains, la saignée et les
lavemens anodins sont alors extrêmement recommandés, et
j'ai été à même d'en reconnaître plusieurs fois l'utilité. On
est obligé quelquefois de recourir au calmant par excellence,
je veux dire à l'opium; et une ou deux cuillerées de sirop
diacode dissipent à l'instant l'orage comme par enchante-
ment. Cependant ce dernier moyen ne doit être employé
qu'avec beaucoup de circonspection, et jamais dans le vrai
travail de l'enfantement, étant capable de jeter la ma-

trice dans un engourdissement et une stupeur des plus funestes.

SECOND PHÉNOMÈNE DU TRAVAIL.

De la dilatation du col utérin.

Si le premier phénomène du travail, qui est la douleur,
peut, dans quelques circonstances, nous induire en erreur
sur la réalité de ce même travail, le second phénomène,
qui est la dilatation de l'orifice, nous en imposera rarement
sur ce point. En effet, si le travail est déclaré, ou prêt à commencer, on sent non seulement l'orifice déjà dilaté, mais
souple, mou, flexible, et disposé à se dilater de plus en plus
à mesure que les contractions agiront plus fortement sur lui ;
car, comme nous l'avons déjà dit, quoique la femme n'ait
pas senti de douleurs, il n'y a pas moins eu de contraction
de la part du corps et du fond, qui, quoique légère et faible,
n'en est pas moins suffisante pour dilater un peu l'orifice
long-temps même d'avance ; ce qui démontre que la matrice
peut seule opérer cette dilatation indépendamment de la
tête et des eaux ; seulement on ne doit point oublier que
cette dilatation est beaucoup plus prompte et plus aisée quand
les eaux, et après elles la tête, s'engagent dans l'orifice en
manière de coin, et secondent ainsi puissamment l'action
contractile et expulsive de la matrice. D'ailleurs la compression lente et graduée que la poche exerce sur les parties
voisines, y cause un engorgement qui fait que les bords
de l'orifice prêtent et cèdent plus facilement ; ce qui se voit
particulièrement sur la fin du travail, où la marche de la dilatation est communément des plus rapides.

On ne saurait trop recommander de ne jamais perdre de
vue qu'il faut bien plus de temps pour que l'orifice puisse se

dilater de l'étendue d'un pouce de diamètre, que pour atteindre ensuite ce qu'on appelle le couronnement. En conséquence, si on a à s'absenter, il faut toujours avoir devant
les yeux ces deux époques de la dilatation, pour ne jamais arriver trop tard, ni avoir l'air de ne pas avoir d'instruction par
une mauvaise supputation du temps qu'il fallait encore pour
terminer l'accouchement. Ce temps peut encore être abrégé
par l'effet d'un lavement ou d'un bain de vapeurs. Ainsi,
dans le cas où vous en aurez jugé l'administration nécessaire, voyez d'abord de combien ces moyens peuvent avancer le travail, pour vous régler en conséquence, si vous
êtes obligé de quitter la femme.

Enfin, pour ne rien laisser à désirer sur le retard ou l'accélération du travail, je ferai observer que, chez certaines
femmes, la dilatation est très-prompte au commencement,
et se ralentit tellement à la fin du travail, qu'elle est souvent moins avancée en douze ou quinze heures de douleurs
des plus violentes, qu'elle ne l'était dès le début; mais cela
est rare, et tient d'ailleurs à certaines circonstances, à certains obstacles qui feront aisément distinguer ces divers cas
dans la pratique. Il me reste à parler de deux autres phénomènes du travail; savoir, de la formation de la poche des
eaux et de l'écoulement des glaires sanguinolentes.

TROISIÈME PHÉNOMÈNE DU TRAVAIL.

De la formation de la poche des eaux.

A mesure que la matrice redouble ses contractions, elle
force non seulement le col à céder, à s'étendre, à s'ouvrir
de plus en plus, mais elle oblige aussi les membranes à s'y
engager avec le fluide qu'elles renferment pour aider à la

dilatation de l'orifice ; c'est ce qu'on appelle la formation de la poche des eaux. Cette poche offre une tumeur de plus en plus considérable, et assez dure pour presser également partout sur l'orifice ou en écarter le contour uniformément. Cette poche sert encore à dilater le vagin et les autres parties molles ; enfin, par sa rupture naturelle ou forcée, elle permet aux eaux de s'écouler, ce qui sert à lubréfier les mêmes parties, qui doivent livrer passage à l'enfant.

Cette poche n'a pas toujours la même figure : tantôt elle se forme en globe, et c'est pour l'ordinaire quand la tête se présente. Dans la présentation du siége elle est également ronde ; mais elle offre un évasement beaucoup plus considérable ; elle s'allonge communément en forme de boudin ou de boyau, quand l'enfant présente un de ses membres ou extrémités ; ce qui peut arriver aussi quand les membranes sont d'un tissu lâche et peu serré, comme j'en ai été souvent témoin. La figure de la poche est ovoïde lorsque l'orifice, appuyé contre un des points du bassin, se trouve gêné dans son développement et ne peut s'ouvrir circulairement par la déviation du globe utérin. La figure de la poche n'est donc pas à négliger, pour obvier à des obstacles, dont elle est souvent un indice assez certain.

Si les membranes sont d'un tissu et d'une consistance ordinaires, la poche ne peut pas résister jusqu'à la fin du travail aux impulsions violentes que les contractions utérines impriment au fluide qu'elle contient. C'est pourquoi, au moment où on ne s'y attend pas, une douleur vive la fait rompre subitement, et les eaux s'écoulent par le lieu de la déchirure.

Cette déchirure varie par rapport au temps, comme au lieu où elle se fait.

Tantôt la poche des eaux se rompt au commencement, tantôt à la fin du travail; dans le premier cas, le travail est beaucoup plus long, non pas précisément parce que, selon le vulgaire, l'accouchement se fait à sec, mais parce que les eaux n'humectant pas continuellement les bords de l'orifice, et les membranes ne les écartant pas graduellement en manière de coin mollet et doux, la tête seule opère la dilatation; ce qui est bien plus long, parce que, jusqu'à ce que la tête, qui est ronde, s'engage dans l'orifice en manière de coin, il faut que la dilatation soit déjà considérable, ce qui se fait très-lentement. D'ailleurs la tête étant un corps dur, sa pression est beaucoup plus douloureuse. Il est donc plus avantageux que la poche des eaux ne se rompe que vers la fin. C'est pourquoi on ne saurait trop recommander aux jeunes praticiens d'éviter avec le plus grand soin cette rupture prématurée de la poche des eaux, à laquelle ils ne donnent que trop souvent lieu par un toucher fréquent et inconsidéré.

Il leur est d'autant plus aisé de ne point tomber dans cette faute, qu'au commencement du travail le toucher n'est absolument d'aucune utilité ni pour la femme ni pour l'accoucheur; il est même dangereux, en ce qu'on peut meurtrir l'orifice, y occasionner de la tuméfaction, de l'inflammation, et par là empêcher sa dilatation. Il est cependant des circonstances où l'on peut, où l'on doit même percer les membranes : c'est quand leur densité est telle, qu'elles ne se rompraient que fort tard ou pas du tout même, et compliqueraient ainsi le travail. On ne saurait, dans ce cas, se trop hâter de procurer l'écoulement des eaux, surtout lorsqu'il y a hémorragie utérine, pour peu qu'elle soit abondante et menace les jours de la femme.

Il est encore un autre cas où cette rupture forcée n'est
pas moins urgente, c'est lorsqu'à travers les membranes dilatées jusqu'à un certain point, on sent que l'enfant, mobile
au milieu des eaux trop abondantes, présente tour à tour
différentes parties de son corps à l'orifice, comme le bras,
les pieds, la tête, le siége. On tâche alors de bien saisir le
moment où il offre une partie plus favorable à l'accouchement naturel, telle que la tête ou les pieds; et sûr qu'il
présente la partie désirée, on perce les membranes, afin de
fixer l'enfant dans une position plus propice. On voit par là
que la rupture de la poche peut varier par rapport au temps
où elle arrive.

J'ai dit en outre qu'elle peut varier par rapport au lieu
dans lequel elle se fait. La plupart du temps c'est au centre
de l'orifice ou près de ses bords; mais quelquefois aussi elle
s'ouvre bien au-dessus de cet orifice.

En pareil cas il ne s'échappe qu'une petite portion du
fluide, parce que la tête, venant aussitôt à appliquer les
membranes contre l'orifice, bouche par sa pression la crevasse qui sans cela aurait laissé échapper la totalité des eaux.
Au lieu qu'alors une grande partie étant obligée de refluer
derrière la tête qui les déplace, il s'en écoule seulement un
peu à chaque contraction utérine, la crevasse n'étant pas
alors partout également bouchée. Cette rupture de la poche
au-dessus du cercle de l'orifice utérin donne quelquefois lieu
à un phénomène généralement connu et dont nous avons
déjà parlé. A mesure que la tête avance, elle pousse les membranes devant elles; souvent déjà hors de la vulve, elle en
est encore recouverte, et l'enfant, comme on le dit vulgairement, semble naître coiffé. Quelques personnes simples vont
jusqu'à garder précieusement cette coiffe comme un gage

certain de félicité pour l'enfant. J'ai déjà fait apprécier ce
que vaut un pareil augure. Cette coiffe, au contraire, serait d'un très-mauvais présage, si l'enfant en était recouvert
en venant au monde, sans que les membranes fussent déchirées; car il pourrait alors entraîner avec lui le placenta,
et exposer la mère à des suites très-fâcheuses, telles qu'inertie, perte, etc.

C'est ce qu'il faut bien avoir soin de prévenir, en déchirant les membranes à temps; leur dureté et leur résistance
étant la cause constante d'un pareil événement, qui, assez
ordinairement sans danger dans les avortemens, n'est jamais
sans inconvénient grave dans l'accouchement à terme.

QUATRIÈME PHÉNOMÈNE DU TRAVAIL.

Ecoulement des glaires sanguinolentes.

Dans les derniers temps de la grossesse, et surtout pendant le travail, il s'établit chez la plupart des femmes un
écoulement de sérosité muqueuse, plus ou moins abondante,
qu'on appelle glaires. Ces glaires sont fournies par les glandes
du col de la matrice et du vagin, tous deux parsemés d'une
infinité de petits trous qui sont les orifices d'autant de conduits excréteurs où est préparé et d'où suinte continuellement un mucus qui lubréfie toutes les parties par où l'enfant
doit passer.

Il se fait en outre une espèce d'exudation à travers les
pores des membranes, qui contribuent également à rendre,
par leur onctuosité, le passage plus glissant. Quelquefois ces
glaires sont sanguinolentes; c'est une preuve que la matrice
se contracte dans toutes ses parties; que la dilatation avance
beaucoup, et qu'une partie du chorion décollée laisse échapper du sang par ses vaisseaux déchirés et mis à découvert.

Si la teinte était plus forte, on pourrait soupçonner que le placenta même serait partiellement décollé, et dans ce cas, quand même le sang sortirait en quantité, pourvu que les contractions soient vives, il ne faut point s'alarmer ; mais si les glaires ne sont que faiblement colorées, cela indique seulement un léger décollement des membranes autour de l'orifice ; effet très-naturel et inévitable. Le vulgaire indique cette époque en disant que la femme *marque.*

J'observerai cependant que ces glaires, même colorées, ne sont pas toujours un signe certain d'un travail avancé, puisqu'elles s'écoulent quelquefois plusieurs jours d'avance. Pour pouvoir porter ce pronostic, il faut qu'elles soient accompagnées des phénomènes dont nous venons de parler plus haut.

Après avoir exposé les principaux phénomènes du travail, il s'agit maintenant de tracer l'ordre et la marche que suivent ces mêmes phénomènes dans le commencement, le progrès et la terminaison de l'accouchement.

ART. III.

De l'ordre successif et naturel des phénomènes du travail.

Nous venons d'exposer les principaux phénomènes du travail. Maintenant nous allons les représenter de nouveau, mais dans l'ordre où ils se manisfestent depuis le commencement jusqu'à la fin du travail. C'est donc le travail, proprement dit, qui va nous occuper.

On appelle *travail,* l'ensemble de tous les symptômes qui se manifestent pendant l'accouchement.

Ces symptômes varient pour la durée et leur intensité, suivant les individus.

Il y a des femmes, surtout dans les climats chauds, qui accouchent très-promptement et presque sans souffrir : telles sont les négresses, les femmes des sauvages, etc.

Mais que l'accouchement soit prompt ou tardif, pénible ou sans douleur, voyons quelle est la marche d'un travail naturel ; et pour s'en faire une idée plus exacte, supposons une femme jeune encore, forte et bien portante, et dont toutes les parties de la génération présentent le degré de résistance nécessaire pour donner le temps à tous les symptômes du travail de se développer dans l'ordre successif qu'ils doivent présenter.

Les premiers symptômes du travail sont ordinairement très-légers ; ils se bornent à de faibles douleurs que la femme ressent, soit dans la région des lombes, soit vers le pubis : ils se bornent à une espèce de tension et de resserrement du bas-ventre, qui tiennent quelque chose du ténesme. Ces sensations préliminaires, qui servent comme de prélude et d'introduction au travail, sont si peu douloureuses que, comme nous l'avons déjà dit, les femmes ne les désignent que sous le nom de *mouches*.

Tels sont les premiers signes du travail pour la femme ; mais l'accoucheur, pour s'assurer du fait, en a d'autres bien plus certains ; et ces signes, il les déduit du toucher.

En touchant une femme, qui ressent effectivement des douleurs pour enfanter, on remarque que le col de la matrice est évasé et comme entièrement effacé ; on trouve les parois du museau amincies, et son orifice commençant à se dilater ordinairement vers le centre du vagin, dont la partie antérieure se trouve alors davantage dans la direction du

I.   15

vertex, sur lequel agissent principalement les forces expulsives. On sent d'ailleurs à l'orifice une alternative de tension
et de relâchement, effet des contractions utérines, quoiqu'à
peine reconnaissables. Si l'on joint à cela un sentiment de
pesanteur sur le siége, des envies plus ou moins fréquentes
d'uriner que la femme éprouve, et qui sont occasionnées par
la pression de la matrice sur le rectum et la vessie, l'accoucheur ne pourra plus douter que le travail ne soit déclaré;
que ce ne soit là le premier temps du travail. Il en sera plus
convaincu encore, si, à ces premiers phénomènes, se joint
une chaleur de l'intérieur du vagin, qu'accompagnent une
excrétion assez forte de matières muqueuses, et comme un léger état de boursouflement et de tension des parties externes
de la génération.

Si le travail continue, les douleurs augmentent de plus
en plus, et se font sentir en différens endroits; l'orifice de
la matrice s'élargit, se développe, ses bords s'amincissent,
les membranes se tendent pendant la douleur, et forment à
travers l'orifice une petite tumeur proportionnée au degré
de sa dilatation, encore peu considérable, puisqu'on ne
peut guère lui assigner dans ce moment que la largeur
d'une pièce de dix à quinze sous, à peu près un demi pouce
de diamètre. Le vagin et toutes les parties environnantes
sont en outre humectées, lubréfiées par des glaires plus abondantes sortant dans l'intervalle des douleurs. Si l'on touche
les membranes, on sent à travers une tumeur dure et arrondie: c'est la tête qui s'éloigne ou remonte, lors des douleurs,
pour se rapprocher de l'orifice pendant leur cessation. Il en
est de même de la matrice, qui descend et remonte alternativement, étant poussée en bas par l'action des muscles abdominaux, avec lesquels la femme fait des efforts semblables

à ceux qu'excite l'envie d'aller à la garde-robe; ici c'est le désir de se débarrasser du produit de la conception. L'ensemble, ou une grande partie de ces symptômes, dénote évidemment le deuxième temps du travail.

Voyons maintenant ce qui se passe dans le troisième temps.

Jusqu'ici les douleurs n'ont été pour ainsi dire que préparantes; mais à l'époque dont il s'agit, elles deviennent déterminantes, étant plus vives, plus rapprochées et d'une plus longue durée. La femme, qui s'aperçoit de leur efficacité, est naturellement portée à les seconder, en mettant en jeu toutes les puissances soumises à sa volonté, et en s'aidant de tous les efforts dont elle est capable. Par suite, son pouls devient plus élevé, plus fréquent; sa figure s'anime, se colore; ses yeux s'enflamment; tout son corps est dans une chaleur et une agitation extrême. Quelquefois la femme éprouve de petits frémissemens, des tremblemens même, surtout dans les cuisses; mais bientôt elle est couverte d'une moiteur universelle; souvent aussi l'irritation de la matrice se communique à l'estomac, et la femme vomit, ce qui avance encore le travail; ou bien cette irritation s'étend jusqu'au rectum, et s'il contient des excrémens, la femme est obligée de les évacuer, désagrément qu'on pourrait lui éviter, ainsi qu'à l'accoucheur, par un ou deux lavemens donnés à temps. Quoi qu'il en soit, par un effet constant des efforts dont nous venons de parler, l'orifice se dilate au point d'égaler presque la largeur du bassin; la poche des eaux par conséquent augmente considérablement, et la tête commence aussi à s'avancer à travers le cercle de l'orifice. Ici les mucosités exprimées par les follicules glanduleux du vagin et du col, peut-être aussi de la matrice, non seulement coulent plus abondamment que jamais, mais aussi se colorent plus ou moins en rouge, ce qui fait dire que la femme *marque.*

La manifestation de tous ces symptômes précède ordinairement le quatrième et dernier temps du travail. Quand celui-ci touche à sa terminaison, les contractions plus vives, plus fréquentes, occasionnent des douleurs plus longues et plus expulsives. Dans leur plus grande violence, les membranes se rompent tout-à-coup spontanément, les eaux s'écoulent en grande quantité; alors le calme succède à l'orage, et la femme jouit d'une parfaite tranquillité, pendant que la matrice, débarrassée des eaux, peut revenir un moment sur elle-même sans trouver autant de résistance.

Mais bientôt, s'appliquant plus exactement sur le corps même de l'enfant, elle agit sur lui avec une nouvelle énergie, proportionnée à sa résistance et à l'irritation qu'il lui fait éprouver. A cette dernière époque du travail, les phénomènes précédens vont toujours en augmentant, et de nouveaux s'y joignent. D'abord les douleurs ne laissent presque plus un instant de repos à la femme; elles se succèdent sans interruption, et quelquefois tout au plus à une minute ou deux de distance; aussi le travail ne tarde-t-il pas à se terminer, quand d'ailleurs rien ne s'y oppose. Si tout est favorablement disposé, si le bassin est bien conformé, si l'enfant n'est pas trop volumineux, la tête s'avance à travers l'orifice jusqu'aux bosses pariétales; bientôt l'orifice se retire un peu au-delà, se contracte; puis se boursoufle légèrement, n'étant plus aussi distendu. L'enfant est alors ce qu'on appelle au couronnement, sa tête plonge presque en entier dans l'excavation du petit bassin, quoiqu'elle ne soit pas complétement dans le vagin, puisqu'elle n'a pas alors entièrement franchi l'orifice de la matrice.

La pression que la tête exerce sur les nerfs sacrés, surtout quand le bassin est un peu juste, et le sacrum aplati; cette pression, dis-je, occasionne souvent à la femme les crampes les plus douloureuses le long de la partie interne des cuisses ou des mollets, mais d'un côté seulement, parce que la tête ne peut comprimer à la fois les nerfs sacrés des deux côtés du bassin, une seule de ces extrémités s'avançant la première dans l'excavation.

Quand elle est tout-à-fait tombée dans le petit bassin, la femme ressent aussitôt un besoin urgent d'aller à la garde-robe; mais, occasionné par le poids de la tête sur le rectum, ce besoin est illusoire, ou si la femme est forcée d'évacuer, pour ne pas l'avoir fait plutôt, il vaut mieux l'engager à le faire sur le lit, que de la laisser mettre sur le bassin; ce qui pourrait avoir des suites fâcheuses pour elle et son enfant, qui est alors tout prêt à sortir. En effet, dans ce moment la tête paraît à la vulve, avec une tumeur au cuir chevelu, si elle n'a pu franchir les détroits osseux sans que les pariétaux chevauchent l'un sur l'autre. Dans ce moment aussi les caroncules mirtiformes, les grandes, les petites lèvres disparaissent à force de s'étendre pour prêter à l'ampliation du passage. Le périnée, fortement distendu, fait bosse au dehors, et risque souvent d'être déchiré, si dans ce moment l'accoucheur n'engage la femme à modérer les efforts soumis à sa volonté, et si, en appliquant fortement sa main sur le périnée, il ne soutient et ne contrebalance ceux que la matrice exerce alors uniquement sur cette partie. Sans cette précaution, le périnée, ou du moins la fourchette serait exposée à une déchirure, dont les suites sont souvent très-désagréables pour la femme. Cet accident est surtout à craindre dans un premier accouchement.

Lorsque la femme accouche pour la première fois, il se manifeste encore un phénomène qui a beaucoup occupé les praticiens. La tête une fois arrivée à la vulve, et même en partie dehors, semble rentrer après chaque douleur; mais toujours de moins en moins, jusqu'à ce que les bosses pariétales se soient engagées au-dessus de la partie antérieure des tubérosités ischiatiques, et la nuque sous l'arcade des pubis. A cet instant elle ne rentre plus. Cette rentrée, selon la plupart des auteurs, vient de ce que l'enfant a le cordon trop court ou entortillé autour de son col; mais dans un premier ou tout autre accouchement, cela arrive, quoique le cordon se trouve très-long. L'observation et le raisonnement prouvent que cela ne vient que de l'élasticité des parties molles de la mère, comme de l'élasticité des os du crâne de l'enfant, qui ne cèdent que par degrés et forcent pendant quelque temps la tête à remonter jusqu'à ce qu'elle franchisse entièrement les parties molles, suffisamment et graduellement dilatées. Ce moment, le plus sensible, le plus douloureux pour la mère, par quelques petites déchirures inévitables aux fibres des parties externes de la génération; ce moment, dis-je, est suivi d'un calme si doux, qu'on ne peut s'en faire une idée juste qu'après en avoir été témoin. La joie d'être mère met le comble à ce moment de délices, qui serait cependant bientôt troublé par un nouvel orage, si l'accoucheur abandonnait à la nature l'expulsion du tronc et du placenta; car alors la matrice étant obligée de se contracter de nouveau, renouvellerait les douleurs de l'enfantement, qu'on évite à la femme en faisant l'extraction de l'enfant et du délivre, comme nous l'indiquerons dans la suite.

Au reste, quoique délivrée avec toutes les précautions possibles, la femme éprouve encore quelquefois, surtout les premiers jours, des douleurs connues sous le nom de tranchées utérines, occasionnées par la présence de quelques caillots dans la matrice, ou par l'engorgement sanguin de cet organe, revenu trop précipitamment sur lui-même, de manière que la plus grande partie du sang contenu dans ses parois n'a pu s'en échapper après la délivrance.

Mais en général, ces tranchées sont d'un bon augure, et affectent rarement les femmes qui accouchent pour la première fois, ce qui les dédommage un peu de la longueur et des angoisses d'un premier travail.

Ces considérations générales sur le travail de l'enfantement nous permettent de passer à l'exposition de l'accouchement naturel en particulier.

CHAPITRE V.

De l'accouchement naturel.

L'accouchement naturel est celui qui peut s'opérer par les seules forces de la nature, et sans aucun secours de l'art.

On distingue communément quatre espèces générales d'accouchemens naturels; savoir : 1°. celui où la tête vient la première; 2°. celui où l'enfant présente les pieds; 3°. celui où il offre d'abord les genoux; 4°. enfin l'accouchement dans lequel l'enfant présente le siége. Tel est l'ordre établi par tous les accoucheurs, par Beaudelocque entre autres; mais on peut n'admettre que deux espèces d'accouchemens naturels, celui où l'enfant présente la tête et celui où il offre une partie quelconque des extrémités abdominales, telle que les pieds, les genoux ou les fesses; car, dans cette dernière supposition, il est facile de se convaincre que le mécanisme de l'accouchement est absolument le même, quelle que soit d'ailleurs la partie qui se présente au détroit supérieur pour le franchir, ce qui est encore bien plus frappant pour la manœuvre, comme nous le verrons par la suite.

Quand nous disons que l'accouchement naturel a lieu par la tête, nous ne prétendons pas dire que toutes les régions que nous lui avons assignées puissent également constituer un accouchement naturel; il ne faut entendre ici, au contraire, que l'occiput ou sommet; car si elle offrait toute autre région, ce ne serait plus un accouchement naturel, comme nous le démontrerons plus bas.

Pour ne rien omettre d'essentiel sur cette importante matière, nous ajouterons qu'il ne suffit pas que l'enfant présente la tête en général et même le sommet ou l'occiput, pour que l'accouchement soit naturel; il est encore, pour cet effet, d'autres conditions requises, soit du côté de la mère, soit du côté de l'enfant, sans lesquelles souvent les heureux efforts de la nature seraient nuls et sans effet.

Du côté de la mère, il faut 1°. qu'elle ait des forces suffisantes pour soutenir la fatigue et surtout la longueur d'un premier travail; 2°. que le bassin soit bien conformé, et d'une grandeur proportionnée à la tête de l'enfant, 3°. que les parties de la génération n'apportent pas de trop grands obstacles à la sortie du fœtus; 4 . que le travail ne soit compliqué ni de perte considérable, ni de convulsions, syncopes, etc.; 5°. enfin que l'obliquité de la matrice ne soit pas excessive.

Du côté de l'enfant, pour rendre l'accouchement naturel, et conséquemment heureux; il faut 1°. que sa tête ne soit pas trop volumineuse, et qu'il en présente le sommet ou l'occiput; 2°. qu'il soit vivant et bien conformé. Cette dernière condition, quoique n'étant pas rigoureusement nécessaire, doit être conservée cependant pour que l'accouchement naturel soit heureux.

Si ces conditions respectives manquent plus ou moins, l'accouchement le plus naturel d'abord peut finir par exiger les secours de la main ou même des instrumens, et devenir par cela même contre nature.

ARTICLE PREMIER.

De l'accouchement naturel par la tête.

C'est le toucher qui nous fait connaître que la tête se présente. En effet, le doigt introduit dans le vagin, on sent, même à travers les membranes, et dans l'intervalle des douleurs, on sent, dis-je, une tumeur dure et arrondie, volumineuse, égale, sur laquelle, en la parcourant, le doigt rencontre plusieurs fontanelles et sutures.

La présence de ces dernières nous annonce que c'est l'occiput ou le sommet de la tête qui se présente; et leur direction, leur situation particulière répondant à tel ou tel point du bassin, nous font juger que la tête se présente dans telle ou telle des quatre positions que nous allons indiquer plus bas. En effet, lorsqu'on trouve la fontanelle postérieure située vers la partie interne de la cavité cotyloïde du côté gauche, et l'antérieure vis-à-vis la symphyse sacro-iliaque droite; et que l'on sent de plus la suture sagittale couper obliquement le bassin de gauche à droite et de devant en arrière, on peut être sûr que c'est une première position du sommet de la tête qui a lieu.

Mais avant d'indiquer les signes par lesquels on peut reconnaître chacune des positions particulières de la tête, il faut que nous disions combien d'espèces nous en admettons ; il est d'autant plus nécessaire de s'expliquer là dessus, que les auteurs, même les plus recommandables, ne sont point d'accord sur cet objet. Beaudelocque et tous ceux qui ont écrit d'après ses principes, admettent six positions du sommet de la tête. Cependant, malgré l'autorité de l'illustre professeur que je viens de citer, nous rejetons absolument la troisième et la sixième positions, dans lesquelles il prétend que le grand diamètre de la tête répond au plus petit du détroit supérieur ou abdominal, l'occiput étant placé vers la symphyse dans la troisième position, et tourné vers le sacrum dans la sixième; en conséquence, nous n'admettons que quatre positions du sommet de la tête au détroit supérieur, que nous comptons de la manière suivante : dans la première position, le sommet de la tête répond à la partie interne de la cavité cotyloïde du côté gauche, et la face vers la symphyse sacro iliaque droite ; dans la deuxième l'occiput regarde la partie interne de la cavité cotyloïde droite, et la face la symphyse gauche ; dans la troisième c'est la face qui répond en devant et à gauche, l'occiput étant en arrière et à droite ; dans la quatrième la face est tournée en devant et à droite, et l'occiput en arrière et à gauche.

De ces quatre positions que nous comptons de gauche à droite et de devant en arrière, il en est que la tête affecte plus fréquemment et avec beaucoup plus d'avantage pour sa sortie. L'expérience prouve, par exemple, que la première est la plus commune, de même que la plus favorable ; que la seconde est en rapport avec la précédente, comme 1 est à 8 ou 10 ; que la troisième et la quatrième se voient au plus une ou deux fois sur à peu près quatre-vingts à cent accouchemens. Quant à la troisième et à la sixième de Beaudelocque , lui-même convient que sur sept mille et tant d'accouchemens , elle ne s'est présentée qu'une fois. Néanmoins plusieurs accoucheurs ont prétendu que la troisième était le plus fréquente. Mais leur erreur venait de ce qu'ils ne jugeaient de la situation primitive de la tête que par celle dans laquelle elle se présente à la vulve ; situation qu'elle n'avait certainement pas au commencement du travail , la disposition respective des parties de la mère et de l'enfant s'opposant presque toujours à ce qu'elle ne s'engage dans une position aussi défavorable.

Nous dirons seulement ici d'avance que quelques-unes sont plus favorables que les autres, quoique toutes soient également naturelles. Par exemple, la première est la plus favorable de toutes ; la seconde presqu'autant , parce que le grand diamètre de la tête, dans l'une et l'autre, répond à l'un des plus grands du détroit supérieur, et que, dans la suite du travail , l'occiput se porte de la manière la plus heureuse, comme la plus facile, sous l'arcade du pubis ; marche la plus favorable que la tête puisse suivre pour sortir sans obstacles. Quant à la troisième et la quatrième , telle que nous les admettons, quoique les diamètres de la tête soient dans les rapports favorables avec ceux du bassin , cependant ces positions ne sont pas aussi heureuses que les deux premières, parce que l'occiput, placé en arrière , tend , par cela même, à se renverser sur le dos de l'enfant, au lieu de plonger dans le centre du bassin ; et que la face, en cherchant à se placer sous l'arcade du pubis, y rencontre des obstacles que ne trouvait pas l'occiput.

On doit également se rappeler que non seulement toutes les positions de la tête ne sont pas également à désirer , mais que les plus favorables d'entre elles peuvent même apporter les plus grands obstacles à l'accouchement, si leurs rapports avec le bassin ne changent pas à mesure que la tête s'engage dans cette cavité.

Il ne suffit donc pas que la tête se présente dans une situation favorable, accompagnée de toutes les conditions requises de la part de la mère et de l'enfant ; il faut encore qu'elle suive une marche déterminée, qui n'est pas absolument la même pour toutes les positions.

Première position du sommet de la tête, ou position occipito-cotyloïdienne gauche.

Dans cette position, l'enfant est placé de manière que toute sa surface postérieure répond à la partie antérieure et latérale de l'utérus ; la face, la poitrine et les genoux à la partie postérieure et latérale droite ; enfin les fesses et les pieds vers son fond. La situation diagonale à droite ou à gauche, plutôt que toute autre, qu'affecte l'enfant, même avant la rupture des membranes et l'apparition des douleurs, tient d'une part à la saillie formée par la partie supérieure du sacrum unie à la dernière vertèbre lombaire, et de l'autre à la forme arrondie de la tête, qui ne lui permet pas de rester long-temps appuyée sur le sacrum. Sa mobilité l'oblige nécessairement de glisser à droite ou à gauche, pour se placer diagonalement sur le bassin ; position dans laquelle elle doit être de plus en plus déterminée par les contractions de la matrice, par le centre de gravité qui, agissant sur le tiers postérieur de la base du crâne, engage conséquemment l'occiput le premier ; enfin par l'ouverture du grand diamètre, un corps pressé en tout sens, tendant à s'échapper nécessairement par le lieu qui lui offre le moins de résistance. La nature semble donc avoir tout disposé pour que la tête se présente, ou du moins s'engage diagonalement au détroit supérieur.

Le centre de gravité, qui est aussi celui des forces expulsives de l'utérus, continuant à agir sur le tiers postérieur de la base du crâne, la tête s'avance, et à mesure qu'elle s'engage, elle présente de plus en plus son extrémité occipitale ; et au lieu de la suture sagittale, qui au commencement du travail se faisait sentir vers le centre du bassin, c'est la fontanelle postérieure qui devient plus accessible au toucher, et se rapproche plus ou moins de ce même centre. Pour y arriver, elle paraît se dégager peu à peu de dessous la cavité cotyloïde gauche, et descendre derrière le trou obturateur jusqu'à ce qu'elle soit arrivée vers le milieu de la branche de l'ischion.

Si dans ce moment nous touchons la femme, nous sentirons qu'un peu plus du quart du pariétal droit se trouve derrière la symphyse du pubis , et que la branche droite de la suture lamdoïde est à peu près parallèle à la jambe gauche de l'arcade, tandis que le pariétal gauche répond par le même point opposé de sa surface, ainsi que l'autre branche de la suture, à l'échancrure ischiatique gauche ; premier résultat du mouvement par lequel la tête commence à cheminer dans le bassin ; mais ici la tête ne peut être poussée plus avant par les contractions utérines, sans suivre le plan incliné que lui offrent d'abord les côtés du bassin, puis la concavité formée par le sacrum , le coccix, le périnée : en suivant ce plan incliné, elle plonge dans l'excavation. Là le front éprouve une nouvelle résistance ; mais l'occiput n'en trouve pas, car l'évasement latéral de l'arcade présente à

son tour un léger plan incliné, qui le force de se précipiter à travers de l'ouverture même de cette arcade, dans
laquelle il s'engage avec d'autant plus de facilité qu'il a avec
elle les rapports les plus favorables, étant d'une forme et d'une
dimension à se contourner autour de ses bords comme une
roue autour de son axe. C'est ce qu'il fait effectivement lorsque la tête, par un mouvement de pivot qui peut aller à un
sept ou huitième de cercle, et qui s'exécute au moyen d'une
légère torsion du col, place enfin l'occiput sous l'arcade du
pubis. Alors on sent en plein la fontanelle postérieure au
centre de cette même arcade, et la suture sagittale se porte
de devant en arrière, et monte directement vers la saillie
du sacrum, sous laquelle est alors située la fontanelle antérieure. Les deux branches de la suture lambdoïde croisent
les branches de l'ischion, et la nuque est appuyée contre le
bord inférieur de la symphyse des pubis.

Les parties ainsi disposées, et les contractions utérines
continuant à agir, l'occiput se dégage, et sort en partie de
la vulve qu'il entr'ouvre et qu'il dilate. Jusqu'ici le menton
est resté constamment appliqué contre la poitrine de l'enfant, tandis que l'occciput seul semble avoir parcouru un
espace considérable. Dans ce dernier temps les choses changent, et tandis que l'occiput fait peu de chemin, en roulant sur le bord inférieur de la symphyse du pubis, comme
une roue sur son essieu ; tandis que par ce mouvement il se
renverse peu à peu, en se relevant vers le mont de Vénus,
le menton décrit en arrière une ligne courbe étendue ou parabolique, et un segment de cercle assez considérable, en
passant successivement au-devant de la concavité du sacrum,
du coccix et du périnée. Après que l'occciput et le menton
ont exécuté ce dernier mouvement, et cheminé, l'un plus,

l'autre moins, la face d'abord, puis la tête se trouvent entièrement dégagées.

Si l'on se rappelle le mouvement de demi-rotation que la
tête a exécuté pour placer l'occiput sous l'arcade, on ne
sera pas étonné que la face, aussitôt après sa sortie de la
vulve, se tourne vers la cuisse droite de la mère, le premier
mouvement dans la vulve n'ayant eu lieu que par une torsion du col, et n'ayant pas été partagé, ou fort peu par le
tronc, qui est resté dans une situation oblique. Les épaules,
obliquement situées, comme le tronc, s'engagent dans ce
sens à travers le détroit supérieur et présentent, à mesure
qu'elles descendent, leur plus grande largeur au plus grand
diamètre du détroit inférieur; pour cet effet, elles changent
peu à peu leur direction en suivant la même marche que
l'occiput et le menton, c'est-à-dire que l'épaule droite se
place au-dessous du pubis, l'autre dans la concavité du sacrum; et cette dernière, après avoir parcouru le même chemin, et avoir décrit la même ligne courbe que le menton,
se dégage la première vers le bas de la vulve, pour être
bientôt suivie de l'autre, ou doit être dégagée la première;
car ici finit l'accouchement naturel proprement dit, pour
faire place à l'accouchement manuel, qui doit toujours succéder au premier, lorsque l'opérateur est présent, afin d'é-
pargner à la femme des douleurs souvent aussi longues qu'elles
sont peu nécessaires, puisqu'un coup de main peut la délivrer sans peine comme sans inconvénient. Il faut donc dégager les épaules. Ce dégagement se fait ainsi; on commence
par l'épaule la plus voisine du sacrum; on coule un ou deux
doigts de la main droite sous l'aisselle, et on les fait glisser
jusqu'au pli du bras, qu'on pousse en le dégageant sur le
devant de la poitrine.

On en fait autant pour l'autre, des doigts de l'autre main, quoique le dégagement de la première suffise presque toujours pour rendre aussi prompte que facile l'extraction de la totalité du corps, puisqu'étant d'une forme conique et décroissante dans le reste de son étendue, il doit franchir le passage avec d'autant moins de difficulté qu'il offre une partie plus voisine des pieds. En cas de résistance ultérieure, il faudrait dégager ou même couper le cordon, qui, trop court ou entortillé, peut seul en être la cause, s'il n'y a point d'hydropisie ascite.

Tel est donc le mécanisme de l'accouchement naturel dans une première position du sommet de la tête.

En suivant ainsi pas à pas la marche que décrivent les différentes parties de la tête et du tronc, nous avons eu l'intention de faire ressortir deux points de doctrine bien essentiels, et qui sont comme la base et la clé de cet accouchement; savoir, 1° que la tête ne présente jamais que ses plus petits diamètres à l'un des plus grands du bassin, qu'elle ne le traverse même qu'en offrant constamment sa plus petite circonférence, celle d'une tempe à l'autre, et celle du sommet à la base du crâne. Première vérité, premier point essentiel à retenir.

Le second, tout aussi important, c'est que la tête, dans la marche que nous venons de décrire, exécute trois mouvemens : le premier est un mouvement de bascule ou de flexion en devant, par lequel le menton s'applique sur la poitrine de l'enfant, et l'occiput s'engage le premier dans le bassin, ce qui provient, comme nous l'avons déjà dit, de ce que le centre des forces utérines agit principalement sur le tiers postérieur de la base du crâne, en se propageant tout le long de l'épine jusqu'au grand trou occipital. Or un corps

mobile doit pencher du côté vers lequel il éprouve une impulsion quelconque. Tel est le premier mouvement qu'exécute la tête dans sa marche ; c'est aussi le plus essentiel à
connaître.

Le second est celui de pivot, ou de demi-rotation, par
lequel l'occiput se place sous l'arcade du pubis ; le troisième
enfin est celui de flexion en arrière, et qui a lieu dans le
moment où la tête se dégage de dessous le pubis.

Ces trois mouvemens, sur lesquels j'insiste à dessein , sont
si essentiellement nécessaires à l'accouchement dont il s'agit,
et à d'autres encore, que si l'un d'eux n'a pas lieu, le travail ne peut se terminer que par les secours de l'art, à moins
que le bassin ne soit extrêmement vaste et spacieux.

Si, par exemple, le menton, au lieu de s'appliquer sur
la poitrine, s'engageait le premier, la tête présenterait en
descendant ses plus grands diamètres au bassin , et se renverserait trop tôt en arrière. Dès lors elle ne pourrait plus exécuter ni le mouvement de pivot, ni celui de flexion propre à
la placer sous l'arcade, par conséquent elle resterait enclavée
dans l'excavation du bassin, et resserrée comme dans un étau,
à moins d'une disposition très-rare de la part du bassin.

S'il est quelquefois très-difficile de surmonter cet obstacle, dont peut n'être pas exempt l'accouchement le plus
naturel, il est très-aisé d'y remédier dans le commencement
du travail, et plus encore de le prévenir. Il suffit de porter
le doigt indicateur et celui du milieu sur les parties latérales
du nez pour relever le front ; ce qu'on ne doit jamais faire
que pendant la douleur, parce que le front étant repoussé
en haut, tandis que les contractions poussent l'occiput en
bas, on fait nécessairement faire à la tête un mouvement de
bascule ou de flexion en devant, qui remet les choses dans

I.   16

l'ordre naturel, en remontant le front et en engageant l'occiput le premier.

On se souviendra aussi qu'il faut préalablement avoir fait
coucher la femme du côté opposé à l'obliquité de la matrice, qui occasionne presque toujours ce renversement de
la tête sur le dos. Souvent même, sans le secours des doigts
introduits dans le vagin et appliqués sur le front, le changement de situation de la part de la femme suffit pour ramener
la tête à une marche plus favorable.

Je n'ai traité cette première position avec une certaine
étendue, que pour bien développer les principaux phénomènes du mécanisme de l'accouchement naturel. D'ailleurs
la marche de la tête dans la première position, étant bien
connue, jettera le plus grand jour sur les autres, que je
pourrai me dispenser de traiter aussi au long.

Deuxième position du sommet de la tête, ou position occipito-cotyloïdienne droite.

Dans la deuxième position le mécanisme est absolument
le même, avec cette différence seulement, que le chemin
que fait la tête de gauche à droite dans la première, elle le
fait de droite à gauche dans la seconde : du reste elle se dégage absolument de la même manière.

Mais j'observerai qu'elle peut, dans cette situation, rencontrer un obstacle qui n'existe jamais dans la première ;
c'est que le front peut être arrêté par le rectum plus ou
moins rempli, et par là rendre la marche de la tête plus
lente et plus difficile. Il ne faut pas oublier non plus que
l'obliquité latérale droite de la matrice étant beaucoup plus
fréquente que l'obliquité latérale gauche, la tête, dans la

deuxième position, est plus sujette à se renverser en arrière ; et l'on doit savoir actuellement combien cette situation est défavorable à sa marche.

C'est aussi là ce qui a fait regarder cette deuxième présentation comme un peu moins favorable que la première, quoique dans l'une et l'autre la marche de la tête soit à peu près la même. En effet, l'occiput descend pareillement dans l'excavation du bassin, se place insensiblement sous l'arcade du pubis, d'où il se dégage en se relevant vers le mont de Vénus, tandis que le menton, en descendant, passe par tous les points de la ligne qui s'étend depuis le haut du sacrum jusqu'au périnée inclusivement.

Mais voici une nouvelle différence La tête une fois sortie, la face se tourne vers la cuisse gauche, parce que le mouvement de rotation a eu lieu en sens contraire de celui de la première position, dans laquelle elle se tourne à droite ; cependant les choses se passent quelquefois dans la deuxième position comme dans la première, c'est-à-dire à droite, quand elle devrait être à gauche ; mais ce cas est extrêmement rare, et n'arrive jamais que quand la même contraction expulse à la fois la tête et le tronc, parce qu'alors celui-ci est obligé de décrire une espèce de demi-pas de vis pour suivre la tête ; en se conformant à la direction de la tête, celle-ci n'est plus forcée de se conformer à la sienne. Si les choses se passent à la manière ordinaire, la tête sortie de la vulve, les épaules viennent comme dans la première, à l'exception que c'est la droite qui roule et chemine dans la concavité du sacrum, du coccix et du périnée, et la gauche se dégage ensuite de dessous le pubis, derrière lequel elle doit naturellement se trouver placée.

Troisième position du sommet de la tête, ou position occipito sacro-iliaque droite.

Dans cette position l'occiput répond à la symphyse sacro-iliaque droite, et le front derrière la cavité cotyloïde gauche. Ici les surfaces postérieures de l'enfant regardent la partie postérieure et latérale droite de l'utérus, et ses surfaces antérieures la partie antérieure et latérale gauche. Les pieds, comme dans les deux précédentes positions, sont dirigés vers le fond de la matrice.

Cette position n'est pas aussi favorable que les deux premières, en ce que la face est sujette à se tourner en dessus, et le front à se présenter sous l'arcade du pubis, pour peu que la tête soit volumineuse ; ce qui arrive notamment dans le cas d'obliquité latérale droite de la matrice, lors de quelque tumeur ou bride dans le vagin du même côté, et enfin dans d'autres cas de complications semblables.

Quand rien de tout cela n'a lieu, voyons la marche que suit la tête.

L'occiput, placé au-devant de la symphyse sacro-iliaque droite, s'enfonce dans le bassin, le long de cette même symphyse qui, lui présentant une légère coulisse ou gouttière, lui fait faire un mouvement de pivot, et tourner vers le milieu du sacrum. Pendant ce temps, le front, glissant sur le plan incliné que lui offre le côté antérieur et gauche du bassin, se porte derrière la symphyse du pubis : ce qui place la fontanelle antérieure au milieu de l'arcade, et la postérieure au-dessus de la saillie du sacrum ; mais bientôt la fontanelle antérieure est obligée de remonter vers le pubis, parce que l'occiput descend de derrière en devant en roulant dans la concavité formée par le sacrum, le coccix et le périnée. La fontanelle postérieure paraît alors au bas de la vulve ; dans ce moment le périnée, s'il n'est soutenu, court le plus grand risque d'être lacéré, étant extrêmement distendu par l'orbe de la tête qui se dessine et forme une bosse considérable sous les tégumens. Heureusement que la région occipitale présente bientôt au bord du périnée un plan incliné et très-glissant, sur lequel ce bord coule et se retire en arrière vers la base du crâne.

Aussitôt l'occiput se rejette en arrière et se contourne sur le bord du périnée, comme il l'a fait dans les deux premières présentations sur le bord inférieur de la symphyse. Ce renversement permet au front de descendre, et à la face de se dégager de dessous le pubis ; mais, pour qu'elle sorte tout-à-fait, il faut que le menton décrive en descendant une ligne courbe, depuis la partie la plus élevée des pubis jusqu'au-dessous de l'arcade. La face, une fois sortie, se tourne à mesure vers la cuisse gauche.

L'épaule droite glisse et descend sur le plan incliné du sacrum, du coccix et du périnée, sort de la vulve, et permet à la gauche de se dégager de dessous le pubis.

Quatrième position du sommet de la tête, ou position occipito-sacro-iliaque gauche.

C'est absolument la même marche, le même mécanisme que dans la précédente, mais du côté opposé.

L'occiput s'enfonce dans le bassin, passe de la symphyse sacro-iliaque gauche dans le milieu du sacrum, tandis que le front se place sous le pubis, où il parvient en glissant sur le plan incliné que lui offre le côté droit du bassin ; le reste

se passe comme dans la troisième position ; seulement la face'
sortie se tourne vers l'aîne droite de la mère, et c'est l'épaule
droite qui se glisse sous le pubis, après que la gauche a passé
devant le sacrum. Suivant la marche que nous venons de
décrire, l'obliquité latérale gauche de la matrice et quelques autres circonstances peuvent donner à cette quatrième
position les mêmes désavantages qu'à la précédente ; mais,
comme la précédente aussi, elle jouit d'une faveur singulière,
mais malheureusement trop rare. En effet il arrive quelquefois que la tête, étant dans une position intermédiaire qui
tient plus de la première ou seconde que de la troisième ou
quatrième position, au lieu de se tourner vers le sacrum, se
rapproche insensiblement d'une des cavités cotyloïdes, et se
place ensuite sous l'arcade du pubis ; de sorte que tout se passe,
depuis cet instant, comme dans les meilleures positions.

Ce cas est naturellement peu commun ; mais il est quelquefois très-possible de le déterminer quand il ne s'effectue
pas de lui-même ; une simple application méthodique et convenable du doigt sur les parties latérales de la tête suffit
presque toujours, dans le principe du travail, pour faire prendre à l'occiput une direction aussi favorable.

ART. II.

De l'accouchement naturel par les pieds, les genoux
et le siége.

Quoique l'accouchement naturel par la tête, dont nous
venons d'offrir les détails les plus circonstanciés, soit en
général l'ouvrage exclusif de la nature, et puisse se terminer
entièrement sans le secours de l'art, comme on en a une
foule d'exemples, néanmoins, dès que la tête a franchi la
vulve, l'art remplace communément la nature, pour éviter

à la femme la longueur d'un travail qui , bien que naturel et heureux , peut se terminer plus promptement avec la main et sans aucun danger.

Ainsi donc , même dans l'accouchement le plus naturel , rarement tout n'est pas l'ouvrage de la nature , et l'art coopère presque toujours avec elle à la terminaison du travail ; car la tête une fois sortie , l'opérateur dégage les bras , ainsi que le cordon , ou le coupe ; enfin il délivre la mère et l'enfant de la manière la plus prompte et la plus sûre.

Or si , dans l'accouchement le plus naturel et le plus heureux par la tête , la présence de l'homme de l'art n'est jamais entièrement inutile , elle l'est bien moins encore dans l'accouchement par les pieds , les genoux et le siége , quoique dans tous ces cas la nature puisse se suffire à elle-même jusqu'à parfaite terminaison du travail , comme on l'a souvent remarqué. Mais plus souvent encore quelque incident , le défaut de quelque circonstance favorable ou indispensablement nécessaire , viennent interrompre la marche naturelle du travail , et exigent les secours de la main pour rectifier et achever l'ouvrage de la nature. Il n'est donc , à proprement parler , aucune espèce d'accouchement , même naturel , qui ne soit plus ou moins du ressort de l'art , notamment celui par les pieds , les genoux et le siége , dont nous allons nous occuper.

Mais, avant d'exposer comment l'art doit s'y prendre pour terminer ces trois sortes d'accouchement , je vais d'abord dire en peu de mots la marche que suit en pareil cas la nature , lorsqu'elle se suffit à elle-même , cette marche devant nous servir de modèle et de règle pour agir précisément comme elle , quand l'art est obligé de la suppléer.

Pour que la nature se suffise à elle-même , il faut que

tout soit le plus favorablement disposé du côté de la mère et de l'enfant. Ainsi, en supposant que la mère soit bien constituée, son fruit bien proportionné, l'orifice suffisamment dilaté, comment la nature opère-t-elle l'exclusion de l'enfant dans l'accouchement par les pieds?

Dans cet accouchement l'enfant peut se présenter de quatre manières différentes. Dans la première position des pieds, les talons répondent au côté gauche du bassin ; dans la seconde, au côté droit ; dans la troisième, à la symphyse sacro-iliaque droite ; dans la quatrième, à la symphyse sacro-iliaque gauche.

Première position des pieds, ou position calcanéo-cotyloïdienne gauche.

L'enfant, dans cette position comme dans les trois suivantes, est comme pelotonné et fortement ramassé sur lui-même. Ici les talons sont censés répondre à la cavité cotyloïdienne gauche, et les orteils regarder la symphyse sacro-iliaque droite ; toutes les surfaces postérieures du fœtus correspondent à la partie antérieure et latérale gauche de l'utérus, de manière que l'occiput se trouve à l'extrémité supérieure d'une ligne qui vient tomber directement à la partie interne de la cavité cotyloïdienne du côté gauche, et qui indique la marche que suit la tête dans cette espèce d'accouchement.

Dans cette première position des pieds, les contractions utérines agissant sur le corps pelotonné de l'enfant, le corps réagit sur les fesses, contre lesquelles les pieds étant appuyés, ceux-ci doivent être nécessairement poussés dans et hors le cercle de l'orifice utérin, par conséquent engagés plus ou moins dans le vagin, et de là à travers la vulve. Les pieds sortis, ce qui n'est pas difficile à supposer, vu leur peu de volume, on remarque que les fesses, plus grosses, plus arrondies, s'engagent de plus en plus un peu obliquement pour s'accommoder à l'étendue du plus grand diamètre du bassin, qui est l'oblique, et par conséquent le plus favorable à leur engagement; à raison de ce léger mouvement de rotation, les fesses seulement s'engagent avec un peu plus de lenteur que les pieds et les genoux.

Les fesses, ou le siége, ainsi engagées obliquement jusqu'au détroit inférieur, une hanche répond à la jambe droite de l'arcade, et l'autre à l'échancrure ischiatique gauche, le dos étant situé derrière la cavité cotyloïde et le trou ovalaire de ce dernier côté.

Les épaules traversent le détroit supérieur précisément dans la même direction oblique qui leur est la plus favorable, et à laquelle elles sont d'ailleurs déterminées par la direction des fesses qui les précèdent et leur tracent, pour ainsi dire, la route. Pendant que les fesses et les épaules cheminent ainsi, les bras, arrêtés par les rebords du bassin, mais mobiles, se relèvent peu à peu le long des côtés du col et de la face, et se dégagent en sens inverse, c'est-à-dire vers le haut du bassin, à mesure que la tête avance. Celle-ci vient se présenter au détroit supérieur par la base du crâne, de manière que l'occiput répond au-dessus de la cavité cotyloïde gauche, et la face vis-à-vis la symphyse sacro-iliaque droite.

Dans cette direction du diamètre oblique, la tête, continuant à être poussée en avant par les efforts de la matrice, s'engage en présentant de plus en plus son extrémité mentonnière, appuyée sur la poitrine, vers le bas de la symphyse postérieure droite. Cette symphyse offrant à la face une espèce de coulisse ou gouttière propre à la faire glisser et descendre, comme une pente douce, dans l'excavation, la face se porte bientôt dans la courbure du sacrum, et la nuque sous la symphyse du pubis.

Ce mouvement de rotation exécuté de la part de la tête, on remarque qu'à chaque contraction utérine la face parcourt successivement la concavité du sacrum jusqu'au bas de la vulve, où elle se dégage, mais après que la nuque en a déjà fait autant en se contournant sur le bord inférieur de la symphyse.

L'occiput sort le dernier avec les extrémités supérieures relevées, si l'une d'elles, principalement celle qui est en dessous, ou même toutes les deux ne sont pas déjà dégagées, comme cela arrive lorsque le détroit inférieur est spacieux ou les parties molles externes peu résistantes.

Tel est le mécanisme de l'accouchement naturel dans une première position des pieds.

Deuxième position des pieds, ou position calcanéo-cotyloïdienne droite.

Dans cette position le mécanisme de l'accouchement est à peu près le même que dans la première. Les extrémités, le tronc et la tête exécutent les mêmes mouvemens, mais dans un autre sens ; car le dos descend le long de la partie antérieure et latérale droite du bassin, tandis que la poitrine regarde la symphyse postérieure gauche. Bientôt la face se tourne aussi vers cette symphyse, puis se plonge dans la concavité du sacrum, et le travail s'achève comme précédemment.

Troisième position des pieds, ou position calcanéo-sacro-iliaque droite.

Dans les deux positions qui vont nous occuper, la situation de l'enfant est absolument la même que dans les deux précédentes; la seule différence c'est que, dans la troisième position comme dans la quatrième, les surfaces postérieures de l'enfant sont tournées en arrière, à droite pour la troisième, et à gauche pour la quatrième; et que, dans l'une et dans l'autre, l'occiput se trouve à l'extrémité supérieure d'une ligne qui tombe sur l'une ou l'autre des deux symphyses sacro-iliaques, et qui indique la marche que suit la tête à mesure que le reste du tronc se dégage en dehors.

Dans cette troisième position les pieds, les genoux sortis ou dégagés, le siége s'engage obliquement, ainsi que le reste du corps, jusqu'à ce que les épaules se présentent; celles-ci se relèvent sur les parties latérales du col, et permettent aussi à la tête de se placer sur le détroit supérieur qu'elle franchit diagonalement : arrivé dans l'excavation, l'occiput se place dans la concavité du sacrum, et la face sous l'arcade du pubis, en vertu du mouvement de rotation que nous avons eu si souvent occasion de signaler. Là l'occiput, après avoir franchi le frein de la vulve, se contourne sur le périnée pour se rejeter en arrière vers l'anus de la femme, tandis que le front, le nez et le menton se dégagent successivement de dessous l'arcade, qui, étant bien moins disposée supérieurement à la forme large, raboteuse, inégale de la face, qu'à la rondeur de l'occiput, doit nécessairement rendre cette espèce d'accouchement plus long, quoique très-possible par les seuls efforts de la nature, à moins que le menton ne s'accroche au rebord des pubis; ce qui arrive quelquefois lorsque la tête est descendue directement, et que le bassin a des proportions un peu justes.

Mais, hors cette double circonstance, l'accouchement par les pieds peut se terminer presque aussi facilement, aussi naturellement dans cette troisième position que dans les deux autres, lors même qu'une extrémité inférieure se serait relevée au-devant du tronc; ce qui rend seulement sa sortie plus lente.

Quatrième position des pieds, ou position calcanéo-sacro-iliaque gauche.

L'enfant, dont les surfaces postérieures dans cette partie comme dans la précédente, sont tournées en arrière, mais à gauche, exécute, pour sa sortie, absolument le même mécanisme et les mêmes mouvemens que dans la troisième. La présence seule du rectum peut rendre cette dernière espèce moins favorable, encore faut-il qu'il contienne une assez grande quantité de matières.

Tel est le mécanisme de l'accouchement naturel par les pieds dans les quatre positions qu'ils affectent; et d'après la manière dont je viens de l'exposer, il me sera bien facile de dire quelle est la manière dont il faut manœuvrer dans les mêmes présentations, lorsque l'accouchement sera non naturel ou contre nature.

ART. III.

De la présentation des genoux dans l'accouchement naturel par les pieds.

Déjà j'ai dit que je ne faisais aucune différence entre la présentation des pieds et celle des genoux. En effet, dans les première, deuxième, troisième et quatrième positions des genoux, où la partie antérieure des jambes pliées répond aux quatre points cardinaux du bassin, les genoux s'engagent et sortent comme les pieds; les genoux sortis, les pieds se dégagent, et le reste du corps exécute les mêmes mouvemens, suit la même marche que dans l'accouchement par les pieds, à moins qu'un genou, comme c'est assez l'ordinaire, ne reste appuyé sur la marge du bassin; alors l'accouchement peut devenir difficile, même contre nature, et exiger le secours de la main; nous en parlerons plus tard.

ART. IV.

De l'accouchement naturel par le siége.

Cet accouchement peut encore s'opérer sans les secours de l'art, et presque aussi facilement que lorsque l'enfant vient naturellement par les pieds, ayant une extrémité relevée au-devant du tronc; ce qui est, à proprement parler, une demi-présentation du siége. Mille exemples viennent à l'appui de cette assertion.

Cet accouchement est même, dans bien des cas, plus prompt que celui par la tête, avec laquelle il est d'ailleurs très-facile de confondre le siége, surtout avant l'ouverture de la poche des eaux. Jusqu'alors le siége, comme la tête, présente une tumeur arrondie assez volumineuse ; ce qui peut en imposer quelquefois, et nous faire croire à la présence du vertex.

Mais l'illusion cesse, ou doit cesser après l'écoulement du fluide amniotique ; alors on sent bien encore une tumeur large et arrondie, mais bien moins rénitente que le vertex, mais beaucoup plus souple, et d'ailleurs divisée par une espèce de sillon, ou profondeur oblongue, dans lequel se se trouvent l'anus et les parties génitales.

De plus, le méconium, qui se remarque souvent à la vulve ou au bout du doigt de l'accoucheur, ne laisse aucun doute sur la présence du siége.

Cette présence peut avoir lieu de quatre manières, et sur quatre points principaux du bassin : dans la première position du siége, le dos du fœtus, dirigé en devant, se trouve situé au-dessus du côté gauche du bassin ; dans la deuxième, au-dessus du côté droit ; dans la troisième, les surfaces postérieures de l'enfant étant tournées en arrière, le dos répond vers la symphyse sacro-iliaque droite ; et dans la quatrième, vers la symphyse gauche.

Comme pour la marche de l'accouchement les quatre positions du siége ont le plus grand rapport avec celles des pieds et des genoux, je n'indiquerai ici cette marche que très-sommairement, et pour ainsi dire en masse.

Ainsi donc, dans la première position du siége, celui-ci, par sa forme arrondie, se rapproche facilement de la direction du diamètre oblique de l'un et l'autre détroits ; de manière qu'une des hanches passe sous la symphyse, et l'autre au bas de la vulve, celle qui est en dessous ayant décrit un espace beaucoup plus considérable et parcouru toute la concavité du sacrum, tandis que l'autre n'a fait que se contourner sur le bord inférieur de la symphyse, comme l'a fait précédemment l'occiput ou la face.

Par cette marche respective, les deux hanches une fois parvenues à se prononcer fortement hors de la vulve, le tronc se relève et se recourbe légèrement vers le mont de Vénus.

Pendant ce temps, les extrémités qui se sont relevées aussi peu à peu pour s'étendre et se coucher au-devant du tronc, se dégagent, et le reste de l'accouchement s'opère comme dans la première position des pieds. Dans la deuxième position du siége, même marche, même mécanisme que dans la première, excepté que tout se passe du côté droit et en sens inverse.

Il serait donc aussi inutile que fastidieux de répéter précisément la même chose, soit pour la deuxième, soit pour la troisième ou la quatrième position du siége, d'autant plus que nous reviendrons avec de plus grands détails sur chacune d'elles, lorsque nous démontrerons la manœuvre propre à chaque présentation, soit des pieds, soit des genoux, soit des fesses ou du siége, dans le cas où ces parties ne peuvent venir naturellement. Nous ajouterons seulement, pour corollaire à ces trois espèces d'accouchemens, que les troisième et quatrième positions sont en général moins favorables que les deux premières, surtout au moment où l'enfant présente la tête, parce qu'à mesure que cette dernière s'engage à travers le détroit supérieur, elle tend à se renverser en arrière, et par là s'oppose à sa sortie définitive. Les efforts même que fait la femme pour seconder les contractions de la matrice, loin de favoriser sa délivrance, ne font que la rendre de plus en plus difficile au contraire. Il serait donc prudent et même nécessaire, dans ces sortes de circonstances, de ne pas abandonner la terminaison de l'accouchement aux seules ressources de la nature, mais d'examiner avec soin la marche de l'enfant, et de surveiller surtout la manière dont la tête cherche à s'engager à travers le détroit supérieur, et à poursuivre sa sortie ultérieure hors du bassin, afin de remédier à temps à sa situation vicieuse et contraire au mécanisme d'un accouchement heureux et naturel.

Après avoir ainsi démontré successivement le mécanisme de toutes les espèces d'accouchemens naturels, et avoir fait connaître les préceptes généraux qu'il faut mettre en usage pour combattre avec succès quelques-unes des circonstances qui les compliquent quelquefois, je passe aux accouchemens appelés contre nature, c'est-à-dire, à ceux dont la terminaison a besoin des secours de l'art, et pour lesquels il faut employer des moyens plus ou moins violens, mais sans lesquels la mère et l'enfant pourraient être exposés à des suites plus ou moins dangereuses.

DEUXIÈME PARTIE.

ACCOUCHEMENS PRÉTENDUS CONTRE NATURE-ARTIFICIELS.

Considérations générales.

Lorsque, pour franchir le détroit supérieur ou abdominal, le fœtus présente l'une ou l'autre extrémité de l'ovoïde, et que rien ne s'oppose à sa sortie, on dit alors que l'accouchement est naturel; sa terminaison est contre nature au contraire, et demande par conséquent les secours de l'art, quand il offre à l'entrée du bassin quelques-unes des autres régions que nous lui avons assignées. Cette terminaison, en admettant même que l'enfant présentât l'une ou l'autre extrémité de l'ovoïde, peut encore exiger impérieusement les secours de l'art, lorsque des événemens imprévus, des accidens graves, en compromettant éminemment les jours de la mère ou ceux de l'enfant, ne permettent point de confier à la nature la terminaison d'un pareil accouchement. Cette courte digression permet donc de considérer les causes des accouchemens appelés contre nature sous deux points de vue différens. Les unes dépendent de la présentation vicieuse, défavorable et alors contre nature, de l'enfant aux divers détroits; les autres tiennent à des circonstances imprévues, indépendantes de la situation générale du fœtus et de sa posi-

I.   17

tion particulière à l'un ou à l'autre détroit, mais dangereuses cependant pour la mère et l'enfant, et qu'il importe d'examiner avec la plus scrupuleuse attention, leur étude approfondie formant l'histoire la plus complète de la doctrine de ces espèces d'accouchemens.

Les causes qui dépendent d'événemens imprévus, ou d'accidens graves, sont très-multipliées ; nous les bornerons cependant aux suivantes, comme les plus remarquables et les plus communes. En voici le tableau méthodique :

1°. L'hémorragie ; 2°. les convulsions ; 3°. la faiblesse extrême et les syncopes répétées ; 4". l'implantation du placenta sur l'orifice ou sur ses bords ; 5°. le resserrement du col de la matrice ; 6°. l'issue prématurée du cordon ombilical ; 7°. son défaut de longueur ; 8°. l'obliquité extrême de la matrice ; 9° une hernie irréductible ; 10°. la grosseur démesurée de la tête de l'enfant ; 11°. une grossesse composée ; 12°. tous les vices, soit du bassin, soit des autres parties molles de la génération.

1°. *De l'hémorragie considérée comme cause d'accouchement contre nature.*

De tous les accidens qui peuvent compliquer le travail de l'enfantement, il n'en est pas de plus commun et de plus redoutable à la fois que l'hémorragie, soit que le sang vienne de la matrice, soit qu'il s'échappe de tout autre ouverture naturelle de l'économie ou même de quelque voie insolite (1).

____

(1) J'ai accouché une dame chez laquelle il s'était manifesté, au cinquième mois de sa grossesse, une hémorragie par une alvéole, très-inquiétante par sa force et par sa persévérance, et qui la jeta dans un état de faiblesse dont elle s'est ressentie jusqu'à la fin de sa grossesse.

Mais s'il est vrai que cet accident soit également à craindre, de quelqu'endroit que l'écoulement se fasse jour au dehors, et quand son abondance est extrême, on ne peut se dissimuler que lorsque l'hémorragie a lieu par la matrice, le danger ne soit infiniment plus éminent. Dans ce dernier cas, elle prend le nom de perte utérine.

Toutes les ouvertures naturelles du corps peuvent offrir au sang une issue plus ou moins facile et plus ou moins abondante; mais celles par où il peut s'échapper le plus ordinairement, pendant le travail de l'enfantement, sont la matrice, la bouche, le nez et l'anus.

L'hémorragie qui se manifeste par la bouche peut avoir son siége dans l'estomac ou dans la poitrine. Dans le premier cas, elle porte le nom d'hématemèse ou de vomissement de sang; dans le second, celui d'expectoration ou de crachement. L'hémorragie qui se fait jour par les fosses nasales, ainsi que celle qui a eu lieu par l'anus, ne porte point de nom particulier. Les unes et les autres ne deviennent d'ailleurs réellement inquiétantes qu'autant qu'elles sont très-abondantes, ou qu'elles durent très-long-temps. Les causes qui les provoquent sont différentes, selon le lieu où ces espèces d'hémorragies se manifestent. Ainsi, lorsque le sang vient de l'estomac, cela peut tenir à un état pléthorique, surtout si c'est une femme forte, petite, comme ramassée dans sa courte grosseur, et qui aura négligé de se faire saigner pendant sa grossesse, lorsqu'il était démontré, au contraire, qu'elle en avait le plus grand besoin. Un anévrisme de quelques-uns des gros vaisseaux de l'abdomen, dont la rupture spontanée est le résultat des efforts que fait la femme pour accoucher, peut être aussi mis au nombre des causes du vomissement de sang. L'hémorragie est active dans le premier cas; elle est passive dans le second.

Mais, indépendamment des causes particulières relatives à toutes les espèces d'hémorragie active qui peuvent se manifester par la bouche, que le sang vienne de la poitrine ou de l'estomac, on ne peut disconvenir que la pression des vaisseaux abdominaux et hypogastriques, par suite de la contraction de la matrice et des muscles du bas-ventre, ne soit une des plus puissantes causes des hémorragies qui compliquent quelquefois le travail de l'enfantement.

On sait également que, pendant les fortes douleurs, lorsque la femme, s'abandonnant à toute l'énergie de ses facultés contractiles, ne peut, malgré la volonté bien prononcée qu'elle y met, se débarrasser du produit de la conception; on sait, dis-je, que tout le système veineux du col et de la face se gonfle outre mesure; il en est de même sans doute des veines du cerveau, ce qui explique d'ailleurs l'espèce de trouble et de léger délire qui accompagne constamment un travail long et pénible. Si cet état d'engorgement n'est point dissipé par la prompte terminaison du travail, il peut alors survenir une hémorragie nasale, dont l'intensité sera relative à la force de la femme, mais surtout à la longueur et à l'énergie du travail, de même qu'à une prédisposition particulière à certains individus.

L'hémorragie qui se manifeste quelquefois par l'anus est infiniment plus rare, et je connais peu d'observations qui en fassent mention. Dans les premiers mois de certaines grossesses, chez des femmes très-fortes, on a vu quelquefois le sang s'échapper en abondance par l'intestin rectum, et loin d'affaiblir les femmes ou de compromettre leur santé, les soulager au contraire, la nature choisissant cette voie pour porter au dehors et se débarrasser d'une surabondance qui la gêne et l'importune. Le plus ordinairement ce sont des règles excessives qui, ne pouvant se faire jour à travers la matrice imprégnée, se jettent sur les parties environnantes, et choisissent, pour se porter au dehors, l'issue la plus voisine et la plus favorable à leurs vues. On conçoit aussi qu'il n'y a rien à faire dans cette circonstance. Le repos, un peu de diète sufffisent pour prévenir les dangers d'un pareil accident.

Il en est de même lorsque le crachement de sang et l'hémorragie nasale sont modérés et que le travail se soutient. Il faut seulement hâter la terminaison de l'accouchement, en engageant la femme à faire valoir ses douleurs, et surveiller la marche du travail, de manière à ce que rien ne s'oppose à sa prompte terminaison. Lorsqu'au contraire l'écoulement de sang est très-considérable, et que son abondance pourrait faire craindre pour les jours de la femme, loin de perdre un temps précieux à employer tels ou tels moyens, dont l'effet est toujours plus ou moins long à s'effectuer, il faut de suite recourir à l'accouchement artificiel. Les réfrigérens pris intérieurement ou appliqués extérieurement, le grand air, la saignée même, ne peuvent convenir que dans la supposition où l'on pourrait attendre, et par conséquent dans le cas où l'hémorragie ne serait pas très-alarmante ; or, je soutiens que le temps passé à l'administration de ces divers moyens serait infiniment mieux employé en les dirigeant vers la matrice, c'est-à-dire en donnant tous ses soins à la prompte terminaison du travail par les moyens que nous indiquerons plus bas.

Mais, autant les diverses espèces d'hémorragie dont nous

venons de parler sont rares pendant le travail, autant celle de
la matrice ou la perte utérine est fréquente, et ce n'est pas
là malheureusement la seule différence qui les caractérise;
en effet, le danger, dans le premier cas, n'est pas toujours
très-pressant, on peut temporiser; on a, il est vrai, des précautions à prendre; mais il n'est pas toujours indispensable
de recourir à la terminaison artificielle de l'accouchement.
Dans le dernier cas, au contraire, tous les momens sont
comptés : le moindre retard, l'indécision, le défaut de coup
d'œil, l'ignorance même des véritables sources de l'hémorragie, peuvent compromettre éminemment les jours de deux
individus et même les faire périr ensemble. Tout, dans une
pareille matière, réclame donc la plus sérieuse attention,
et l'accoucheur doit donner une sérieuse attention à tout
ce qui se passe alors; la gravité de l'accident, le danger que
court la femme, le soin de sa réputation l'y obligent impérieusement; telles sont les considérations qui m'engagent à
donner à cet objet une étendue plus considérable peut-être
qu'on ne devrait s'y attendre dans un ouvrage de la nature
de celui-ci.

La première chose qui doit occuper l'accoucheur ici,
c'est d'abord de reconnaître la nature particulière de l'hémorragie, ensuite les sources d'où elle tire son origine; enfin
il ne doit pas méconnaître si la perte est apparente ou cachée,
ou, comme l'on dit, externe ou interne; elle peut être encore accompagnée de quelqu'autre accident, ou bien se
montrer seule. Nous allons examiner successivement chacune de ces circonstances, cette matière étant assez importante pour que nous lui donnions toute l'étendue convenable; mais avant de passer à l'exposition des diverses modifications sous lesquelles peut se montrer la perte utérine, il

convient de dire un mot de ses causes générales et particulières les plus communes.

La cause la plus générale et la plus commune de l'hémorragie utérine tient ordinairement au décollement d'une
partie ou de la totalité du placenta. Sous ce rapport, cette
hémorragie a beaucoup d'analogie avec celle qui se manifeste pendant tout le cours de la grossesse ; l'une et l'autre
dépendent de la même cause ; mais la première a cela de
remarquable, qu'elle ne devient décidément dangereuse,
que dans la supposition où le travail, une fois commencé,
s'affaiblit ensuite par degrés et finit même par cesser absolument. On observe, au contraire, qu'un écoulement, même
assez considérable de sang par la vulve pendant le travail,
n'est pas toujours une raison suffisante d'opérer la terminaison de l'accouchement, quand d'ailleurs les douleurs sont
vives et prononcées, et que la femme ne paraît pas s'affaiblir sensiblement : car alors on peut supposer que l'écoulement de sang est causé et entretenu par l'état pléthorique
de la femme, ce qui rend la perte encore moins dangereuse.

La déchirure d'une partie du cordon ombilical, sa rupture, l'augmentation des propriétés vitales de l'utérus, la
pléthore sanguine, l'implantation du placenta sur l'orifice ,
peuvent être mises également au nombre des causes d'une
perte qui, dans tous les cas, n'appartenant pas précisément
à l'utérus, aurait cependant son siége dans cet organe.
Mais, il faut le dire, c'est sa violence et sa continuité, qui
forment seules des accidens redoutables, et qu'il importe au
praticien d'examiner avec la plus grande attention, afin de
faire une heureuse et prompte application de tous les moyens
qu'il faut mettre eu usage dans des circonstances aussi
graves.

.Les signes qui annoncent qu'une perte a lieu ne sont pas équivoques, au moins dans le cas de perte externe : il n'en est pas de même pour la perte interne, qui peut exister depuis long-temps sans que l'accoucheur s'en aperçoive ; mais, je le dis à regret, on doit plutôt en accuser son inexpérience ou son défaut d'attention, que l'impossibilité de la reconnaître ou l'obscurité des signes qui l'accompagnent. Pour le mettre à même de ne point tomber dans une erreur funeste à cet égard pour la femme et pour lui-même, nous allons présenter ici un tableau fidèle de la marche et des symptômes de ces deux modes d'un même accident.

La perte utérine et externe a lieu toutes les fois qu'un écoulement plus ou moins considérable de sang se fait par la vulve, en admettant que la cause en réside dans l'une de celles que nous avons énoncées plus haut : le sang ne sort point par bonds ni par jets ; son écoulement se fait lentement d'abord, mais continuellement. Si on jette un coup d'œil sur les parties sexuelles de la femmes, mises à nu, on voit le sang sortir de la commissure postérieure et filer sans interruption le long du périnée. Pour s'assurer de la nature et de la violence de la perte, on passe le doigt sur le périnée, comme pour effacer la trace du sang : il ne tarde pas à reparaître si la perte est réelle ; mais déjà, pour l'accoucheur attentif, des signes multipliés ne lui laissent aucun doute sur la nature de l'accident qu'il a à combattre. En effet, les douleurs qui, jusque-là, s'étaient bien soutenues et avaient même paru augmenter d'intensité, s'affaiblissent par degrés, comme nous l'avons dit plus haut, et finissent par disparaître entièrement. La matrice qui, par l'effet de sa contraction, avait d'abord présenté de la dureté et donné au ventre de la femme une forme plus ramassée dans ses dimensions, tombe dans l'inertie, devient molle, s'épanouit et ne peut plus être distinguée à travers la flaccidité des parois abdominales. La femme elle-même, sans énergie, devient de plus en plus insensible aux instances qu'on lui fait de seconder les contractions utérines ; dans l'ignorance du danger qui la menace, elle s'abandonne aux funestes douceurs d'une trompeuse sécurité ; elle prie les personnes qui l'entourent de la laisser tranquille, qu'elle a besoin de dormir, qu'elle ne peut pas pousser.

Mais si la perte continue, bientôt la scène change, la femme, épuisée par la continuité de l'écoulement et par sa quantité, ne voit et n'entend plus rien ; un sentiment de défaillance, que suivent le plus souvent des syncopes répétées, la tourmente et ne la quitte plus ; une pâleur mortelle se répand sur tout son corps, ses lèvres se décolorent, ses yeux s'éteignent, son pouls s'affaiblit, une sueur froide coule sur ses jambes et sur ses cuisses ; des tintemens, des sifflemens d'oreilles, des éblouissemens, un délire fugace, mais tranquille, une sorte de torpeur et d'insensibilité, l'anéantissement complet de toutes les forces et les facultés de de la vie, enfin la mort. Telle est la marche des symptômes qui accompagnent une hémorragie qui devient nécessairement mortelle quand ils se développent dans l'ordre successif que nous venons d'indiquer, sa violence étant quelquefois si excessive, que la femme en est comme foudroyée, de manière qu'elle ne peut ni s'en apercevoir, ni même avoir le temps de réclamer des secours qui lui seraient si nécessaires, quoiqu'ils soient le plus souvent infructueux dans des cas aussi graves (1).

---

(1) Je pourrais, à ce sujet, rapporter ici une observation étonnante,

La perte interne ne diffère de l'externe que dans le moment même où elle a lieu, car une fois parvenue à un certain degré d'intensité, elle peut se reconnaître à l'aide des
mêmes symptômes, puisqu'elle présente la même marche et
produit les mêmes effets; seulement on observe que l'accu-
mulation du sang dans la matrice distend à la longue cet
organe, qui devient dur et très-volumineux. Il est possible
que la femme ne succombe pas à la gravité d'un pareil accident; que la matrice, irritée par la présence d'une aussi
grande quantité de fluide, revienne enfin sur elle-même et
se débarrasse en même temps des caillots accumulés dans sa
cavité et du produit de la conception. Dans ce cas on doit
tout craindre de la déplétion subite de la matrice qui, trop
promptement débarrassée de toutes les substances qu'elle
contenait, tombe dans une sorte d'épuisement, de syncope,
et par là entretient la perte, qui devient apparente alors,
sans cesser d'être moins dangereuse.

Quelle que soit la nature de la perte, le danger que court
la femme est toujours en raison de la violence de l'hémorragie, qui n'est jamais plus redoutable que lorsque la quantité de sang qui s'écoule est très-considérable dans un espace de temps donné; car, outre la rapidité avec laquelle
les symptômes les plus effrayans se succèdent, cette extrême

si je ne m'étais imposé l'obligation de ne point ralentir la marche des
matières qui composent cet ouvrage, par des observations qui, peut-être
bonnes en elles-mêmes, coupent cependant le fil de la narration, distraient
l'attention du lecteur, et lui font perdre de vue l'enchaînement des idées;
mais si le temps et mes occupations me le permettent, je me propose de
publier un jour une suite d'observations, qui ne seront peut-être pas sans
intérêt, sur les faits les plus remarquables de l'art des accouchemens.

promptitude dans leur marche nuit à l'emploi des secours que réclame un pareil accident. Lorsque l'hémorragie est modérée au contraire, les indications ne sont pas aussi pressantes, on est plus maître de ses moyens, que l'on administre avec plus d'ordre et de certitude du succès.

Mais enfin, quelle est la conduite que doit tenir l'homme de l'art auprès d'une femme en travail, dont une hémorragie plus ou moins considérable complique la marche heureuse et naturelle? On n'exigera pas, je pense, que nous donnions ici la longue énumération de toutes les circonstances malheureuses où peut se trouver l'accoucheur. Il suffit que nous lui indiquions avec méthode les règles générales qu'il doit observer dans ces sortes d'événemens : ensuite c'est à lui, c'est à sa sagacité à en faire l'application convenable dans tous les cas particuliers que lui offrira sa pratique. D'abord on ne doit point ignorer que les indications sont différentes, suivant la nature des causes présumées de l'hémorragie, son abondance, la constitution de la femme, etc.; ainsi on peut, sans crainte, laisser couler un peu de sang chez une femme forte et vigoureuse, tandis que la même quantité épuiserait une femme faible et débile, qui aurait éprouvé des maladies longues ou aiguës avant son accouchement, qui aurait été mal nourrie ou en proie à des chagrins cuisans et à toutes sortes d'affections morales très-vives.

Sans nous arrêter davantage à ces considérations particulières, occupons-nous des pressantes indications que réclame la perte utérine. Ces indications sont de deux sortes, et peuvent être envisagées sous deux points de vue généraux, qui se lient par les moyens qu'il faut employer. En effet, si la perte est modérée, quoique permanente, et qu'elle ne mette pas dans un danger pressant les jours de la mère, il

faut tout faire pour en arrêter la marche et en prévenir
la violence en réveillant l'action de la matrice, afin de
mettre cette dernière à même de se débarrasser du produit
de la conception sans l'intervention des secours de l'art; si,
au contraire, la perte est très-considérable et le danger imminent, alors tout délai devient répréhensible; il ne faut
plus s'occuper que des moyens d'effectuer soi-même la terminaison de l'accouchement, de la manière la plus convenable comme la plus prompte.

. La distinction que nous venons d'établir relativement aux
indications que présente la perte utérine, pendant le cours
du travail, est indispensable pour entendre quelque chose à
l'emploi des moyens que réclame ce grave accident.

Lors même que la perte utérine n'est pas assez considérable pour compromettre les jours de la mère et ceux de
l'enfant, il n'en faut pas moins tout faire, comme nous l'a-
vons dit plus haut, pour en arrêter la marche et en prévenir
la violence. De tous les moyens proposés par les auteurs, il
n'en est pas de plus salutaires que ceux qui tendent à réveiller l'action de la matrice : les autres moyens généraux
recommandés en pareil cas, soit qu'on les applique à l'extérieur, soit qu'on les administre intérieurement, ne doivent
être considérés que comme des ressources accessoires, dont
les effets, il est vrai, seront d'autant plus favorables que la
matrice reviendra plus promptement et plus complétement
sur elle-même. On ne doit pas dédaigner leur secours cependant, car leur emploi, sagement administré, peut au
contraire concourir puissamment à modérer la violence de la
perte, quoiqu'ils ne puissent pas la faire disparaître entièrement, si la matrice ne revient pas sur elle-même. Ainsi on
renouvellera l'air de l'appartement de la femme en travail;

on fera des frictions assez fortes sur l'abdomen, principalement sur toute la région occupée par la matrice, sur laquelle on appliquera en même temps des compresses trempées dans un mélange d'eau froide et de vinaigre, ainsi que sur la partie interne et supérieure des deux cuisses : d'un autre côté, on administrera intérieurement des boissons froides, astringentes et légèrement acidulées; mais on doit être circonspect sur ce dernier moyen : sa trop grande abondance, son emploi trop long-temps prolongé, peuvent amener des suites très-fâcheuses pour la mère lors du temps de ses couches, comme l'avait observé Levret. Mais les ligatures, proposées par Hippocrate et recommandées depuis par des praticiens célèbres entraînés par l'autorité du père de la médecine, nous paraissent au moins inutiles et même nuisibles dans quelques cas. D'ailleurs, la situation critique de la femme, qui demande d'être promptement secourue, ne permet pas d'employer un moyen lent dans ses effets, pénible et douloureux dans son application.

On peut en dire autant du tampon, moyen nouveau mis dans un très-grand crédit par Le Roux, de Dijon, dont l'application est quelquefois utile dans les premiers mois de la grossesse, mais qui plus tard, et surtout à la fin de la gestation, est très-souvent accompagnée d'accidens, et dont l'emploi demande beaucoup d'habitude. Je ne sais même si on doit en recommander l'usage dans le cas d'une perte qui survient pendant le travail ; car, que doit-on désirer dans une pareille circonstance ? que la femme puisse se débarrasser spontanément du produit de la conception, ce qui suppose, d'une part, l'action contractile de la matrice, et ce qui amène presque toujours, de l'autre, la cessation de la perte. Or, dans un pareil cas, la présence du tampon, en admettant même qu'il suspendît pour un moment l'écoulement du sang, s'opposerait bien évidemment à la dilation du col de la matrice, et par conséquent à la sortie de l'enfant. D'ailleurs, lorsque la perte est très-violente, il n'y a pas de tampon, quelque artistement appliqué qu'on le suppose, qui puisse opposer une digne insurmontable au sang; ce liquide, accumulé dans la matrice, réagit alors de haut en bas avec d'autant plus de violence et d'énergie que la résistance du tampon est plus considérable, et presque toujours il parvient à s'échapper au dehors, en entraînant avec lui et le tampon et tous les obstacles qu'on aurait pu lui opposer; car, il faut le répéter, il s'agit ici moins d'arrêter la perte que de débarrasser la femme du produit de la conception. Or, sans cette dernière condition, la perte ne cessera point, tandis qu'ou parvient presque toujours à l'arrêter lorsque l'enfant est une fois hors de la matrice; et comme le tampon s'y oppose, il ne faut pas l'employer. Ce moyen ne peut donc convenir, comme nous l'avons dit plus haut, que dans les premiers mois de la grossesse, où la matrice, peu dilatée alors, ne pouvant contenir qu'une petite quantité de sang, on n'a point à craindre que cela puisse compromettre la vie de la femme; encore faut-il admettre que la perte n'a pu être arrêtée par les moyens généraux indiqués en pareil cas.

La saignée est aussi un moyen proposé pour combattre la violence de la perte utérine. Au premier coup d'œil, il semble assez difficile de concevoir comment, en ôtant du sang à une femme qui en perd excessivement, on peut diminuer l'intensité des accidens auxquels elle est exposée par l'écoulement de celui qui se fait par la matrice. Cela est vrai cependant, et l'expérience confirme tous les jours une pareille doctrine et l'excellence de ce moyen. Ce point de pratique est fondé sur ce que la saignée du bras, en déterminant un nouveau mode d'irritation, appelle dans cet endroit une sorte de centre de fluxion, exalte les propriétés vitales de tout le système vasculaire de l'extrémité supérieure piquée, et diminue la tendance que le sang avait à se porter vers la matrice : souvent même, dans des pertes excessives qui avaient éludé tous les autres moyens, il ne reste plus que la saignée pour dernière ressource, et seule elle sauve la femme. C'est d'après les mêmes principes que, dans quelques cas semblables, où la situation de la femme semble désespérée, on a recours à des frictions sèches, faites avec des serviettes chaudes sur toute l'habitude extérieure de l'individu. Il m'est souvent même arrivé qu'après avoir épuisé tous les moyens indiqués en pareil cas, tels que l'application de l'eau et du vinaigre, les injections, la saignée et même le tampon, de faire mettre la femme dans son lit, de l'y tenir assez chaudement, et de la voir revenir du long assoupissement et de la débilité extrême dans lesquels elle était depuis long-temps plongée, sans que la perte se renouvelât cependant.

Enfin, quels que soient les moyens que l'on ait employés pour combattre la perte utérine, lorsqu'elle est assez violente pour mettre en danger les jours de la mère et ceux de l'enfant, il faut de suite avoir recours à l'accouchement forcé ou contre nature, et c'est dans ce sens que l'hémorragie doit être mise au premier rang des causes de ces espèces d'accouchemens. Le col est-il dilaté, on pénètre sans peine dans l'intérieur de la matrice, on perce les membranes si elles ne le sont pas déjà, et on termine l'accouchement par les pieds. Le col est-il dur et fermé, on

se sert du moyen si bien décrit par Celse, c'est-à-dire que
d'abord on introduit le doigt indicateur seul, puis le doigt
du milieu, ensuite le doigt annulaire, et successivement
toute la main; et, après avoir ainsi vaincu sa résistance,
on se comporte comme dans le cas précédent. Je suis loin
cependant de partager l'opinion de quelques auteurs qui prétendent que, dans un cas de perte, même des plus abondantes, il faudrait temporiser si, en cherchant à pénétrer
dans la matrice, on trouvait le col dur et fermé; dans la
crainte, disent ces auteurs, de le contondre et de causer
de la douleur à la femme. Mais pourquoi attendre? la femme
est en travail; et quel est l'espoir de l'homme de l'art?
Est-ce que la douleur momentanée, causée par la dilatation
du col, et même sa contusion, doivent être mises en parallèle avec le danger qui menace la vie de la femme et celle
de l'enfant? Non seulement on doit vaincre la résistance
du col, lorsque celle-ci s'oppose à l'introduction prompte et
facile de la main de l'accoucheur dans la matrice, mais les
meilleurs praticiens n'ont pas craint de conseiller l'incision
même de cette partie dans le cas d'une résistance invincible,
soit que cette résistance fût causée par un resserrement violent et spasmodique, soit qu'elle le fût par un état de squirrosité de cette partie de la matrice.

Ces longs détails dans lesquels je suis entré sur la perte
utérine, m'ont paru nécessaires pour éclaircir un point de
doctrine aussi important, et pour offrir aux jeunes praticiens, non-seulement le tableau exact des phénomènes d'un
pareil accident, mais aussi pour leur indiquer la conduite
qu'ils doivent tenir en pareille circonstance.

2° *Des convulsions considérées comme cause d'accou- chement contre nature.*

Après la perte utérine, il n'est point d'accident plus re- doutable pour la femme en travail que les convulsions. Naturellement disposées à toutes les affections nerveuses, les femmes le sont, il est vrai, bien davantage encore pen- dant tout le cours de la grossesse, lors du travail de l'en- fantement, et surtout quand celui-ci se trouve suspendu ou arrêté par quelqu'événement imprévu. La constitution de la femme, son état pléthorique, son âge, ses habitudes et la violence de ses passions, sont autant de causes qui peuvent les provoquer dans quelques cas. Une irritation particulière et spéciale de la matrice, une perte excessive, une faiblesse extrême ou des syncopes répétées, la contrainte et l'impa- tience causées quelquefois par la présence de personnes dont la femme en travail ne peut supporter la vue, l'étroi- tesse du bassin, la résistance invincible du col ou des par- ties externes de la génération, un amas excessif d'eau dans la matrice, ou même dans le ventre, la présence des vers, la compression de quelques-uns des plexus nerveux situés dans le bassin ou hors de cette cavité, des palpitations fréquen- tes, telles sont, avec les précédentes, les causes les plus communes des convulsions chez les femmes en travail. Mais quelle que soit la nature particulière des causes capables de les développer, il est certain que les femmes pléthoriques, celles qui sont excessivement nerveuses, très-colères, et chez lesquelles existe une sorte de tendance habituelle aux mou- vemens convulsifs, y sont plus généralement sujettes que les autres. Les convulsions peuvent être générales ou n'affecter que quelques parties de l'individu ; elles peuvent être de véritables convulsions, ou n'être que des mouvemens spasmodiques. La femme qui en est atteinte peut être encore dans la force de l'âge et en pleine santé, ou bien être débile, mal portante et dans un âge un peu avancé.

Lorsqu'il n'y a que des mouvemens spasmodiques partiels, de peu de durée, on ne doit rien craindre : si le travail se soutient, la femme accouchera sans accidens ; mais, quel que soit l'état actuel de la constitution de la femme, son âge, la marche du travail, etc., lorsque les convulsions sont violentes, de longue durée, ou qu'elles se répètent souvent, on doit en redouter les funestes effets et s'empresser de les combattre par des moyens aussi prompts que salutaires ; le plus souvent même on n'a que le choix, ou de terminer sur-le-champ l'accouchement, ou de voir la femme expirer dans les angoisses d'une mort violente. Mais afin de ne point laisser d'incertitude sur les véritables caractères de l'accident dont nous nous occupons, nous allons en tracer le tableau fidèle.

Si c'est une femme forte et bien portante, et qui depuis long-temps fasse de vains efforts pour se débarrasser du produit de la conception, on n'est pas long-temps à s'apercevoir de l'invasion des convulsions. Ce sont d'abord des impatiences, des cris, des colères ; la figure s'enflamme, les veines se gonflent, les membres se roidissent un peu, et on s'aperçoit de quelques mouvemens désordonnés dans les lèvres et en général dans tous les muscles de la face. Bientôt la scène change ; un véritable accès de convulsions se déclare ; les membres se roidissent et se contournent fortement ; la colonne vertébrale se courbe en sens contraire de sa flexion naturelle, et la femme se jette de côté et d'autre ;

mais c'est surtout au visage que les plus grands désordres se manifestent d'une manière effrayante quelquefois : la langue se gonfle et se précipite hors de la bouche, chargée de salive écumeuse; tous les traits du visage sont plus ou moins altérés; les yeux, sortis de leur orbite, roulent en sens contraire, tantôt d'une manière lente, tantôt précipitamment ; souvent ils sont fixes et hagards; quelquefois des pleurs involontaires s'échappent des yeux ; les matières fécales sont inopinément expulsées, et les urines coulent spontanément.

Le plus ordinairement l'accès ne dure que quelques instans, sa violence même en accélère la terminaison; quelquefois cependant on l'a vu persister et augmenter même à mesure qu'on se hâtait d'enlever la cause qui pouvait l'entretenir ; mais quelle que soit sa durée, il laisse constamment après son invasion des marques de sa présence passée. La femme est comme brisée, anéantie; dans un état d'imbécillité apparente, elle regarde autour d'elle et semble étonnée d'y voir des personnes empressées de lui prodiguer des soins; à peine se souvient-elle de ce qui vient de se passer. Il est des femmes cependant qui, même pendant les transports du plus violent accès, conservent et la mémoire et la conscience de ce qu'elles éprouvent ; mais le plus souvent le trouble des fonctions intellectuelles est le résultat inévitable des convulsions.

La matrice, loin de rester étrangère à tant de désordres, y prend au contraire une part très-active, puisque très-souvent elle est la seule cause qui met en jeu le mouvement désordonné de tout le système musculaire; mais, après avoir ainsi porté le trouble et l'agitation dans toute l'économie, elle en ressent à son tour les résultats dangereux. Sa contractilité est fortement mise en jeu ; le col surtout en jouit souvent au plus haut degré d'exaltation, ce qui peut rendre la sortie de l'enfant impossible, non seulement pendant l'accès de convulsions, mais même long-temps après. Quelquefois, quoique plus rarement, la contractilité de la matrice violemment excitée, surmonte tous les obstacles et débarrasse la femme sans qu'elle s'en aperçoive, et ce n'est que long-temps après la naissance de son enfant qu'elle apprend enfin qu'elle est accouchée : tous les praticiens ont été témoins de pareils événemens.

Lorsque la femme est naturellement débile, mal portante, ou bien affaiblie à la suite d'une hémorragie très-abondante, les convulsions n'ont pas un caractère aussi prononcé et ne sont pas annoncées par les symptômes avant-coureurs qui se font ordinairement remarquer chez les femmes fortes et pléthoriques ; mais si d'un côté les accidens sont ici moins à craindre, de l'autre les ressources de l'art sont aussi moins multipliées et les suites peuvent en être beaucoup plus redoutables par l'état de faiblesse extrême dans lequel se trouve l'individu, après un ou plusieurs accès de convulsions : ce ne sont même souvent que les derniers efforts d'une vie expirante, à la suite desquels la femme succombe ordinairement. Tout doit donc faire redouter la présence des convulsions chez la femme en travail, et on ne doit rien négliger pour les prévenir quand on peut les prévoir, et pour en diminuer la violence quand elles se manifestent. On ne doit pas ignorer non plus que le temps presse ; qu'il ne faut pas perdre un moment, et que le point essentiel est bien plutôt de diriger ses moyens vers la matrice pour en retirer le produit de la conception, dont l'existence peut être éminemment compromise, que de s'occuper précisément à combattre les convulsions ou les causes générales qui peuvent les avoir provoquées. Sans doute une saignée faite à propos, des anti-spasmodiques appropriés, et tout autre moyen semblable peuvent amener des résultats très-avantageux ; mais, en les mettant en usage, on ne doit pas perdre de vue la terminaison de l'accouchement qui, je le répète, est le point essentiel et le seul sans lequel les autres moyens ne produiront qu'un faible soulagement.

Il n'en est pas de même après l'accouchement, lorsque les accès convulsifs se renouvellent : alors la femme seule réclame tous nos secours. Tranquilles sur le sort de l'enfant, nous ne devons plus songer qu'à la mère. Il est rare cependant que les convulsions, même en persistant après l'accouchement, se montrent avec une violence aussi considérable qu'auparavant sa terminaison ; elles s'affaiblissent, au contraire par degrés, et finissent enfin par disparaître quand on peut en rapporter la cause unique dans la grosseur de l'enfant, la résistance du col, ou dans celle des parties externes de la génération. Mais dans le cas de pléthore, de faiblesse extrême, ou d'un violent ébranlement de tout le système nerveux, il est très-probable que les convulsions se renouvelleront, et il faut s'y attendre. C'est alors qu'une saignée plus ou moins abondante, que des anti-spasmodiques et quelquefois des cordiaux doivent être absolument mis en usage, d'après les diverses circonstances qui les réclament. Mais qu'on se décide ou non à tirer du sang d'une pléthorique ou à administrer des toniques à celle qui est affaiblie, les anti-spasmodiques doivent toujours accompagner l'emploi des autres moyens, parce que les convulsions, quelle que soit la cause qui les ait provoquées, ont toujours leur siége primitif dans le désordre du système nerveux.

Quant aux accidens plus ou moins graves, tels que les morsures profondes de la langue, les fortes contusions, les luxations de quelques doigts et même les fractures, soit des côtes ou des os des membres, causées par les convulsions, ils réclament les soins analogues à ces sortes de maladies; mais je ne puis ici m'en occuper : une pareille digression, parfaitement étrangère à mon sujet, m'entraînerait beaucoup au delà des bornes que je me suis prescrites.

Il ne me reste plus qu'à indiquer quelques précautions relatives au mode de terminaison de l'accouchement, quand on se décide à l'effectuer soi-même. D'abord doit-on procéder à cette terminaison à l'instant même où un accès de convulsion se déclare, ou bien doit-on attendre que de nouveaux accès se répètent pour s'y déterminer? Doit-on le faire lorsque le col est encore peu dilaté, fermé ou contracté fortement, ou bien faut-il temporiser afin d'attendre qu'il se ramollisse et qu'il permette alors une dilatation facile?

Il est dans toutes les sciences des points de doctrine qu'on pourrait appeler fondamentaux, et qu'il ne faut jamais perdre de vue dans la pratique, parce qu'ils sont le résultat de l'expérience et de la réflexion. Ainsi, par exemple, on sait qu'on ne doit jamais se permettre de terminer un accouchement que lorsque, par la nature ou la violence des accidens qui se déclarent, on a de justes craintes pour les jours de la mère ou pour ceux de l'enfant; or il est rare qu'une première attaque de convulsions soit assez violente ou d'une assez longue durée pour mettre les jours de la mère en danger, et si, dans une pareille circonstance, le col n'était point suffisamment dilaté pour permettre l'introduction facile de la main, ce serait une raison de plus de suspendre la terminaison de l'accouchement, jusqu'à ce que de nou veaux accidens ne permissent plus alors de la différer. Mais on ne doit pas se dissimuler qu'en attendant ainsi le retour de nouveaux accès, on ne sera pas toujours maître de les faire cesser, ni d'en modérer la violence. Les meilleurs préceptes ne sont donc pas toujours faciles à suivre, par l'impossibilité de pouvoir en faire, dans tous les cas, une application juste et précise.

Quant à l'état de resserrement du col, il peut tenir à une disposition particulière de cette partie, indépendante des convulsions, ou bien en être la suite fâcheuse ; dans le premier cas, ce n'est pas l'état du col, mais la violence des convulsions et le danger de la mère, qui doivent dicter à l'accoucheur la conduite qu'il doit tenir ; seulement il lui importe beaucoup de le savoir, pour ne pas perdre un temps précieux à attendre que le col se ramollisse, quand il est certain qu'on ne peut en obtenir la dilatation que d'une manière artificielle, c'est-à-dire en introduisant de force, mais avec la prudence que réclame une pareille opération et successivement, tous les doigts de la main, en commençant par l'indicateur : dans le second cas, et lorsque le resserrement du col tient à l'état de spasme, on peut, avant d'en venir à une dilatation artificielle, user de quelques moyens recommandés en pareil cas, tels que des vapeurs d'eau chaude ou la décoction d'herbes émolientes, des bains, des lavemens... Mais l'emploi de ces moyens, surtout quand on veut en prolonger l'usage, demande nécessairement un laps de temps assez considérable ; et la violence des accès convulsifs, les dangers que courent la mère et l'enfant, ne permettent pas toujours d'en tirer tous les avantages qu'on pourrait s'en promettre, par la nécessité où l'on est de terminer au plus vite l'accouchement. Il est une chose sur la-

quelle on ne peut donner que des préceptes très-généraux,
c'est la conduite que doit tenir l'accoucheur dans ces momens de crise violente, pendant laquelle la femme, s'agitant
sans mesure et ne gardant aucune situation fixe, vous met
dans l'impossibilité presqu'absolue de pouvoir terminer l'accouchement, surtout quand l'application du forceps devient
nécessaire; c'est alors qu'après avoir épuisé les moyens de
la douceur et d'une raison calme et persuasive, l'accoucheur
doit déployer une sévérité que ni les impatiences ni les cris
de la femme ne fassent fléchir; c'est alors qu'il doit s'armer
de courage et de sang-froid pour sauver et la mère et l'enfant, qu'une sensibilité condamnable alors pourrait plonger
dans le tombeau.

Quant à la manière de terminer définitivement l'accouchement, elle ne diffère point de ce qu'il faut faire dans tout
autre cas analogue. Si l'enfant est dans une position défec-
tueuse, en travers par exemple, on doit aller chercher les
pieds, comme nous l'indiquerons plus bas; si au contraire il
présente la tête et qu'elle soit déjà engagée à travers le détroit supérieur ou même descendue dans l'excavation, il faut
aller la saisir avec le forceps et l'entraîner au dehors avec
cet instrument.

3° *De la faiblesse extrême et des syncopes répétées,
considérées comme causes d'accouchement contre
nature.*

Une constitution naturellement débile, de longues maladies, des supurations abondantes, une diarrhée opiniâtre,
la privation d'alimens, des hémorragies habituelles, sont
autant de causes qui, pendant la grossesse, peuvent mettre

la femme dans un état de faiblesse telle, qu'arrivée au terme de sa gestation, elle ne puisse accoucher par les seules forces de la nature. D'un autre côté, il peut survenir, même pendant le cours d'un travail bien soutenu, une perte tellement considérable, ou des syncopes si souvent répétées, que la femme sera réduite à ne plus pouvoir seconder les contractions de la matrice, et même à succomber si elle n'est promptement secourue.

Les signes qui nous font connaître qu'une femme est dans l'épuisement, ne sont pas difficiles à saisir, surtout si depuis long-temps elle se trouve sous l'influence de quelques-unes des causes que nous venons d'exposer plus haut. Dans ce cas, elle a le teint pâle, les yeux abattus, le pouls sans énergie; la chair est molle et la voix éteinte; une sorte d'inquiétude, de pusillanimité, semble régner sur tous ses sens, et elle n'envisage pas sans effroi le moment de sa délivrance : quand, au contraire, l'épuisement survient tout à coup et qu'il est le résultat d'une perte abondante, la femme qui, quelques instans auparavant, poussait avec force, et, pleine de courage, se croyait sur le point d'être débarrassée, tombe tout à coup dans une sorte d'engourdissement; elle ne seconde plus les efforts de la nature, les contractions utérines elles-mêmes sont lentes et sans énergie; accablée sous le poids d'un sommeil trompeur et funeste, elle périrait ainsi si l'art ne venait à son secours.

Lorsque la faiblesse extrême et l'épuisement sont le résultat des causes, peu actives d'abord, mais dont la persévérance a, pour ainsi dire, détruit les ressources de la nature et attaqué la vie dans ses fondemens, il y a beaucoup plus de danger, relativement à la terminaison de l'accouchement, que lorsque les mêmes effets, produits au moment même du travail, sont la suite d'une perte abondante ou de syncopes répétées. Dans le premier cas, on doit mettre en usage tous les moyens propres à soustraire la femme à l'influence des causes qui la plongent de plus en plus dans l'épuisement, ce qui suppose qu'on a pu lui administrer des soins pendant le cours de sa grossesse ; car si on n'est appelé qu'au moment où le travail est déjà commencé, on n'a plus qu'un parti à prendre, c'est celui de procéder de suite à la terminaison de l'accouchement, rien n'étant plus à craindre que la situation de la femme en pareil cas. Lorsqu'au contraire l'épuisement est, pour ainsi dire, instantané et a lieu chez une femme naturellement forte et bien portante, mais qui vient d'éprouver une perte foudroyante, quoique la conduite que l'on doive tenir soit la même que dans le cas précédent, cependant il y a ici plus de ressource ; la femme exige, si je puis le dire, moins de ménagemens et de précautions. Il reste encore à cette dernière, pour la rappeler à la vie, des moyens qui depuis long-temps sont épuisés chez la première. L'une peut supporter une manœuvre difficile, laborieuse même : l'autre, au contraire, est tellement affaiblie, qu'il faut s'attendre à la voir passer entre vos mains, pour peu que la manœuvre que vous mettrez en usage soit longue ou fatigante ; l'enfant, chez cette dernière, est presque toujours faible, débile, quelquefois même expirant au moment de sa naissance ; chez l'autre au contraire, quelqu'épuisée qu'elle soit lors de la terminaison de l'accouchement, l'enfant peut être encore fort et bien portant. L'une, après être accouchée, se rétablit assez facilement ; l'autre au contraire, dont les suites de couches prennent constamment une tournure fâcheuse, meurt le plus ordinairement après avoir langui pendant un espace de temps plus ou moins considérable.

Tout doit donc engager un accoucheur, dans un cas de faiblesse extrême, que cette faiblesse date de loin, ou survienne pendant le cours du travail, à saisir l'instant où il lui est encore permis d'espérer qu'il débarrassera la femme sans compromettre son existence : s'il a laissé passer cet instant, alors il ne restera plus à la femme assez de moyens pour supporter les efforts d'un accouchement plus ou moins pénible, et il aura la douleur de la voir expirer pendant l'opération. Si l'épuisement de la femme est tel, quand il est appelé auprès d'elle, qu'il n'a plus le moindre espoir de la conserver à la vie, alors, après avoir porté son pronostic et averti les parens ou les personnes qui entourent la femme, de l'état désespéré dans lequel elle se trouve, il n'en doit pas moins procéder à l'accouchement, afin de sauver au moins l'enfant. Comme il est rare que le col de la matrice, dans un cas de faiblesse extrême, surtout quand elle est la suite d'une perte abondante, présente de la résistance, et qu'il permet presque toujours au contraire l'introduction prompte et facile de la main dans la cavité utérine, rien ne pourrait excuser un accoucheur qui aurait mis trop de lenteur et d'incertitude, ou qui, par une coupable indifférence, deviendrait la cause de la mort de la femme et peut-être de celle de son fruit.

4° De l'implantation du placenta sur l'orifice de la matrice ou sur ses bords, considérée comme cause d'accouchement contre nature.

On m'objectera peut-être que je n'aurais pas dû séparer cet article de celui où il est question de l'hémorragie, considérée comme cause d'accouchement contre nature, parce que, dans l'un et l'autre cas, l'écoulement de sang est le symptôme le plus remarquable. C'est en effet, dans les deux cas, celui qui fixe davantage l'attention de l'accoucheur et qui attire tous ses regards. Mais les circonstances sont bien différentes, quoique la cause réelle de l'hémorragie soit le plus souvent la même et tienne au décollement partiel du placenta. En effet, dans le premier cas d'hémorragie utérine, le placenta, toujours situé à une distance plus ou moins considérable du col, ne s'oppose point à l'introduction de la main ou même des instrumens dans la matrice pour en extraire l'enfant; le resserrement spasmodique du col peut seul, dans quelques cas, retarder la terminaison de l'accouchement, mais non pas l'empêcher formellement; et il est d'observation que l'extraction du fœtus suspend presque toujours pour quelque temps, au moins, ou même fait cesser absolument l'hémorragie, lors même que le placenta n'est point entièrement détaché de la matrice. Dans le cas qui nous occupe, au contraire, l'hémorragie n'est, pour ainsi dire, qu'une circonstance accidentelle, et ne constitue pas essentiellement la nature de l'accident à combattre. Mais la circonstance fâcheuse, c'est l'implantation du placenta dans les environs du col, c'est la présence de cette masse spongieuse autour de son orifice, qui est le véritable accident redoutable. Joignez à ces diverses considérations celles qui sont relatives à la difficulté de reconnaître que le placenta est placé sur l'orifice plutôt que partout ailleurs ; la difficulté, plus grande encore peut-être, de pénétrer dans la matrice lorsque le placenta occupe toute la circonférence du col, vous aurez les véritables motifs qui m'ont déterminé à placer ici ce que j'avais à dire de l'implantation du placenta sur l'orifice, et les raisons pour lesquelles j'en ai fait un article particulier.

C'est au moment même de sa formation première, que le placenta s'implante sur le col, lorsqu'on le trouve plus tard sur cette partie de la matrice. Il se développe là comme il le ferait sur toute autre partie de la surface interne de cet organe, et l'on n'observe point que l'enfant en soit ni moins gros ni moins bien portant, malgré cette circonstance. Rien même ne peut, avant les six premiers mois de la grossesse, révéler à l'accoucheur le lieu où se trouve le placenta : la connaissance des lois qui président au développement de la matrice pendant la grossesse, apprend en effet que le col conserve tous ses caractères et qu'il ne prête point à la dilatation de l'utérus jusqu'au terme de six mois ; qu'à cette époque seulement il commence à s'élargir un peu vers sa base et à entr'ouvrir légèrement son orifice inférieur ou vaginal, qu'il continue ainsi à se développer de plus en plus jusqu'à la fin de la grossesse, où ses divers caractères, tels que sa grosseur, sa longueur et sa dureté ont tellement disparu, qu'il ne conserve plus, au moment du passage de la tête, que l'épaisseur de quelques feuilles de papier ; dans l'état ordinaire et naturel, rien ne s'oppose au développement successif du col de la matrice, depuis le sixième mois jusqu'à la fin de la grossesse, époque à laquelle les mem-

branes se placent et s'engagent d'elles mêmes et sans difficulté à travers son orifice dilaté.

Lorsqu'au contraire le placenta est implanté sur l'orifice
ou sur ses bords, on observe que le développement du col
ne se fait pas avec la même régularité, que, déjà vers la fin
du sixième mois, quelques gouttes de sang passent par la
vulve sans que la femme en conçoive la moindre crainte,
dans l'ignorance où elle est de la véritable cause de cet
écoulement ; mais le col, en se développant de plus en plus,
laisse aussi une plus grande quantité de vaisseaux du placenta à nu et béans : de là une hémorragie plus considérable ;
la femme commence à s'inquiéter et réclame les secours de
l'art. Si on touche le col alors, on le trouve assez ordinairement gros, mais boursoufflé et d'une spongiosité toute particulière ; le doigt que l'on a introduit pour toucher la femme
est retiré couvert de sang ; et cette légère opération l'excite
à couler avec plus d'abondance ; enfin, à mesure que la
femme avance davantage vers le terme de sa grossesse, l'é-
coulement du sang est plus fréqnent et plus considérable :
le moindre exercice un peu violent le fait reparaître avec
plus de vivacité encore. La femme en rend toujours une
quantité plus ou moins grande en urinant et en allant à la
garde-robe ; mais c'est surtout pendant le travail que cet
écoulement offre une marche et des particularités qui ne
permettent pas de le confondre avec une perte ordinaire.
Ce qui distingue surtout cette espèce d'hémorragie, c'est
que, loin de cesser, ou même de se suspendre pendant les
contractions utérines, elle ne se manifeste jamais davantage
que lorsqu'elles ont lieu.

Il est facile de se faire une idée d'un pareil phénomène.
En effet, à chaque douleur, la matrice contractée revient

sur elle-même, diminue sa cavité et ne peut le faire sans que
le col ne participe au même mécanisme, en se resserrant à
son tour; le col et les environs perdent donc les rapports
qu'ils avaient avec le placenta, dont ils laissent de cette
manière les vaisseaux à nu et béans. D'un autre côté, la
présence du placenta sur le col empêche celui-ci de revenir
complétement sur lui-même, le fait tomber dans l'inertie et
par là augmente encore la violence de l'hémorragie. Une
autre circonstance non moins fâcheuse, c'est qu'une masse
spongieuse aussi considérable que le placenta, placée sur le
col, s'oppose formellement à la formation de la poche des
eaux, ce qui fait à la longue tomber la matrice dans un état
complet d'épuisement; alors le danger est des plus pressans
et la femme périra nécessairement, si elle n'est promptement secourue, par l'impossibilité absolue où elle est d'accoucher par les seuls efforts de la nature.

Cependant les choses ne se présentent pas toujours d'une
manière aussi alarmante, car le placenta n'occupant pas
constamment la totalité de la circonférence du col, permet
quelquefois à une petite portion de membranes de se glisser
entre cette ouverture et le placenta, ainsi qu'à une quantité proportionnelle d'eaux de s'y précipiter. Alors il est possible que l'accouchement se termine d'une manière naturelle, ou au moins qu'il n'exige que de faibles secours pour
s'effectuer; c'est là, sans contredit, le cas le plus heureux,
et tous les soins de l'accoucheur doivent être dirigés de manière à obtenir un pareil résultat; quand il ne peut y parvenir, alors il doit se charger seul de la terminaison de l'accouchement et y procéder de la manière suivante.

Lorsque le placenta est placé sur le col de manière à
s'opposer, d'une part, à la formation de la poche des eaux,

et de l'autre, à l'introduction de la main dans l'intérieur de la matrice, il faut, après avoir glissé tous les doigts à travers le col, voir s'il n'est pas possible de soulever le placenta vers l'un des points de sa circonférence; si on y parvient, on doit poursuivre son décollement, de manière à se frayer une route facile jusqu'aux membranes, que l'on déchire afin de pénétrer dans la matrice; on va prendre ensuite les pieds de l'enfant, et on termine l'accouchement comme nous le dirons plus bas. Si le décollement de la totalité du placenta se faisait avec assez de facilité pour qu'on pût l'amener en entier au dehors avant de terminer l'accouchement, il ne faudrait pas manquer de le faire, parce qu'il serait très-possible que la tête de l'enfant, en supposant qu'il présentât cette partie, se plaçât d'elle-même à travers le col, et que l'accouchement se fît à l'aide des contractions utérines, ce qui serait extrêmement heureux pour la mère et pour l'enfant. Mais il peut arriver qu'on ne puisse point détacher le placenta dans aucun des points de sa circonférence; alors on n'a pas d'autre parti à prendre que de déchirer la propre substance de cette masse dans son centre et de faire une ouverture à l'aide de laquelle on puisse parvenir dans la matrice pour terminer l'accouchement, comme nous l'avons dit plus haut. Seulement je dois faire observer que cette manœuvre, toute simple qu'elle paraît au premier coup d'œil, est quelquefois plus difficile qu'on ne pense, par la résistance toute particulière qu'offre la portion des membranes qui recouvrent le placenta du côté de sa face fœtale ou ombilicale.

Lorsqu'au contraire le délivre n'occupe qu'une partie de la circonférence du col et qu'il laisse encore une portion de son orifice recouvert par les membranes, alors le cas est beaucoup moins grave ; et si on reconnaît bien la position respective des parties, on ne sera pas toujours forcé d'employer les moyens de l'art pour terminer l'accouchement. En effet, il s'agit ici de saisir le moment favorable où les membranes, fortement tendues, font saillie à travers le col, et de les rompre à l'instant même. Pendant que les eaux s'écoulent, la cavité de la matrice se rétrécit ; ses contractions se réveillent et poussent ainsi successivement la tête à travers l'ouverture par où viennent de s'échapper les eaux. A mesure que la tête s'engage, elle éloigne le placenta, et l'accouchement peut se terminer de la manière la plus heureuse. Mais si on est appelé trop tard , que la femme soit excessivement affaiblie, ou qu'on ne puisse pas espérer que la tête s'engagera à travers l'orifice, parce que le placenta avance trop sur le col, quoiqu'il ne le recouvre pas en entier, alors il faut procéder à la terminaison de l'accouchement comme dans le cas précédent.

5° *Du resserrement du col, considéré comme cause d'accouchement contre nature.*

Le resserrement du col peut être envisagé sous deux points de vue différens : ou bien ce resserrement a lieu lorsque l'enfant est encore entièrement renfermé dans la cavité utérine, la tête faisant de vains efforts pour s'engager à travers l'orifice ; ou bien la tête de l'enfant a déjà franchi le col utérin ; mais, retenue par le resserrement de ce dernier, elle ne peut avancer, épuise les moyens que la nature met en jeu pour la porter au dehors, et se trouve ainsi arrêtée dans l'excavation, comme si le bassin lui-même offrait une étroitesse qui ne permît pas à la tête de le franchir.

I.

Dans le premier cas, ce resserrement peut être seulement spasmodique, ou bien l'effet d'un état particulier du col ou même d'une squirrosité plus ou moins considérable. Le resserrement spasmodique reconnaît les mêmes causes que celles qui amènent les convulsions, et demande, pour être combattu, les mêmes moyens généraux que ceux que nous avons recommandés plus haut contre cet accident. Lorsque ces moyens ne produisent pas l'effet qu'on en attend, que le cas est pressant et la situation de la femme alarmante, il faut avoir recours à la dilatation artificielle qui, opérée avec lenteur, mais d'une manière permanente et vigoureuse, finit par se rendre aux vœux de l'accoucheur. Lorsque le resserrement du col tient à quelques causes particulières qui ne lui permettent pas de s'ouvrir, quelques efforts que l'on tente, et qu'il est manifestement squirreux, on n'a pas d'autre parti à prendre que celui de l'inciser avec les précautions convenables en pareil cas; et, après avoir ainsi facilité une issue à l'enfant, on pourrait peut-être abandonner l'accouchement aux seuls efforts de la nature; mais il vaut mieux, dans l'un et l'autre cas, se charger de ce travail, parce qu'il est presque certain que le col, abandonné à lui-même, n'acquerra pas la souplesse convenable pour permettre à la tête de s'engager librement à travers son orifice, et qu'il deviendra par conséquent un nouvel obstacle à l'accouchement.

Lorsque le resserrement du col n'a lieu qu'au moment où la tête a déjà franchi le détroit supérieur, et s'est engagée dans l'excavation, le danger est moins pressant; on est généralement plus à même de vaincre sa résistance, et de terminer l'accouchement sans efforts; mais nous ne pouvons admettre le raisonnement de certains auteurs qui prétendent que, dans ce cas, le resserrement du col peut être causé tantôt par l'orifice interne, tantôt par l'externe : c'est une illusion, si ce n'est pas une erreur. La tête est arrêtée à son passage à travers le col, voilà le fait : ou le resserrement sera vaincu par les seuls efforts de la nature, ou bien ces mêmes efforts seront impuissans. Dans le premier cas, il faut seconder l'énergie des contractions de l'utérus, et éloigner tous les empêchemens qni pourraient s'opposer à la libre sortie de la tête; dans le second, il faut avoir recours au forceps, avec l'attention scrupuleuse cependant de ne pas pincer les bords du col lors de son application; mais si la résistance du col était telle qu'on ne pût parvenir à glisser les branches de l'instrument entre la tête et ce même col, on ne pourrait différer d'en venir à son incision, quelque douloureuse et cruelle que pût être cette opération.

6°. *De l'issue prématurée du cordon ombilical et de sa compression, considérées comme causes d'accouchement contre nature.*

A mesure que nous avançons dans l'exposition des causes présumées des accouchemens contre nature, nous les trouvons et moins communes et moins redoutables; par cela même elles n'exigent pas que nous nous y arrêtions aussi long-temps. On ne peut en effet se dissimuler qu'à leur égard les praticiens ne se sont pas expliqués d'une manière aussi positive, aussi précise que pour les cas précédens, soit par la difficulté de pouvoir prononcer affirmativement sur des faits qui se rencontrent rarement, soit qu'ils n'aient pas cru devoir donner une attention trop scrupuleuse à des événemens qui n'amènent pas à leur suite un danger extrêmement pressant, ni pour la mère ni pour l'enfant.

L'objet dont nous allons nous occuper se trouve dans
ce cas. En effet, il est assez rare que le cordon s'échappe
prématurément de la matrice, et soit assez de temps hors
de cette cavité pour compromettre la vie de l'enfant, la
mère n'ayant point à craindre les suites d'un pareil accident. Cette issue du cordon et sa compression même ne
sont pas toujours des raisons suffisantes d'opérer artificiellement la terminaison de l'accouchement; et les auteurs ne se
seraient-ils pas laissé imposer à cet égard, en exagérant le
danger attaché à l'issue du cordon ou à sa compression?
Voyons cependant jusqu'à quel point il faut redouter de
pareils événemens, quelles sont les circonstances qui les
amènent le plus ordinairement, ainsi que les moyens d'y remédier.

Le cordon peut s'échapper seul de la matrice, avant même
que le col ne soit suffisamment dilaté pour permettre à la
tête ou à toute autre partie de l'enfant de s'engager à travers
son ouverture, ou bien il accompagne et précède quelquefois la sortie de ces mêmes parties. Dans le premier cas, sa
compression n'est pas toujours une suite nécessaire de sa
sortie hors de la matrice; dans le second, il serait difficile qu'elle n'eût pas lieu. Ainsi, de quelque manière que
les choses se passent, l'enfant n'en court pas moins les risques d'être asphixié. Dans le premier cas, ce sera le froid de
l'atmosphère qui ralentira d'abord, puis suspendra la circulation du cordon; dans le second, la compression du cordon
produira le même effet.

Les causes qui peuvent amener l'issue prématurée du cordon tiennent le plus ordinairement à la longueur excessive
de cette gaîne ligamenteuse, à la situation oblique de la tête
qui, laissant un peu de vide entre elle et la partie voisine du

col, permet à une anse du cordon de se glisser à travers cette
ouverture; un amas considérable du fluide amniotique, une
présentation de la poitrine ou du ventre de l'enfant peuvent
également y contribuer. Quant à sa compression, il n'est pas
difficile de la concevoir, puisque la tête, en supposant que
ce soit cette partie de l'enfant qui se présente, ne peut s'a-
vancer dans le bassin, ou franchir les parties externes de la
génération, sans comprimer en tout sens les parties qui se
trouvent sur son passage; or, le cordon flotte dans le vagin,
et, forcé de se placer dans un sens ou dans l'autre au moment
où la tête passe, il n'est pas possible qu'à la fin il ne soit plus
ou moins comprimé. Mais quand la tête franchit assez vivement la filière osseuse du bassin, le danger est peu alarmant, parce que la tête n'a pas, pour ainsi dire, le temps de
toucher ni de séjourner par conséquent sur les parties qu'elle
traverse, et que la circulation qui se fait de la mère à l'enfant peut conserver encore assez de vivacité pour que ce dernier ne coure pas le danger de périr. Si l'enfant, dans ce cas,
paraît faible au moment de sa naissance, il revient facilement, et n'exige que les soins les plus simples. Lorsqu'au contraire la tête se trouve arrêtée dans l'excavation, soit par
l'étroitesse de cette partie, soit par sa grosseur ou même
par la résistance des parties externes de la génération, alors
il y a non seulement compression, mais suspension absolue
de la circulation dans les vaisseaux du cordon, et l'enfant
doit périr s'il n'est promptement secouru.

Une remarque qui n'a point été faite par les auteurs,
mais qui n'a point échappé sans doute aux praticiens, c'est
que, toutes choses égales d'ailleurs, le cordon s'échappe
plus souvent de la matrice quand l'enfant est mort, que
lorsqu'il est vivant; et la raison, c'est que dans le premier

cas, la mort de l'enfant, surtout quand elle date de quelques jours, jette la matrice dans un état de torpeur et,
pour ainsi dire, d'insensibilité; les membranes se rompent
à la suite des moindres douleurs; le col a peu d'énergie
et revient à peine sur lui-même, ce qui rend son ouverture
presque constamment béante: d'un autre côté, l'enfant est
flasque et mollasse; le cordon lui-même, relâché et sans
aucune action, tombe nécessairement dans les environs du
col, et passe ainsi facilement à travers son orifice entr'ouvert. Lorsque l'enfant est vivant au contraire, le col a ordinairement plus d'énergie, les membranes se rompent plus
difficilement, et lors même que les eaux sont évacuées, le
cordon, soutenu pour ainsi dire par les pulsations fortes de
ses vaisseaux, est par cela même retenu dans la matrice.
Notez d'ailleurs que la tête de l'enfant, vivement poussée
vers le col, en bouche presque hermétiquement l'ouverture,
et par là devient une nouvelle cause qui s'oppose à l'issue
du cordon.

Il est assez difficile d'assigner les véritables signes au
moyen desquels on puisse distinguer, à l'aide du cordon
sorti, si l'enfant est mort ou vivant. Le défaut de pulsations
n'est pas toujours une raison suffisante pour croire qu'il soit
mort; parce que souvent l'enfant peut vivre encore, et le cordon ne manifester aucunes pulsations. On a vu même des
cas dans lesquels sa putréfaction, sa désorganisation complète n'étaient pas toujours accompagnées de la mort de
l'enfant; mais alors il naît faible et débile, et on a peu d'espoir de le conserver. Lorsqu'au contraire la chaleur se
fait encore sentir dans le cordon, ou que des pulsations
s'y manifestent, il n'y a pas le moindre doute que l'enfant ne soit vivant, et qu'il ne puisse même rester long-temps

dans cette position sans courir le moindre risque, surtout si on a la précaution de refouler le cordon et de le tenir placé dans le vagin, afin qu'une température toujours élevée le maintienne constamment dans un degré de chaleur convenable.

La première chose que doit faire l'accoucheur lorsqu'il est appelé auprès d'une femme en travail, chez laquelle le cordon s'est échappé au dehors, c'est donc d'examiner dans quel état est ce cordon; s'il conserve de la chaleur, ou qu'il y ait encore des pulsations, il doit s'empresser de le refouler dans le vagin, et de l'y maintenir par tous les moyens possibles, pour les raisons que nous avons données plus haut. Alors si le travail continue et que ce soit la tête qui se présente, il faut seconder les efforts de la nature, exciter le courage de la femme, afin que la tête reste le moins de temps possible dans le vagin, et que la compression du cordon ne soit pour, ainsi dire, que passagère. Si le travail au contraire languissait, que rien ne pût réveiller les contractions de la matrice, ou qu'elles ne fussent pas assez énergiques pour engager la tête dans le vagin et la porter au dehors, alors il faudrait se disposer à opérer soi-même la terminaison de l'accouchement. Cette obligation deviendrait plus pressante encore si l'enfant était situé en travers, car on ne pourrait espérer que la nature seule parvînt à effectuer un pareil accouchement. Mais, de quelque manière qu'on veuille procéder à sa terminaison, on ne doit pas manquer de porter d'abord la portion du cordon sortie dans l'intérieur du vagin, afin que, soumise à l'action d'une chaleur plus considérable, la circulation puisse s'entretenir dans les vaisseaux ombilicaux. Une autre précaution qu'on ne peut s'empêcher de prendre, c'est de se débarrasser du cordon à mesure que l'on pénètre du vagin dans la matrice, et de s'opposer à ce qu'il ne s'engage dans l'intervalle des doigts, ce qui est extrêmement gênant, et deviendrait à la longue un véritable obstacle à l'entrée de la main dans la matrice.

Enfin si, pendant la manœuvre, et avant qu'elle ne fût terminée, une anse de cordon s'échappait de nouveau au dehors, il ne faudrait pas manquer de la ramener dans le vagin, pour les raisons que nous avons indiquées plus haut.

7° *Du défaut de longueur du cordon, considéré comme cause d'accouchement contre nature.*

Rien, avant la sortie de l'enfant, ne peut donner à l'accoucheur la certitude du défaut de longueur du cordon; la lenteur avec laquelle la tête s'avance pour s'échapper au dehors, le mouvement alternatif et souvent répété de descente et d'ascension, qu'on lui voit exécuter, et qui peut tenir réellement à l'extrême raccourcissement du cordon, mais qui est bien plus ordinairement l'effet de la résistance des parties externes de la génération, l'hémorragie même, suite du décollement du placenta ou de la rupture de quelques-uns des vaisseaux ombilicaux, n'en sont pas toujours des signes pathognomoniques, parce que chacune de ces circonstances peut tenir à une toute autre cause, et en imposer ainsi à l'homme de l'art. Cependant on ne peut nier que cet accident ne soit possible, qu'il n'ait lieu même assez souvent, et qu'il ne puisse amener quelquefois les suites fâcheuses dont parlent les auteurs.

Ce défaut de longueur du cordon peut être absolu ou relatif : il est absolu quand le cordon n'a réellement que cinq à six pouces d'étendue, ce qui est extrêmement rare ; j'en ai vu un de cinq pouces. On dit qu'il est relatif quand le cordon, ayant vingt, trente pouces ou même davantage d'étendue, entoure le col ou le corps de l'enfant, de manière qu'il n'en reste plus assez de libre pour permettre à l'enfant de s'engager facilement à travers la filière du bassin. Dans l'un et l'autre cas, la résistance qu'éprouve le fœtus peut occasionner le décollement partiel du placenta, la rupture de la totalité ou d'une partie du cordon, et par là donner lieu à une perte plus ou moins considérable, d'autant plus inquiétante qu'on n'en connaît pas la véritable cause. On lit dans de Lamotte deux observations fort intéressantes sur cet objet, mais qui ne font qu'ajouter à l'incertitude des signes qui dénotent que le cordon n'a pas la longueur suffisante pour permettre à l'enfant de sortir sans tirailler cette gaîne ligamenteuse, et la rompre même dans quelques cas. Ce n'est donc qu'au moment où la tête est prête à franchir la vulve qu'on acquiert, d'une part, la certitude de la véritable cause de la perte qui s'est déclarée du moment que le cordon, fortement tiraillé par l'enfant qui cherchait à s'échapper au dehors, s'est divisé en partie ou en totalité, et de cette manière a laissé un libre cours au sang ; et de l'autre, des difficultés qui jusqu'ici s'étaient opposées à la terminaison de l'accouchement. Attentif aux événemens qui se passent, l'accoucheur doit saisir l'instant où la tête franchit la vulve, pour se débarrasser des circulaires qui auraient pu se placer sur le cou ou sur le corps de l'enfant. Pour le faire avec plus de certitude de succès, et sans qu'il puisse en résulter aucun inconvénient, il passe un ou deux doigts d'une main entre le cordon et la partie de l'enfant sur laquelle il est placé, et il le coupe en totalité avec une paire de ciseaux glissés entre ses doigts et le cordon. Les meilleurs sont ceux qui sont recourbés sur le côté et mousses à leur extrémité. Lorsqu'on n'a point sur soi l'instrument que nous venons d'indiquer, on se sert des premiers venus; seulement ils exigent dans leur emploi plus de précaution et de lenteur. Aussitôt que le cordon est coupé, le sang sort en abondance, et l'enfant, qui jusque-là s'était avancé avec beaucoup de lenteur, jouissant alors d'une liberté plus grande, s'échappe aussitôt de la vulve, et l'accouchement se termine en un instant. Cette promptitude le met d'ailleurs à l'abri des dangers qu'il aurait pu courir par l'effusion du sang qui se faisait par le cordon.

On ne doit point chercher, comme le font quelques personnes, à retourner le cordon sur l'enfant sans le couper : cette méthode, vicieuse sous tous les rapports, ne fait qu'augmenter le tiraillement du cordon, et peut amener la déchirure de quelques portions du placenta, qui jusque-là avait résisté aux violentes tractions que le cordon exerçait sur lui.

Telle est la marche ordinaire de l'événement qui nous occupe et des accidens qui en résultent, ainsi que de la conduite que doit tenir l'accoucheur en pareil cas. Si, contre toute espèce d'attente et de supposition, la résistance du cordon ou du placenta était telle que l'enfant ne pût pas avancer, malgré la vivacité des contractions de l'utérus, et qu'enfin l'accouchement ne se terminât point, il faudrait avoir recours à l'accouchement artificiel au moyen du forceps. On ne peut, dans ce cas, présumer la possibilité de repousser la tête de l'enfant pour aller chercher les pieds; car si cela était, la difficulté de l'accouchement tiendrait à une toute autre cause qu'il ne serait pas impossible de connaître. Mais quand tout s'unit pour jeter l'homme de l'art dans une incertitude cruelle sur la véritable cause des obstacles qui s'opposent à la terminaison de l'accouchement, nous pensons que le seul parti qu'il ait à prendre, c'est de débarrasser au plutôt la mère du produit de la conception, et de surveiller ensuite la marche des événemens, pour savoir quelle est la conduite qu'il doit tenir, et les précautions qu'il doit prendre.

3° *De l'obliquité extrême de la matrice, considérée comme cause d'accouchement contre nature.*

Dans le chapitre sur les obliquités, nous n'avons pas considéré cet événement comme un accident toujours redoutable, parce que l'inclinaison de la matrice est rarement assez considérable pour s'opposer à la terminaison de l'accouchement : le plus ordinairement même, les obliquités de la matrice étant la suite nécessaire et naturelle de la disposition des parties, on ne doit rien faire pour les corriger. Ce serait sans but et inutilement qu'on chercherait à le faire, on n'en a pas besoin ; car la matrice, au moment du travail et pendant ses contractions, se relevant d'elle-même, pousse l'enfant dans la direction de l'axe du détroit supérieur, et corrige ainsi, sans le secours des moyens étrangers, l'inclinaison vicieuse qu'elle affectait pendant la grossesse. Mais, quoique ce soit ainsi que les choses se passent le plus communément, on ne peut nier que la matrice n'offre quelquefois une obliquité si considérable que la terminaison de l'accouchement ne pourra s'en effectuer. C'est surtout l'obliquité antérieure qui donne naissance à de pareilles difficultés. Les deux autres sont en général beaucoup moins redoutables, parce que la matrice, à mesure qu'elle s'élève dans la cavité abdominale, trouve à droite et à gauche, sur les fosses iliaques internes, un point d'appui qui la soutient et s'oppose à ce qu'elle puisse s'incliner trop fortement dans l'un ou l'autre sens ; de plus les parois abdominales n'offrent sur les côtés que très-peu de facilité d'expansion et par là présentent un nouvel obstacle aux obliquités latérales de la matrice.

Il n'en est pas de même de l'obliquité antérieure ; plusieurs circonstances se réunissent pour la rendre et plus commune et plus fâcheuse quelquefois ; telles sont la flaccidité naturelle des parois abdominales, la fréquence des grossesses, certains fardeaux portés habituellement sur le ventre, une grande quantité d'eau amassée dans la matrice pendant la grossesse, des travaux pénibles, la grosseur démesurée de l'enfant, etc. Ce n'est, il est vrai, que dans les derniers temps de la gestation que la femme ressent tous les désagrémens et toutes les incommodités attachés à une obliquité extrême de la matrice en avant. En effet, l'axe de cet organe et ses rapports avec celui du détroit supérieur ne sont plus en harmonie ; la femme, qui depuis long-temps éprouvait une grande difficulté pour aller et venir, peut à peine marcher, et se trouve même forcée, dans les derniers temps de sa grossesse, de garder le lit, ou au moins de rester assise. Les urines coulent difficilement, et la femme ne peut aller à la garde-robe qu'à l'aide des lavemens ; il n'est même pas rare qu'on soit obligé de la sonder pour uriner ; mais ces inconvéniens sont peu de chose en comparaison de ceux qui se montrent lors du travail : je ne sais même si les auteurs, Rœderer entr'autres, ne les ont pas exagérés. A les entendre, en effet, la femme, dans une pareille circonstance, court les plus grands dangers et peut périr dans les efforts que l'on fait pour l'accoucher, ainsi que son enfant. Sans doute une obliquité extrême de la matrice en avant est une chose très-incommode pour la femme qui la porte ; elle peut être également, pendant le travail, la cause de quelques fâcheux accidens; mais, avec de l'attention et de l'intelli‑gence, on peut corriger l'une et prévenir les autres.

De tous les inconvéniens le plus fâcheux, dans ce der‑nier cas, c'est que les douleurs ne portent point, comme on le dit ordinairement, et qu'elles se rendent vers le sacrum. Il en résulte que la dilatation du col n'ayant pas lieu, les membranes ne forment point la poche qui doit l'opérer, et qu'enfin la matrice, fatiguée d'un travail inutile et sans but, tombe dans l'inertie, à la suite de laquelle il peut se décla‑rer une perte ou des convulsions. Mais un inconvénient qui est presqu'inséparable d'une grande obliquité, c'est que l'en‑fant, entraîné dans la direction vicieuse de la matrice, se présente presque toujours d'une manière défavorable au dé‑troit supérieur, et par cela seul constitue un accouchement contre nature, qui nécessairement aurait été très-naturel sans cette circonstance fâcheuse. Tout concourt donc ici à mettre l'homme de l'art dans l'obligation de se charger lui‑même de la terminaison de l'accouchement.

Déjà, et pendant le cours de la grossesse, l'accoucheur, en admettant, il est vrai, qu'il en ait eu la possibilité, a dû prendre les précautions nécessaires pour prévenir des acci‑dens qui ne manqueront pas d'arriver si la matrice, obéis‑sant trop facilement aux causes qui l'entraînent dans une mauvaise direction, n'est pas maintenue dans une situation plus convenable. Pour y parvenir, du moment où l'on s'a‑perçoit que la matrice tend à se renverser trop fortement à droite ou à gauche, mais principalement en avant, on doit la soutenir et la relever même au moyen d'un bandage de corps convenablement appliqué; le repos et la situation renversée de la femme, dans le sens opposé de l'inclinaison extrême de la matrice, ne doivent pas être négligés; enfin la soustraction des causes qui auraient pu amener l'obliquité de la matrice, doit être mise au premier rang de tous les moyens qu'il faut employer pour la combattre. Si, au contraire, ces précautions n'ont pas produit le résultat qu'on avait droit d'en attendre, ou qu'appelé trop tard et seulement à l'époque du travail déjà commencé, on fût dans l'impossibilité de s'opposer à la marche des événemens, il faudrait alors se disposer à terminer soi-même l'accouchement. Le premier soin de l'homme de l'art, en pareil cas, est de faire mettre la femme dans une situation convenable et analogue à l'espèce d'obliquité qui s'est manifestée. En supposant que ce fût une obliquité antérieure, la femme en travail doit être placée sur le dos, la tête un peu plus basse, et les cuisses plus relevées que dans un accouchement ordinaire; à chaque douleur, et pendant tout le temps qu'elle dure, l'accoucheur doit relever le ventre de la femme, en même temps qu'il introduit un doigt dans le vagin pour aller saisir le col, toujours en arrière et très-relevé dans ce cas, afin de le ramener dans le centre du bassin, et faire que la direction des forces expultrices de la matrice réponde réellement vers l'ouverture du col, et en opère efficacement la dilatation; s'il ne peut obtenir ce résultat, ou qu'il n'y parvienne que très-difficilement et pour ainsi dire à moitié, il ne doit pas hésiter à opérer sur-le-champ la terminaison de l'accouchement.

Pendant les efforts qu'il fait pour pénétrer dans la matrice, il ne doit pas manquer de relever, avec la main qu'il tient en dehors, le ventre de la femme, ou de le faire soutenir par des personnes intelligentes. La rupture des membranes opérée, en supposant qu'elles ne le fussent pas au moment de l'opération, l'accoucheur doit pénétrer dans la matrice, en dirigeant la main de bas en haut, mais de derrière en avant, comme s'il voulait la porter vers la région pubienne. De cette manière il suit bien la direction vicieuse qu'a prise la matrice dans les derniers mois de la grossesse, et il en acquiert une plus grande facilité de saisir les pieds de l'enfant, qu'il ne peut atteindre qu'en prolongeant très-loin l'introduction de la main. S'il est bien pénétré de ces principes, et qu'il ne perde pas de vue la marche qu'il a dû suivre en pénétrant dans l'organe et en parcourant toute son étendue, il ne doit pes oublier que, dans les mouvemens qu'il doit faire exécuter à l'enfant dans l'utérus, et surtout dans son extraction ultérieure, il est de la plus haute importance de le diriger constamment dans un sens opposé à la situation renversée de la matrice, et de le ramener par conséquent, d'abord de haut en bas, et de devant en arrière, ensuite de derrière en devant, et un peu de bas en haut. Si sa manœuvre n'est pas conforme à ces principes, il ne pourra, ni parvenir dans la matrice, ni extraire l'enfant de sa cavité, en supposant qu'il ait pu y pénétrer. On ne peut même indiquer ici qu'une partie des inconvéniens attachés à une mauvaise manœuvre; l'expérience démontre qu'ils sont au contraire des plus multipliés.

Si cependant la femme est heureusement délivrée, et qu'elle n'ait eu à supporter que les inconvéniens inséparables d'une manœuvre longue et difficile quelquefois, on n'a pas précisément à redouter de suites très-fâcheuses; seulement l'état de la femme exige qu'on prenne des précautions pour

empêcher que le ventre ne conserve une tendance à se porter en avant, et n'y entraîne également la matrice avant
qu'elle ne soit complétement revenue sur elle-même. En
admettant même que ce dernier accident n'ait pas lieu, on
doit toujours prendre les précautions nécessaires pour
mettre la femme à l'abri des accidens, en supposant qu'elle
devînt enceinte de nouveau : pour cet effet, on doit lui recommander de porter constamment un bandage de corps,
disposé de manière qu'elle puisse à volonté le resserrer ou le
relâcher, et d'éviter toutes les causes capables d'entretenir
la faiblesse des parois abdominales.

Parmi les divers moyens proposés en pareil cas, il n'en est
point de plus ingénieusement imaginé que la ceinture de
M. Verdiet, chirurgien-bandagiste de la marine, et dont la
Faculté de Médecine vient de sanctionner les avantages.

9° *De la hernie irréductible, considérée comme cause
d'accouchement contre nature.*

La femme, destinée spécialement à la propagation de
l'espèce, mais surtout à porter dans son sein le produit de la
conception pendant un espace de temps très considérable,
éprouve nécessairement tous les inconvéniens attachés à
cette pénible fonction. Parmi ces inconvéniens, il n'en est
pas de plus remarquables que ceux qui dépendent du volume excessif que prend le ventre de la mère pendant les
neuf mois que dure la grossesse. De là naissent ces dérangemens dans l'ordre des fonctions des viscères abdominaux, et
surtout dans leur situation respective; de là également la
fréquence plus grande des hernies chez les femmes enceintes
et chez celles qui ont fait des enfans. Les plus communes,

comme les moins redoutables, sont les hernies ombilicales ou exomphales ; les autres sont celles qui peuvent se manifester par toutes les ouvertures de l'abdomen, telles que l'anneau inguinal, l'arcade crurale, le trou obturateur et l'échancrure ischiatique. Les hernies des deux dernières ouvertures, qui sont très-rares, seraient aussi les plus fâcheuses si elles ne pouvaient être réduites, par suite des adhérences que le sac aurait contractées avec la circonférence de l'ouverture par où elles se seraient échappées.

Mais, quelle que soit l'espèce de hernie dont la femme puisse être attaquée, le danger qu'elle court au moment du travail de l'enfantement est toujours relatif au plus ou moins de difficultés qu'on éprouve de pouvoir la réduire et la mettre à l'abri des suites d'un étranglement presque indispensable en pareil cas. En effet, si la femme n'est point surveillée, et qu'elle s'abandonne sans crainte à toute l'énergie d'un travail très-pénible quelquefois, les intestins, pressés de toutes parts par le resserrement de l'abdomen, tendent par cela même à s'échapper par les ouvertures qui leur offrent une issue facile ; une partie se précipite nécessairement à travers celle qui a déjà livré passage à la hernie : de là, développement excessif et tension extrême du sac herniaire ; alors si les douleurs continuent d'être violentes, et que le travail dure encore long-temps, il est impossible qu'il ne survienne pas un étranglement, dont les suites peuvent être mortelles pour la mère. Cependant, quelque redoutable que paraisse un pareil accident, il n'est pas toujours nécessaire de recourir à l'accouchement forcé ou artificiel pour en prévenir les suites, parce qu'avec l'attention de soutenir la hernie pendant les douleurs de l'enfantement, la femme peut accou-

I.

cher naturellement et sans crainte d'événemens fâcheux. Mais, pour se permettre d'en agir ainsi, il faut avoir la certitude que le travail ne sera ni long ni laborieux; que la hernie sera bien maintenue pendant les douleurs, et qu'enfin il n'y aura pas d'étranglement. Dans le cas contraire, il ne faudrait pas abandonner la terminaison de l'accouchement aux ressources seules de la nature, mais se charger soi-même de l'opération, et recommander à la femme, pendant la manœuvre nécessaire pour l'effectuer, de ne point seconder, par des efforts, non seulement inutiles, mais qui pourraient même lui devenir nuisibles, les moyens que vous mettez en usage pour l'accoucher. Pour plus de sûreté, il faut faire soutenir la hernie pendant la terminaison artificielle de l'accouchement, la femme n'étant pas toujours maîtresse d'elle-même, et, sans le vouloir, poussant fortement pendant les douleurs, malgré que vous l'ayez prévenue de n'en rien faire. Mais alors il n'est plus possible de suspendre la manœuvre; une fois commencée, il faut nécessairement la terminer. Seulement on doit se hâter, afin de donner ensuite tous ses soins à la mère, dont la hernie pourrait éprouver un commencement d'étranglement, contre lequel il faudrait employer à l'instant même tous les moyens propres à le faire cesser.

J'ai connu une femme, déjà avancée en âge, qui portait une hernie volumineuse et non réductible du trou obturateur, et qui est morte des suites de l'étranglement de sa hernie, à la suite, non d'un accouchement, mais d'intempérance.

1o° *De la grosseur démesurée de la tête de l'enfant, considérée comme cause d'accouchement contre nature.*

La grosseur démesurée de la tête de l'enfant peut être envisagée sous deux points de vue différens : ou bien cette grosseur excessive dépend de la forte constitution de l'enfant, comme dans le cas où il pèse de neuf à douze livres; ou bien elle est la suite d'une conformation vicieuse de la tête, comme dans celui d'hydrocéphale. Quant à celle que les auteurs appellent grosseur relative, on peut se dispenser de l'admettre; car, dans ce cas, la difficulté de l'accouchement tient à l'étroitesse des parties de la mère, et non à un défaut de proportions de la tête de l'enfant, qui est au contraire d'un volume ordinaire et naturel. On ne doit donc pas accuser cette dernière des obstacles qui paraissent s'opposer à la terminaison de l'accouchement, et par là donner de fausses idées aux jeunes praticiens. Déjà nous avons signalé une semblable erreur, en parlant des vices du bassin, que quelques auteurs divisent en vices absolus et en vices relatifs; car, encore une fois, les difficultés de l'accouchement dépendent de la mère ou de l'enfant : dans le premier cas, on doit en accuser les vices du bassin; dans le second, c'est la grosseur de la tête qui ne permet point à l'enfant de s'échapper à travers un bassin d'ailleurs bien conformé. La question, réduite ainsi à son état de simplicité, ne présente plus rien d'incertain ni d'obscur.

La marche des événemens n'est point la même dans les deux cas de grosseur extrême de la tête, de même que la conduite de l'accoucheur. Lorsque la grosseur de la tête dépend de la forte constitution de l'enfant, la lenteur de l'accouchement, en supposant qu'il se termine d'une manière naturelle, est toujours excessive, et cette seule circonstance peut être déjà la source d'une infinité d'accidens qui auront lieu dans le moment même du passage de la tête, tels que la déchirure du col de l'utérus et celle du périnée, la contusion du canal de l'urètre, le relâchement de la matrice et du vagin, l'écartement des os du bassin, la formation d'une hernie, etc. D'autres non moins fâcheux peuvent également se déclarer quelques jours après l'accouchement ; les plus fréquens sont une incontinence d'urine, une descente de matrice, l'inflammation de cet organe, une claudication permanente, etc. La femme, il est vrai, n'est pas toujours exposée à cette foule d'accidens ; car il arrive assez souvent que la tête, quoique déjà en partie engagée à travers le détroit supérieur, ne puisse le franchir à cause de sa grosseur, et qu'elle exige impérieusement les secours de l'art pour la terminaison de l'accouchement : alors elle est, comme on le dit ordinairement, enclavée, c'est-à-dire qu'elle ne peut ni être poussée au dehors par les seuls efforts de la nature, ni être refoulée au-dessus du détroit par les moyens de l'art.

Ce prétendu enclavement de la tête a beaucoup occupé les auteurs du siècle dernier, qui l'envisageaient comme un des plus redoutables événemens de la pratique ; on a, je pense, des idées beaucoup plus raisonnables aujourd'hui sur cet accident, qui est toujours considéré, il est vrai, comme une circonstance très-fâcheuse, mais non comme un cas désespéré. Les auteurs que je viens de citer avaient poussé si loin leurs craintes à cet égard, qu'ils n'avaient pas imaginé qu'il y eût d'autre moyen de terminer l'accouchement, et de sauver la mère, que de percer le crâne de l'enfant, et de vider le cerveau. Certes, c'est ici le cas d'avouer que, si l'art se comportait toujours ainsi, il serait plus dangereux qu'utile; et, loin d'approuver une pareille manœuvre, nous la croyons au contraire des plus pernicieuses.

On ne peut se dissimuler que la pratique n'offre des exemples multipliés d'accouchemens dans lesquels la tête de l'enfant, arrêtée au passage, comme le dit le vulgaire, mais réellement enclavée, semble ne pouvoir être, ni entraînée au dehors, ni refoulée dans l'intérieur; mais, par cela même qu'elle a pu s'engager à travers le détroit supérieur, elle annonce qu'elle n'a pas une grosseur tellement démesurée qu'on ne puisse lui faire franchir complétement ce détroit, et l'entraîner hors de la vulve. Il faudrait qu'un accoucheur fût bien malheureux, ou qu'il eût bien peu d'habitude du forceps, s'il ne parvenait pas avec cet instrument à extraire la tête, quelque enclavée qu'on la puisse supposer. Dans une pareille manœuvre, il est vrai, l'opération sera nécessairement longue et très-fatigante; la mère éprouvera de vives douleurs sans doute; l'enfant aura quelques risques à courir; les os du crâne pourront être légèrement déprimés: mais on ne peut établir de comparaison entre ces légers accidens et les suites redoutables que pourrait entraîner le séjour trop prolongé de la tête à travers le détroit et en partie dans l'excavation. Il suffit, pour s'en convaincre, de dire que la mère et l'enfant périront indubitablement, dans une pareille circonstance, si la tête, après un laps de temps déterminé, n'est point amenée au dehors.

Nous avons observé plus haut que la grosseur démesurée de la tête pouvait être l'effet d'un amas considérable d'eau dans le cerveau, et que l'enfant, dans cet état, portait le nom d'hydrocéphale. Cette maladie, car c'en est une, se voit assez souvent; mais il n'est pas toujours facile de pouvoir la reconnaître avant la naissance de l'enfant, quoiqu'elle présente des signes assez apparens. En effet, l'eau amassée dans la tête, surtout quand elle est abondante, distend les os du crâne, écarte leurs sutures, et laisse de cette manière un grand intervalle entre leurs bords respectifs; les fontanelles disparaissent; les os eux-mêmes, plus légers, plus étendus que dans les circonstances ordinaires, ont acquis une souplesse toute particulière. Il en résulte que la tête ne conserve plus cette forme régulière et arrondie qu'elle présente ordinairement, et que l'occiput n'est pas toujours la partie qui se présente la première pour franchir le détroit; on remarque également une différence assez frappante dans la marche du travail, lorsque la grosseur de la tête tient à l'une ou à l'autre des deux circonstances qui viennent de nous occuper.

Dans le premier cas, en effet, tout paraît disposé pour un accouchement heureux et naturel : les contractions vives et soutenues de la matrice donnent l'espoir d'une prompte délivrance, et la tête paraît s'engager avec assez de facilité; mais sa grosseur démesurée ne lui permettant pas de franchir complétement le détroit supérieur, et s'enclavant de plus en plus au contraire, on ne tarde pas à s'apercevoir de l'impuissance et du ralentissement des contractions utérines; la tête, horriblement tuméfiée à la fin, proémine dans l'excavation, mais n'avance point, et reste immuablement fixée à travers le détroit. Si l'accoucheur, dans une circonstance pareille, ne prend pas un parti prompt et décisif, qu'il tâtonne, qu'il reste dans une coupable indécision, alors la matrice peut tomber dans l'inertie la plus complète ; une hémorragie ou des convulsions ne tarderont pas à paraître, et la vie de deux individus peut être éminemment compromise par suite de l'impéritie ou du défaut de coup d'œil de l'homme de l'art chargé de la femme en travail.

Lorsqu'au contraire la grosseur démesurée de la tête tient à un amas excessif d'eau dans cette partie, les choses ne se passent pas précisément de la même manière, quoiqu'elles soient assez ordinairement suivies des mêmes résultats. La tête, qui ne s'engage d'abord qu'avec beaucoup de difficulté, peut à la fin, à l'aide d'une compression facile, descendre dans l'excavation, et parvenir ainsi au dehors, sans exiger les secours de l'art ; mais aussi on a tout à craindre dans ce cas pour la vie de l'enfant, qui d'ailleurs périt presque toujours ou de la maladie même dont il est atteint, ou des suites de la compression qu'il a éprouvée pour franchir les diverses parties de la génération. On doit aussi remarquer que le défaut de tuméfaction du cuir chevelu, la mollesse et la flaccidité même de la partie de la tête, qui s'est précipitée dans le vagin, doivent fournir des moyens faciles de reconnaître la présence du liquide amassé dans le crâne de l'enfant, et indiquer par là la nature des moyens qu'il faut mettre en usage pour la terminaison de l'accouchement.

La conduite que doit tenir l'accoucheur est donc bien différente dans l'une ou l'autre circonstance qui vient de nous occuper. Dans le premier cas, il doit tout faire pour amener l'enfant vivant, car il a toutes les conditions requises pour exister ; dans le second, il a peut-être moins de précautions à prendre ; et, dans la supposition d'une difficulté insurmontable de pouvoir l'amener au dehors, ou dans la certitude de sa mort, il ne doit point hésiter à percer quelques-unes des sutures ou des fontanelles, et à faciliter ainsi, par l'évacuation de l'eau amassée dans la tête, la terminaison naturelle de l'accouchement. L'instrument le plus convenable pour cette opération serait un trois-quarts à paracenthèse, si on l'avait sous la main; dans le cas contraire, on peut se servir d'un bistouri à lame longue et étroite, dont la plus grande partie du tranchant est enveloppée d'une languette de linge, ou bien d'une paire de ciseaux à pointe aiguë. Nous n'avons pas besoin de dire que tous ces instrumens doivent être portés dans l'intérieur des parties de la mère avec les plus grandes précautions, dans la crainte de les intéresser, et par là de donner lieu à des suites extrêmement fâcheuses.

11° *Des grossesses composées, considérées comme causes d'accouchement contre nature.*

Les grossesses composées sont des événemens qui se répètent assez souvent dans la pratique, pour qu'on ne puisse douter de leur existence; seulement on doit, à cet égard, mettre des bornes à sa crédulité, et rejeter comme fabuleuses toutes les histoires de grossesses plus qu'extraordinaires, dans lesquelles on prétend que huit à dix enfans étaient renfermés dans la matrice. Quelques faits authentiques, mais heureusement très-rares, prouvent seulement qu'un petit nombre de femmes a pu porter dans son sein jusqu'à quatre enfans; mais, loin de les féliciter d'une pareille fécondité, on doit les plaindre au contraire, puisqu'il est constant qu'aucun des produits ne conserve la vie, et qu'ils périssent tous ordinairement à une époque plus ou moins éloignée de leur naissance.

Il n'en est pas de même de la grossesse double, ou de deux enfans ; non seulement cette espèce est assez commune, mais elle présente également cet avantage que les jumeaux qui en résultent sont assez généralement assurés de vivre, et peuvent même se promettre une carrière aussi longue que si chacun d'eux était le produit d'une grossesse simple. Ces considérations doivent donc engager l'accoucheur à surveiller la marche du travail dans une pareille grossesse, afin que rien ne s'oppose à l'heureuse sortie des deux enfans.

La chose qu'il importe le plus de savoir, c'est la situation respective de chacun des deux enfans, qui, pouvant, sous ce rapport, présenter beaucoup de variétés, ne sont pas toujours placés de la manière la plus convenable pour s'échapper facilement, et sans les secours de l'art, de la cavité utérine. Tantôt, en effet, les deux enfans sont situés en travers ; tantôt ils le sont parallèlement à l'axe longitudinal de la matrice. Dans l'une ou l'autre de ces deux positions générales, les enfans ne présentent pas toujours les mêmes parties à l'orifice de la matrice, ce qui doit amener de grandes différences dans la terminaison de l'accouchement.

Lorsque les enfans sont placés en travers, l'accouchement ne peut s'effectuer naturellement ni pour l'un ni pour l'autre ; tous deux se trouvent soumis à la même manœuvre, et ils exigent également la terminaison de l'accouchement par les pieds, en commençant par celui des deux enfans que l'on rencontre le premier sous la main, et qui est le plus facile à amener au dehors. L'extraction du second enfant ne présente même plus alors les difficultés ordinaires d'une manœuvre simple.

Quand au contraire les deux enfans sont situés parallèlement à l'axe longitudinal du corps de la mère, il n'est pas toujours nécessaire que l'art, en pareil cas, interpose son ministère, l'expulsion des deux enfans pouvant être opérée par les seuls efforts de la nature. Il est possible en effet que, si l'un des deux enfans présente la tête et l'autre les pieds, le premier s'engage naturellement et sans efforts à travers le détroit supérieur, et permette ensuite au second de s'engager de la même manière. Seulement le premier sera un accouchement naturel par la tête, et le second le sera par les pieds. Mais si les deux enfans présentent également ou la tête ou les pieds, il est plus que probable qu'ils se nuiront réciproquement pour leur sortie respective, et qu'aucun d'eux ne franchira le détroit. Il est donc indispensable que l'art interpose son ministère, et qu'il se charge même assez souvent de la terminaison des deux accouchemens. Nous ne pousserons pas plus loin ces détails, nous proposant d'y revenir plus au long à la fin de la deuxième partie de cet ouvrage.

12°. *Des vices de bassin ou des autres parties molles de la génération, considérés comme causes d'accouchement contre nature.*

Les considérations dans lesquelles nous sommes entrés, au commencement de cet ouvrage, sur les vices de bassin et sur les suites fâcheuses auxquelles ils pouvaient donner lieu, nous dispensent de revenir sur cet objet. Nous avons seulement voulu les signaler ici comme des motifs, malheureusement trop puissans, d'accouchemens laborieux et le plus souvent impossibles par les seuls efforts de la nature; c'est pourquoi nous renvoyons à cet article, pour savoir la conduite que l'on doit tenir dans les divers cas d'étroitesse du bassin, et nous compléterons ce qui nous reste à en dire, lorsque nous traiterons de l'application du forceps, de l'opération césarienne, et de celle de la symphyse.

Les vices des diverses parties molles de la génération, capables de s'opposer à la sortie naturelle de l'enfant, sont des événemens beaucoup plus rares que les précédens. Les auteurs mêmes ne citent à cet égard que des observations isolées, qui ne présentent qu'un faible intérêt, et jusqu'ici aucun travail raisonné n'a été publié sur cette matière. Le temps ni l'espace, de même que la nature de cet ouvrage, ne me permettent point de remplir une semblable lacune. Je me bornerai seulement à indiquer les principales circonstances relatives aux parties molles de la génération, qui peuvent être considérées comme des causes d'accouchement contre nature. Ces circonstances dépendent du col de la matrice, du vagin ou des parties externes de la génération.

Le col peut s'opposer à la sortie de l'enfant, par suite d'un resserrement spasmodique ou d'un état de squirrosité qui ne permettra qu'une dilatation incomplète de cette partie, ou qui s'y opposera formellement.

Des brides, des carnosités peuvent se rencontrer dans le vagin au moment où la tête cherche à traverser ce canal, et par là s'opposer à son passage. Des tumeurs lymphatiques, sanguines, anomales, un état de squirrosité, de racornissement, peuvent donner lieu aux mêmes difficultés.

Les parties externes de la génération présentent quelquefois un défaut de développement, qui ne leur permettront pas de prêter suffisamment au moment du passage de la tête. Une tuméfaction excessive, des varices monstrueuses, un vice de conformation, des solutions de continuité, suites d'ulcérations vénériennes, ou d'opérations pratiquées dans ces parties, sont autant de causes qui peuvent amener des difficultés insurmontables à la sortie de l'enfant, et réclamer les secours de l'art pour la terminaison de l'accouchement.

Ces diverses circonstances, réunies à quelques autres moins remarquables, exigeraient sans doute que j'entrasse dans l'explication des moyens propres à les combattre chacun en particulier; mais ces objets, appartenant en grande partie à la chirurgie proprement dite, ne m'occuperont point ici.

De la manœuvre en général.

Après avoir ainsi successivement exposé les causes nombreuses et variées des acouchemens appelés contre nature, il ne nous reste plus qu'à passer à la démonstration des moyens que l'on met en usage pour la terminaison de ces espèces d'accouchemens, en admettant la nécessité de les terminer d'une manière artificielle. Mais, avant de passer à cette exposition, qu'il nous soit permis d'établir quelques principes généraux, qui, aussi simples que lumineux, seront comme la base et l'abrégé de toute notre méthode de manœuvre, dans les diverses circonstances où il est nécessaire de se servir de la main ou des instrumens pour la terminaison de l'accouchement.

1° L'enfant ne peut présenter au détroit supérieur, pour le franchir, que trois parties principales, savoir : la tête, le tronc et les extrémités inférieures ou abdominales. De là trois présentations générales qui, ayant quelques points d'analogie sous certain rapport, offrent cependant des différences essentielles qu'il ne sera pas inutile, je pense, de faire

remarquer. De ce principe si clair, si court, si incontestable, vont découler naturellement toutes les autres, auxquelles nous donnerons seulement un peu plus d'extension
et de développement, à raison de leur importance respective.

2° Ici nous procéderons du général au particulier; en
effet, diverses parties de l'enfant, telles que la tête, le tronc
et les extrémités, seront considérées comme formant un
tout distinct et séparé (1). Comme séparée du reste de l'individu et indépendante des deux autres parties du fœtus,
la tête nous offre six surfaces, savoir: une supérieure ou verticale, une postérieure pour l'occiput et la nuque, une
antérieure pour la face, deux latérales pour la tempe et l'o-
reille; la sixième surface manque quand la tête est unie au
tronc, mais elle existe lorsque des tractions immodérées et
trop violentes sur l'enfant ont amené celui-ci au dehors,
en laissant dans la matrice la tête séparée du tronc. Alors
elle peut offrir la sixième surface dont nous parlions; c'est
la base du crâne.

Voilà donc pour la tête six surfaces, qui forment autant
de présentations de cette partie; mais la sixième présentation n'ayant lieu le plus souvent que par les suites de l'impéritie de l'accoucheur et de tractions immodérées qu'il
aurait exercées sur le tronc, nous ne la ferons point entrer,
pour le moment, dans notre tableau général des présentations, nous réservant d'ailleurs d'en parler à la fin de la
manœuvre, comme article supplémentaire. Le désir de

---

(1) Quoique nous ayons déjà exposé en partie ces détails, nous avons
cru devoir y revenir, parce que c'est ici surtout qu'il était utile de les
indiquer.

mettre beaucoup d'ordre et de clarté dans notre travail nous force d'omettre ici cette présentation, pour nous en occuper ailleurs et d'une manière plus convenable, puisque la manœuvre nécessaire pour l'extraction de la tête, restée seule dans la matrice, exige assez ordinairement des moyens assez violens; quelquefois, il est vrai, elle n'en demande aucun, la nature se chargeant seule de l'opération.

Passons au tronc : nous y considérerons également cinq surfaces; une antérieure, divisée en deux, dont une pour la poitrine, et l'autre pour le bas-ventre; une postérieure, seule pour le dos et les lombes; deux latérales pour chaque côté, divisées en deux, dont une pour l'épaule, et l'autre pour la hanche. Mais, comme la manœuvre d'un côté est absolument la même que celle du côté opposé, nous n'établirons point de différence entre les présentations latérales droites et les présentations latérales gauches.

Nous disons donc, en nous résumant, que les présentations du tronc sont au nombre de cinq; la première pour le bas-ventre; la seconde pour la poitrine; la troisième pour le dos; la quatrième pour l'une ou l'autre des deux hanches; la cinquième enfin pour l'épaule avec complication de l'extrémité supérieure, sortie en partie ou en totalité. Mais l'importance de cette dernière présentation nous a tellement frappés, que nous croyons devoir en faire l'objet d'un examen particulier.

Voyons d'abord ce qui est relatif aux extrémités inférieures ou abdominales. Comme les fesses ou le siége, dans notre méthode, font partie de ces extrémités et n'en doivent point être séparées, nous avons par conséquent à considérer ici la présence des pieds, des genoux et des fesses. Nous sommes d'autant plus autorisés à comprendre les fesses

dans les présentations des extrémités, que, selon Baudeloque lui-même, il y a peu de différence dans le mécanisme
de l'accouchement, lorsque l'une ou l'autre de ces parties
se présente. Quant à celle des pieds et des genoux, nous
n'établirons absolument aucune différence entre elles; car,
selon *Deleurie* et autres patriciens estimés, lorsque, dans
l'accouchement naturel, les pieds ou les genoux se présentent, la nature expulse l'enfant par un mécanisme tout-à-
fait semblable. Or l'art, qui n'est qu'une imitation de la
nature, doit-il, dans ces deux cas, employer un manuel
différent? Non sans doute. Donc le manuel étant à peu près
le même, nous n'admettrons, pour les extrémités inférieures,
que deux présentations, une pour les fesses, et une pour les
pieds proprement dits, ce qui fait douze présentations en
tout.

Ce deuxième principe offre en détail, et pour ainsi dire
sous un même point de vue, toutes les présentations particulières de l'enfant, qui sont au nombre de douze, comme
nous venons de l'exposer.

3° Chez les anciens, et même dans des temps très-rap-
prochés du nôtre, lorsqu'une extrémité supérieure proémi-
nait et se présentait en partie ou en totalité hors de la vulve,
l'épouvante s'emparait de tous les esprits. L'opérateur lui-
même n'envisageait qu'avec effroi une pareille présentation,
persuadé qu'on ne pouvait accoucher la femme sans mutiler
préalablement son fruit. En conséquence de cette idée, on
tordait, on amputait l'extrémité dans l'articulation, et l'enfant, ainsi démembré, était ensuite retiré par les pieds pour
survivre plus ou moins temps à ce supplice, aussi inutile que
cruel.

Mais il ne faut pas croire que les anciens soient les seuls

qui aient employé une manœuvre aussi ignorante, ou, pour mieux dire, aussi barbare. Des accoucheurs plus rapprochés de nous ont mis également en pratique un procédé aussi funeste, mais qui est généralement proscrit aujourd'hui.

Cependant quelques praticiens modernes ont encore con seillé de faire rentrer l'extrémité, et d'aller chercher les pieds. Mais quand la matrice est fortement contractée sur l'enfant, cette manœuvre est non seulement inutile, mais même impossible et très-souvent dangereuse; car, d'un côté, l'extrémité ressort presque toujours à la première contraction de la matrice; d'un autre côté, par des tentatives répétées, on doit nécessairement fatiguer, irriter les parties de la femme: de là, gonflement, tuméfaction de ces mêmes parties; de là, impossibilité absolue d'introduire la main pour aller chercher les pieds. Ce procédé, comme on le voit, n'est pas le plus avantageux; celui qui est adopté, et dont l'idée appartient à *Smellie*, et surtout à *Deleurie*, est beaucoup plus simple et plus méthodique. Voici comme *Deleurie* s'exprime dans son ouvrage au sujet du bras sorti.

« Dans tout ce que je viens de dire, on a dû voir que « je ne parle point des moyens proposés pour faire rentrer « le bras ou la main; je défends même qu'on le fasse : c'est « un temps perdu, et des douleurs de plus pour la femme. « A mesure que l'enfant rentre vers le fond de la matrice « le bras remonte avec le corps, et disparaît de lui-même. » Voilà ce que conseille *Deleurie*, et c'est précisément le procédé que l'on emploi e généralement aujourd'hui.

Lors donc qu'une extrémité supérieure se prononce en partie ou en totalité au dehors, il faut bien se garder d'y toucher; mais on glisse les doigts le long de son trajet, pour atteindre et repousser le tronc, puis on va chercher les pieds, comme nous le démontrerons dans la suite.

Ainsi l'on voit qu'une présentation qui a fait long-temps l'effroi des anciens, et qui n'est pas encore sans difficulté pour les modernes, se réduit presqu'à rien par la manœuvre que nous mettons en usage.

Mais, dira-t-on peut-être, si l'orifice est trop serré sur le bras pour qu'on puisse introduire les doigts à côté, comment alors repousser le tronc qu'on ne peut pas même toucher? Dans ce cas, on fait mettre la femme dans un bain, on la saigne si cela paraît nécessaire, et tôt ou tard l'orifice relâché cède à la dilatation opérée par les doigts, qui finissent par s'introduire graduellement et par terminer la manœuvre, non pas toujours, il est vrai, sans de grandes difficultés, mais que l'on finit par surmonter, en y mettant de la lenteur et de la persévérance.

4°. Chacune des présentations signalées dans l'un des articles précédens, pouvant avoir lieu de quatre manières différentes au détroit supérieur, constitue quatre positions particulières ou espèces, que nous désignerons par les noms numériques de première, deuxième, troisième et quatrième. Pour la présentation des pieds, des genoux et des fesses, les positions particulières se comptent toujours des deux cavités cotyloïdes gauche et droite, aux deux symphyses sacro-iliaques droite et gauche, pour les deux premières positions; et des symphyses aux cavités cotyloïdes, pour les deux dernières.

On procède différemment pour les présentations du tronc. Ici on compte de gauche à droite et de droite à gauche, pour les deux premières positions; de devant en arrière et de derrière en avant pour les deux dernières, le point du

J.							21

bassin vers lequel se trouve la tête de l'enfant étant toujours celui de la position particulière. Nous devons seulement faire observer ici que la troisième et la quatrième position sont à peu près illusoires, la forme arrondie de l'enfant, la saillie du sacrum, les mouvemens de la femme et les obliquités si fréquentes de la matrice ne permettant pas au fœtus d'affecter ces positions. Il faut donc la regarder plutôt comme une suite nécessaire de la classification méthodique des présentations de l'enfant, et non comme des faits démontrés, l'expérience et la pratique journalière prouvant le contraire.

Quant aux présentations des diverses régions de la tête, elles se comptent, relativement aux positions particulières, comme celle des extrémités inférieures.

5°. L'enfant ne pouvant jamais présenter une partie qui n'appartienne à la tête, au tronc ou aux extrémités, nous diviserons la manœuvre en trois classes : celle des extrémités, celle du tronc et celle de la tête. Nous ne nous serions point permis cette innovation, si chacune de ces présentations principales n'avait offert des caractères essentiels, et qu'il est bien important de distinguer si l'on veut se former une véritable idée de la manœuvre. Nous aurons occasion de développer et de démontrer que la manœuvre de la première classe ou des extrémités, par exemple, diffère essentiellement de la manœuvre de la seconde classe ou du tronc, laquelle ne ressemble nullement à la manœuvre de la troisième classe ou de la tête. C'est surtout ici que nous croyons avoir fait faire quelques progrès à la science manuelle des accouchemens.

6° Dans l'énumération des présentations de l'enfant, nous avons reconnu qu'il pouvait, rigoureusement parlant, offrir douze parties principales au détroit supérieur, lesquelles, divisées par quatre, donnaient lieu à quarante-huit espèces ou manières particulières d'accoucher les femmes. Mais ce nombre prodigieux de positions cessera d'effrayer les personnes qui entrent dans la carrière, quand on leur démontrera que toutes se réduisent à deux principales, auxquelles toutes les autres viennent aboutir, et même que le manuel de l'une étant la répétition exacte de l'autre, la différence entr'elles se réduit à zéro.

En effet, quelle que soit la partie que l'enfant présente au détroit supérieur, lorsque l'accouchement exige les secours de l'art, l'opérateur doit toujours terminer l'accouchement en première ou en seconde position des pieds. Tout le secret de la manœuvre est renfermé dans ce principe. Ainsi, trouver le meilleur et le plus court moyen de ramener les pieds au détroit supérieur, lorsqu'une autre partie s'y présente, est le comble de l'art, et le seul et unique but de toute manœuvre.

7°. Nous avons déjà annoncé plus haut, comme une considération essentielle dans toute manœuvre, le choix de la main qu'on doit introduire de préférence. Ce choix diffère selon que la manœuvre appartient à la première, à la deuxième ou à la troisième classe. Mais, quelle que soit la position de l'enfant, quelle que soit la main que l'on ait introduite, il faut toujours ramener les surfaces de l'enfant en dessous, dans le cours de la manœuvre, ainsi :

Manœuvre de la première classe, ou des extrémités. — On doit toujours introduire la main qui, par sa concavité, répondra aux surfaces antérieures de l'enfant ; de cette manière la main gauche terminera constamment en première position, et la main droite en seconde.

Manœuvre de la deuxième classe ou du tronc. — Ici, pour remplir la même indication, la main gauche, appliquée sur les surfaces antérieures, terminera en première position des pieds et la main droite en seconde, seulement dans les deux premières espèces; mais dans la troisième et dans la quatrième, la main que l'on est obligé d'introduire finissant par être appliquée sur les surfaces postérieures, la gauche terminera alors en deuxième position, et la droite en première.

Manœuvre de la troisième classe ou de la tête. — Ici on doit toujours introduire la main qui, par sa concavité, répond aux surfaces antérieures de l'enfant, dans le moment de l'introduction et de l'exploration seulement, mais qui, se plaçant dans le cours de la manœuvre sur les surfaces postérieures, terminera avec la gauche en deuxième position des pieds, et avec la droite en première.

8°. Le choix de la main fixé, il reste un autre objet essentiel à observer : c'est celui d'un point d'appui, suivant les différentes régions que l'enfant peut offrir au détroit supérieur. En effet, pour rendre ceci plus sensible, parcourons ces diverses régions, et voyons celles qui exigent le plus de précautions. Commençons par la tête. Si c'est sa partie antérieure, c'est-à-dire la face qui s'offre la première aux doigts, ceux-ci, pour ne point crever les yeux de l'enfant, ou même les contondre, ne doivent être appliqués que sur quelques points durs de cette surface, tels que le front, les protubérances molaires, les parties latérales et le dessus du nez, le menton, etc. Les mêmes précautions doivent, dans les présentations du vertex, nous guider à l'égard des fontanelles et des sutures, dont l'intervalle membraneux ne saurait, dans la répulsion de la tête, être soumis sans danger à une forte pression des doigts, mais le point d'appui doit être pris sur les parties rénitentes voisines.

Le tronc exige pareillement que, pour le repousser, la saillie des doigts ne porte ni sur l'ombilic, ni sur les parties génitales.

Il n'en est pas de même pour les membres de l'enfant, et principalement les membres inférieurs, qui offrent partout un point d'appui solide, ou plutôt qui n'en ont pas besoin, puisqu'on les amène à soi, plutôt qu'on n'est dans le cas de les repousser, ce qui doit s'exécuter tout au plus pour les extrémités supérieures ; mais ici le mouvement de flexion remplace le point d'appui. En effet, pour les extrémités, tant supérieures qu'inférieures, il est bien essentiel, quand on les dégage, de ne les ployer que dans le sens le plus naturel de leur flexion, pour ne pas s'exposer à fracturer les os qui les composent.

Tel est le petit nombre des principes fondamentaux auxquels nous avons réduit toutes les considérations générales de la manœuvre.

Nous allons maintenant les mettre, pour ainsi dire, en pratique, et exposer ce qu'il faut faire en particulier dans chaque accouchement appelé contre nature, par conséquent parler de la manœuvre proprement dite.

De la manœuvre.

La manœuvre, dans le langage des accoucheurs, est une opération manuelle ou instrumentale, par laquelle l'art supplée, pour la terminaison de l'accouchement, à l'impuissance de la nature. C'est là le grand point, le point capital de notre art. En effet, par la manœuvre, l'accoucheur da-

vient l'arbitre souverain de son semblable ; car, par la manœuvre, souvent d'un seul coup de main, comme l'a dit *Le-*
vret, il sauve la vie à un ou deux individus à la fois. C'est
dire assez de quelle importance elle est dans l'art des accouchemens.

Interrogé autrefois sur les qualités les plus essentielles de
l'orateur, Démosthène mit, dit-on, au premier, au second
et au troisième rang, la déclamation. On en peut dire autant
de la manœuvre dans l'art des accouchemens.

Sans la connaissance de la manœuvre, on ne sera jamais
vraiment accoucheur ; sans une bonne manœuvre, point de
salut bien assuré pour les femmes dont le travail demandera
une main habile et expérimentée.

J'ai dit sans une bonne manœuvre, car il y a en une
bonne et une mauvaise. Celle-ci n'a pas besoin de préceptes ; la bonne sera divisée par nous comme nous avons
divisé le corps de l'enfant, c'est-à-dire que nous distinguerons de même trois manœuvres principales et analogues
à la grande division du fœtus ; ainsi, comme nous l'avons
dit plus haut, nous appellerons manœuvre de la première
classe ou des extrémités, celle qui est relative aux divers
procédés que l'on met en usage pour terminer l'accouchement quand l'enfant présente les pieds, les genoux ou
les fesses ; manœuvre de la deuxième classe ou du tronc,
celle qui est relative aux diverses présentations de cette
dernière partie ; manœuvre de la troisième classe, celle
des présentations de la tête. Ces dénominations ne sont peut-
être pas marquées au coin du génie, mais elles seront toujours assez ingénieuses si elles sont intelligibles et instruc-
tives.

Voilà donc trois manœuvres principales et constitutives

de notre méthode, dont nous allons nous occuper successivement, ou, ce qui revient au même, manœuvrer suivant les différentes présentations que nous avons admises.

La manœuvre se divise encore en simple et en compliquée. Elle est simple, quand la main seule de l'accoucheur suffit pour terminer l'accouchement; elle est compliquée, au contraire, lorsque l'emploi des instrumens devient indispensable.

Mais, avant de procéder à chacune de ces manœuvres en particulier, il est nécessaire d'exposer encore quelques principes généraux et communs aux trois manœuvres que nous venons d'indiquer.

Lorsque l'on est appelé auprès d'une femme en travail, l'accouchement reconnu impossible par les seuls efforts de la nature, notre premier soin, avant d'opérer, est de situer la femme convenablement. Pour cet effet, on la fera coucher sur le dos, de manière que le siége dépasse un peu les bords du lit; ces bords seront garnis avec quelque chose de ferme et de solide, comme un traversin de paille ou autre corps semblable, pour mieux soutenir les reins de la femme. Les jambes et les cuisses seront à demi-fléchies, les pieds appuyés sur deux chaises; les genoux seront tenus médiocrement écartés par des aides disposés convenablement, tandis que deux autres fixeront la tête et les épaules de la femme au haut du lit, pour l'empêcher de remonter pendant l'opération.

La femme sera couverte suivant la saison, et mise à nu le moins possible, car les yeux de l'accoucheur sont au bout de ses doigts; il doit tout sentir et ne rien voir, ou sentir comme s'il voyait tout : aussi doit-il avoir le tact très-doux, très-délicat, et pour cet effet ménager l'épiderme de ses mains, en maniant le moins possible des corps durs, et en les garantissant du contact de l'air froid. Les accoucheurs qui négligent ces petites précautions ignorent sans doute l'influence qu'elles peuvent avoir sur la confiance des femmes.

On a vu quelquefois des mains rustiques et grossières prendre pour des caillots, ou des portions de placenta, les rides ou cotylédons de la matrice évacuée, et s'acharner, malgré les cris de la femme, à vouloir enlever ces parties intégrantes de l'organe de la génération.

On a vu encore des personnes inexpérimentées faire souffrir beaucoup la femme en promenant la main trop long-temps dans la matrice, pour chercher bien loin des parties, telles que les pieds, qui se trouvaient sous la main, et qu'ils prenaient pour les extrémités supérieures.

Je dis donc que la femme, tenue et située convenablement, il faut opérer, mais quand le moment opportun est arrivé.

L'instant favorable est celui où l'orifice est suffisamment dilaté après l'écoulement des eaux. Mais quelquefois les membranes trop dures empêchent les eaux de s'écouler : il faut alors rompre soi-même la poche, ou, si elle se rompt trop tôt et que l'orifice soit fortement revenu sur lui-même, attendre qu'il soit assez souple pour s'ouvrir aisément, de manière à permettre l'introduction facile de la main de l'accoucheur, et, dans le cas contraire, l'aider par le bain, par la saignée, par des fomentations émollientes et autres moyens dont nous avons déjà parlé.

Tout étant ainsi prévu et disposé, on procède à l'accouchent, et comment ? C'est par la manœuvre.

Pour être encore plus clair et plus méthodique, nous diviserons la manœuvre en quatre temps principaux, que nous appellerons : 1° *temps d'intromission*, 2° *temps d'exploration*, 3° *temps de mutation*, 4° *temps d'extraction.*

La connaissance de ce qu'il faut faire dans ces divers temps une fois gravée, imprimée dans l'esprit, on pourra, dans tous les cas possibles, manœuvrer convenablement, méthodiquement et sans la moindre hésitation.

1° *Du temps d'intromission.*

Ce temps comprend tout ce que l'opérateur doit faire ou observer avant et pendant l'introduction de sa main dans la matrice.

Il ne faut pas, comme le font certains accoucheurs, intimider la femme et les assistans par un appareil aussi inutile que déplacé ; par exemple, jeter à bas son habit, se découvrir les bras jusqu'aux aisselles, s'affubler d'un grand tablier, comme si l'on se préparait à une opération cruelle. Ce spectacle seul a jeté souvent les femmes dans l'état le plus alarmant ; mais si cela devient nécessaire, il faut, autant qu'il est possible, ménager le moral de la mère, qui, lorsqu'il est une fois affecté trop vivement par cet appareil, devient un des plus grands obstacles au succès de l'opération.

L'accoucheur aura à sa disposition plusieurs linges pour se couvrir et s'essuyer les mains, toutes les fois qu'il les retirera couvertes de sang du sein de la mère, qui peut s'effrayer à la vue de son sang.

Pour la mieux rassurer, l'opérateur se montrera toujours calme, tranquille, imperturbable, même au moment du plus grand danger ; c'est le moyen d'exécuter la manœuvre avec plus de promptitude et de sûreté, et de ne point alarmer la mère.

Car si l'accoucheur paraît agité, inquiet, embarrassé,

quelle impression sa vue ne fera-t-elle pas sur la femme qui, plus inquiète, plus agitée encore, pourra tomber en syncope, et par là compliquer singulièrement l'opération? Il est donc bien important, dans tous les cas, d'opérer de sang-froid, et de plus, méthodiquement. Ainsi, la main enduite d'un corps gras, à l'extérieur seulement, pour mieux saisir les parties glissantes de l'enfant, les doigts disposés en forme de cône, on les introduira ensemble, si on le peut, ou mieux séparément et successivement par le bas de la vulve, jusque dans le vagin, en profitant du moment de la douleur; et pourquoi? pour mieux sentir l'état et la situation des parties qui se présentent.

C'est au contraire dans l'intervalle des contractions, quand cela se peut, qu'on pénétrera dans la matrice pour ménager l'organe qui, plus tendu pendant la douleur, résiste alors davantage à l'introduction de la main, et se trouve plus froissé par ses mouvemens. Il n'en est pas de même lors du relâchement où l'orifice, plus souple, se prête plus facilement à l'intromission.

Il arrive quelquefois que le resserrement du col met un obstacle insurmontable à l'introduction de la matrice. Cette circonstance a lieu surtout quand les eaux se sont écoulées depuis long-temps, et il n'est même pas rare de ne point obtenir une dilatation suffisante, malgré l'emploi des moyens dont nous avons déjà parlé; c'est pourquoi il faut procéder à cette dilatation d'une manière artificielle, ce qu'on exécutera ordinairement en s'y prenant de la manière suivante. La main placée dans le vagin, le doigt indicateur seul se glissera dans l'orifice, facilitera l'intromission du doigt suivant, et, en marchant avec lenteur, la totalité de la main parviendra bientôt, et graduellement, jusque dans l'intérieur de l'utérus. La main une fois introduite, on passe au second temps de la manœuvre, qui est le temps d'exploration ou de recherches.

2° *Du temps d'exploration.*

Ce temps est celui pendant lequel la main, plus ou moins introduite dans l'utérus, cherche à toucher, parcourir et reconnaître les parties qui se présentent, telles que la tête, le tronc ou les extrémités, en ayant égard aux différentes régions ou situations de ces parties, pour ne pénétrer plus avant qu'avec la main la plus propre à les extraire, c'est-à-dire avec celle qui puisse répondre, par sa concavité, aux surfaces antérieures des parties dont il s'agit. On aura soin en outre de ménager, pendant l'exploration, le point d'appui, c'est-à-dire chaque fontanelle et les yeux, si c'est la tête qui se présente; l'ombilic et le cordon, si c'est le ventre; enfin les parties génitales, si c'est le bas du tronc ou les extrémités inférieures qui soient à l'orifice.

Ce second temps est sans contredit le plus important de toute la manœuvre, puisque de la connaissance précise des parties qui se présentent à l'orifice dépend le succès de la terminaison de l'accouchement. Le jeune praticien ne peut donc mettre trop de soin et d'attention dans ses recherches, afin de ne pas se méprendre sur les véritables caractères de la présentation, et ne point tomber par là dans des méprises funestes à lui-même, mais plus encore à la mère et à l'enfant.

3° *Du temps de mutation.*

Les parties qui se présentent, bien reconnues, l'opérateur passe au troisième temps, pendant lequel il change la situation de l'enfant, et le dispose à sortir ; c'est-à-dire qu'il repousse la tête ou le tronc, et qu'il va saisir les extrémités inférieures. Mais repousser et saisir sont deux actions bien opposées, et demandent par conséquent une main différente ; car il est évident que la main, répondant par sa concavité à la partie qu'on repousse, ne peut que tourner le dos à celle qu'on doit extraire : cette dernière partie étant ordinairement située du côté opposé, il faut donc changer de main après la répulsion des parties. Aussi, dans la plupart des accouchemens contre nature, c'est-à-dire dans lesquels il faut que les mains opèrent pour retourner l'enfant et l'amener au-dehors, il y a une main de préparation et l'autre d'exécution. Elles se partagent, pour ainsi dire, l'opération entre elles : l'une explore et change la situation de l'enfant ; l'autre amène les pieds dans le vagin, et termine l'accouchement. Il faut en excepter les accouchemens où les pieds, les genoux et les fesses se présentent ; accouchemens qui, quoique contre nature, n'exigent pas précisément qu'on retourne l'enfant, ni conséquemment que l'on change de main, la même pouvant suffire pour terminer l'accouchement, puisqu'il s'agit d'extraire et non de repousser.

Mais cette différence dans l'introduction de la main ne peut avoir lieu que lorsqu'on n'est pas assuré de la véritable partie que l'enfant présente au détroit supérieur. Il sera facile de se convaincre, par l'exposé de la manœuvre en particulier, que nous n'indiquons jamais d'introduire que la main qui doit terminer l'accouchement ; on peut la changer seulement pendant le cours de la manœuvre, quand on y est forcé par la fatigue, et quelquefois par l'impossibilité de continuer cette manœuvre avec la même main.

4° *Du temps d'extraction.*

Les pieds une fois saisis, l'accoucheur fait l'extraction méthodique de l'enfant, ce qui constitue le quatrième et dernier temps de la manœuvre, comme nous allons le voir plus amplement par l'exposition de la manœuvre relative à la présentation des pieds, des genoux et des fesses.

***

CHAPITRE PREMIER.

Manœuvre de la première classe, c'est-à-dire de celle qui est relative à la présentation des pieds, des genoux et des fesses.

EXPOSITION.

Nous venons de tracer en peu de mots ce qui se passe dans toute manœuvre en général. Parlons maintenant de chacune en particulier; et, pour procéder du simple au composé, nous allons commencer par la manœuvre des membres inférieurs.

Cette manœuvre est, sans contredit, la plus aisée, et semble nous avoir été dictée par la nature elle-même; car combien d'enfans sont venus au monde par les extrémités inférieures ou abdominales, sans que l'art ait coopéré en rien au travail, dont la nature a fait alors très-heureusement tous les frais!

Mais, attendu que la nature n'est qu'un être de raison ou une force purement mécanique qui agit un peu aveuglément, il se peut, comme on n'en a que trop d'exemples ; il se peut, dis-je, que l'enfant descende et s'avance au passage, de manière à présenter successivement tous les points de sa surface extérieure. En pareil cas, à moins que la tête ne soit très-petite ou le bassin très-vaste, le menton sera infailliblement arrêté par le rebord du détroit, et par là rendra l'accouchement, sinon toujours impossible, du moins très-difficile, et même souvent très-dangereux pour l'enfant et la mère.

Afin d'éviter cet inconvénient, et, dans tous les cas, d'épargner des douleurs inutiles à la mère, la saine doctrine veut qu'une main prudente saisisse les pieds dès qu'ils se présentent, n'importe par quel point de leur surface, et termine l'accouchement comme nous allons l'indiquer.

D'une autre part, des événemens imprévus, des accidens redoutables peuvent avoir jeté la matrice dans l'inertie la plus complète, ce qui doit obliger l'homme de l'art à se charger lui-même de la terminaison de l'accouchement, et même à l'opérer le plus promptement possible.

Nous avons déjà dit que les pieds pouvaient se présenter de quatre manières différentes, à raison des quatre points du bassin qu'ils pouvaient occuper. Ainsi, dans une première position des pieds, les talons répondent au côté gauche du bassin ; dans la deuxième, au côté droit ; dans la troisième, à la symphyse sacro-iliaque droite ; dans la quatrième, à la symphyse sacro-iliaque gauche. Dans chacune de ces positions, l'enfant est accroupi et replié sur lui-même, de manière à n'occuper jamais que le moins d'espace possible dans l'intérieur de la matrice.

La manœuvre relative à la présentation des diverses parties des extrémités ou membres inférieurs ne demande en

général que trois temps : celui d'introduction, celui d'exploration et celui d'extraction. Le temps de mutation est ici
inutile, puisque les parties qui se présentent dans cette manœuvre sont précisément celles sur lesquelles on doit faire
des tractions pour terminer l'accouchement.

Le second temps cependant demande quelques précautions; on pourrait sans cela confondre les pieds avec les
mains, ce qu'il est essentiel d'éviter.

ARTICLE PREMIER.

Présentation des pieds.

CARACTÈRES. Le pied est plus allongé et moins large
que la main. Ses digitations, sur un plan uniforme, sont
moins distinctes et moins prolongées qu'à la main. Le talon,
qui le termine postérieurement, offre une saillie qui ne se
trouve point à la main. Les pieds se présentent souvent tous
les deux à l'orifice; cela paraît impossible pour les deux
mains.

Première position. Les pieds une fois reconnus dans
une première position, il suffit, avec un doigt ou deux, de
les détourner d'un des points de la surface interne du bassin où ils peuvent s'arrêter, pour les voir aussitôt descendre
d'eux-mêmes dans le vagin. Mais quand il existe une des
causes alarmantes dont nous avons fait mention, le plus
souvent on est obligé de les amener à l'aide de plusieurs
doigts, dont un sera placé entre les deux malléoles, pour
éviter la contusion ou meurtrissure de la peau, et on continuera de tirer jusqu'à ce que les genoux soient dehors, en
ayant l'attention de les placer plutôt en dessous qu'en
dessus.

Les tractions se feront au moyen de petits mouvemens de droite et de gauche, un peu obliquement et en bas.

Les genoux sortis, on saisira les cuisses des deux mains avec un linge sec, pour empêcher les extrémités de glisser ; on tirera ensuite, toujours dans la même direction et par des mêmes mouvemens obliques et latéraux, jusqu'à ce qu'on ait dégagé les fesses. Par cette manœuvre, le dos se trouve placé derrière la cavité cotyloïde gauche, et la poitrine devant la symphyse postérieure droite, situation qui dispose les hanches et les épaules à se présenter bientôt avantageusement au détroit supérieur, c'est-à-dire dans la direction de l'un des diamètres obliques.

On observera de saisir toujours les parties de l'enfant à pleines mains et de proche en proche, afin qu'elles passent successivement des pieds aux jambes, des jambes aux cuisses, et de celles-ci aux lombes. C'est le moyen de ménager le tiraillement des articulations et d'éviter de les luxer, parce que l'on partage ainsi les efforts sur la totalité des extrémités inférieures.

Les fesses dégagées, on amènera les hanches, que l'on fait descendre, en portant un peu les cuisses de l'enfant, d'abord vers l'aine droite de la mère, puis vers le dessous de la cuisse gauche, et alternativement de l'une à l'autre. Ce manuel dégage les hanches et une partie du ventre. Dans cette position de l'enfant on s'arrête, et l'on examine si le cordon n'est pas tiraillé. S'il l'est, ce que l'on reconnaît au moyen du doigt indicateur de la main gauche introduit jusqu'à l'ombilic ; s'il l'est, dis-je, il faut faire descendre une anse du cordon avec le doigt déjà introduit, et qu'on interposera entre cette corde vasculaire et l'abdomen, pour tirer, non sur la portion qui tient à l'ombilic, mais sur celle

qui s'enfonce dans la matrice et s'attache au placenta ; au—
trement on risquerait de séparer le cordon d'avec l'ombilic,
par l'effort qu'on ferait pour le préserver de cet accident, et
cela, faute de l'avoir fait méthodiquement.

Cette précaution prise, l'enfant en bonne position et sorti
jusqu'au delà des hanches, on l'enveloppe d'un linge sec
et doux, en plaçant dans toute sa longueur le doigt indi—
cateur et celui du milieu de chaque main sur l'un et l'autre
côté du tronc, pour soutenir la colonne vertébrale, et l'on
continuera à dégager ainsi le corps de l'enfant par des mou—
vemens latéraux, jusqu'à ce que l'on sente ou que l'on aper—
çoive la partie inférieure des omoplates.

L'enfant amené à ce point, c'est-à-dire jusqu'aux ais—
selles, il s'agit de dégager les bras. Si on ne les juge pas d'un
grand volume par celui du tronc, on peut se dispenser de
le faire, mais dans le cas contraire, ou seulement dans son
incertitude, il vaut mieux les dégager, et voici comment.
On commence par le bras le plus facile à extraire : c'est tou—
jours celui qui est incliné vers le sacrum, c'est-à-dire le bras
droit dans une première position des pieds, et le gauche dans
une seconde.

Pour dégager ce bras, après avoir relevé le corps vers
l'aine droite, que l'on étend sur l'avant-bras gauche, on
introduit le pouce, qui, placé sur l'épaule, abaisse d'abord
celle-ci ; on place ensuite le doigt indicateur et celui du milieu
dans le pli du bras, pour faire faire à celui-ci un mouvement
de bascule en devant, tandis qu'il s'opère une demi-rotation
de la part de la tête de l'humérus dans la cavité glénoïdale ;
par ces deux mouvemens, exécutés méthodiquement, on
dégage l'extrémité au devant de la poitrine, et on l'amène
au dehors.

I.

On dégage l'autre par le même procédé, après avoir incliné le tronc en bas et vers la cuisse gauche de la mère. On
y réussit ordinairement sans plus de peine, à moins que,
plié et passé sur le cou, le bras ne soit pris et serré entre le
pubis et l'occiput. Dans ce cas le dégagement peut être plus
difficile, et si on le précipite, on risque de fracturer l'extrémité. Quelque facile que cette fracture soit à guérir, il faut
l'éviter, et l'on y parvient presque toujours en refoulant ou
remontant un peu la tête, ce qui éloigne l'occiput du pubis,
et desserre, pour ainsi dire, le bras, qu'on repousse d'un
doigt par-dessus l'occiput, pour le laisser venir le long de la
tête ou le dégager comme l'autre, en le ramenant sur la poitrine.

Le tronc et les extrémités, tant inférieures que supérieures,
sorties, reste la tête, qui ne peut souvent être extraite qu'en
changeant sa position ; car jusqu'ici l'opérateur est censé
avoir dirigé le corps de l'enfant de manière à ce qu'il vienne
avec la face en dessous. Mais dans le moment où la tête
doit franchir le détroit supérieur, il faut mettre la face un
peu de côté. Pour cet effet, deux doigts de la main gauche,
portés sur la mâchoire supérieure, au-dessous du nez, ou
sur l'inférieure, et jamais dans la bouche, tourneront la face
vers la symphyse sacro-iliaque droite, et de cette manière
porteront l'occiput vers la cavité cotyloïde gauche, afin que
le grand diamètre de la tête, qui va du front à l'occiput,
non-seulement soit parallèle au grand diamètre du bassin,
mais encore ne présente à celui-ci que l'une de ses extrémités, c'est-à-dire le menton, qu'on aura soin d'abaisser en
même temps sur la poitrine, à l'aide des doigts déjà introduits.

Ceux-ci placés, comme nous venons de le dire, pour diriger la tête et non pour tirer sur elle, ce qui pourrait luxer en certain cas, ou même déchirer la mâchoire, on placera le col de l'enfant entre les doigts indicateur et médius de la main droite, faisant passer les autres doigts sous les aisselles, en sorte que le thorax se trouve serré et soutenu entre les deux mains. Cette position prise, on tirera à soi graduellement et directement, en abaissant toujours la face, et la tête franchit ainsi le détroit supérieur.

Ici les doigts introduits, simplement appliqués, soit sur la mâchoire inférieure, soit sur les côtés du nez, ces doigts, dis-je, aidés de la main qui est sur l'occiput, ramèneront la face à sa première direction, c'est-à-dire en dessous ou dans la concavité du sacrum, pour de là faire décrire une espèce de ligne parabolique au menton, tandis que la femme secondera, s'il est possible, les tractions graduées de l'accoucheur par des efforts plus ou moins énergiques. Par là on placera l'occiput sous l'arcade, et le front au bas de la vulve fortement distendue. Dans ce moment on tirera avec beaucoup de lenteur et de ménagement, toujours en relevant de plus en plus le tronc de l'enfant d'une main, tandis que de l'autre on aura grand soin de bien soutenir le périnée, en pressant dessus dans la direction du coccix au pubis, pour empêcher sa rupture, et faciliter en même temps la sortie de la tête, qui se dégage en remontant et en suivant le tronc très-relevé de l'enfant, que l'on finit presque par renverser sur le ventre de la mère pour terminer l'accouchement.

Deuxième position. Celle-ci n'offre presqu'aucune différence avec la première pour la manœuvre, à moins qu'on ne regarde comme une grande disparité le changement de main et l'obligation de tourner la face à gauche, tandis que dans la première position on la dirige à droite. C'est pourquoi il suffit de changer de main , et de faire à droite ce que l'on faisait à gauche. Ainsi donc , dans la deuxième position, où les talons , avons-nous dit , répondent au côté droit du bassin , les pieds saisis de la main droite , on tirera l'enfant de manière que le dos descende derrière la cavité cotyloïde droite , et que la poitrine passe devant la symphyse postérieure gauche. Par ce moyen les épaules et la tête se présenteront dans un sens favorable au détroit supérieur. Mais auparavant on dégage les fesses en remontant peu à peu les mains le long des cuisses jusqu'aux hanches. Celles-ci dégagées , on fait faire une anse au cordon ombilical , pour le tirer avec la précaution que nous avons indiquée dans la première position.

Eprouve-t-on quelque résistance après la sortie des hanches , on les embrasse à pleines mains , sans trop les comprimer ; on tire dessus en relevant un peu le corps vers l'aine gauche de la mère , puis en le reportant en bas et obliquement vers le dessous de la cuisse droite.

Les épaules ou les aisselles une fois amenées à la vulve , on dégagera les bras comme précédemment , en commençant par celui qui est en dessous.

Ici l'on dirige la face à gauche , et la tête , au moyen de quelques tractions obliques , étant descendue dans l'excavation , on ramène la face dans la concavité du sacrum; souvent elle s'y tourne d'elle-même , et l'on achève l'accouchement comme dans la première position des pieds.

Troisième position. Celle-ci , où les talons regardent la symphyse sacro-iliaque droite , et les orteils la cavité cotyloïde gauche , est peut-être un peu plus difficile que les deux autres , en ce qu'on n'est pas libre de tourner le corps de l'enfant à droite ou à gauche indifféremment , que les surfaces antérieures se trouvent en dessus , et qu'il n'est pas facile de faire prendre à l'enfant une direction oblique ; c'est la main droite qui doit ici saisir les membres inférieurs pour les entraîner au dehors, en imprimant, à mesure qu'on les dégage, un mouvement de rotation à la totalité du tronc , afin de ramener la position en seconde des pieds ; mais il faut bien prendre garde si la tête , de son côté , se présente dans un sens aussi favorable au détroit supérieur : car, en tournant le tronc , on n'est pas toujours sûr de faire tourner aussi la tête, qui s'arrête quelquefois sur la saillie du sacrum , malgré le mouvement de demi-rotation latérale imprimé au reste du corps.

Il faut donc , avant ou aussitôt après le dégagement des épaules , s'assurer de la position de la tête pour mettre la face de côté, si elle ne l'était pas , ce qui s'opère au moyen de quelques doigts placés sur l'une des joues. Pour peu qu'on trouve de résistance , on refoule d'abord un peu la tête, pour la placer ensuite convenablement ; mais jamais on ne doit chercher à la faire tourner ainsi , en tordant plus ou moins le tronc qui est au dehors ; la torsion du col et la mort de l'enfant seraient une suite inévitable d'une pareille manœuvre.

La tête placée convenablement et descendue dans l'excavation , on remet la face en dessous , et l'on achève d'extraire l'enfant comme précédemment.

Quatrième position. Dans cette position , les talons répondent à la symphyse sacro-iliaque gauche. Ici la manœuvre, quoique exécutée en conséquence des mêmes principes que pour la précédente position , mais par la main gauche, présente les mêmes difficultés , parce que les surfaces antérieures se trouvent absolument en dessus, et qu'il faut les

mettre de toute nécessité en dessous, si l'on veut opérer convenablement la sortie de l'enfant.

On rencontre ordinairement peu de difficultés à placer
ainsi l'enfant lorsque les pieds sont à peine à l'orifice, quoique les orteils soient tournés en devant ; car il suffit presque
toujours de les tourner en dessous, à mesure qu'on les dégage, pour faire prendre au reste du corps une position telle
que le dos descende derrière la cavité cotyloïde gauche,
et l'accouchement se termine comme dans la première position.

Pour manœuvrer encore d'une manière plus méthodique,
vaudrait mieux, dans ces deux dernières positions défa-
vorables de l'enfant, saisir les extrémités en plaçant la concavité de la main à la partie postérieure des surfaces de l'enfant ; alors la main gauche termine en deuxième, et la droite
en première ; la main, placée comme nous venons de l'exposer, a sur l'enfant une prépondérance qui est tout à l'a-
vantage de ce dernier.

Mais cette opération n'est pas tout-à-fait aussi facile,
lorsque le corps de l'enfant est déjà sorti jusqu'aux fesses.
Souvent alors, et pour peu que les proportions de la tête
et du bassin soient un peu justes, on éprouve d'assez grandes
difficultés à opérer le changement de situation dont il s'agit.
Dans ce cas on introduira les doigts d'une main, à l'exception du pouce, le long des lombes de l'enfant, et ceux de
l'autre main sous le pubis de la mère, pour bien embrasser
et fixer les cuisses et le tronc. De cette manière on tirera
d'abord, puis on repoussera un peu le corps de l'enfant,
comme pour le faire remonter dans la matrice, et on le
tirera de suite en bas, comme pour l'en faire sortir de nouveau, en faisant rouler un peu le corps sur lui-même par

une légère rotation latérale, ce que l'on répétera plusieurs fois et alternativement de haut en bas et de bas en haut. Cette manœuvre fera descendre et tourner le corps comme par un mouvement de *lime douce*, et placera nécessairement les surfaces antérieures, d'abord de côté, puis en dessous, à l'exception peut-être de la tête, qui quelquefois ne suit pas le mouvement de rotation imprimé au tronc, en sorte que le menton peut, malgré cette manœuvre, s'arrêter au rebord des pubis, ce dont il ne faudra pas manquer de s'assurer même avant le dégagement des épaules, et mettre la face de côté ou en dessous, si elle ne l'était pas déja.

Quelquefois encore, appelé trop tard, on trouve la tête comme enclavée, du menton à l'occiput, entre le pubis et le sacrum, par l'effet d'un travail naturel négligé ou d'un manuel précipité.

Dans ce cas, l'enfant sera d'autant plus exposé qu'il sera resté plus long-temps dans un pareil état de compression, et que la personne de l'art, chargée de la terminaison de l'accouchement, aura fait de plus grands efforts pour obtenir son extraction.

Mais sa sortie ne peut s'opérer ainsi; il faut, de toute nécessité, donner à la tête une situation plus favorable. Pour cet effet on commencera par dégager les bras; ensuite une main, introduite le long de la partie postérieure du col jusqu'à l'occiput, aidée de deux doigts de la main opposée, et placés sur les parties latérales de la mâchoire, refoulera la tête au-dessus de la saillie du sacrum, puis tournera l'occiput vers l'une des symphyses postérieures; alors la tête, répondant à un des diamètres obliques du bassin, descendra plus aisément dans l'excavation : là on mettra la face en dessous, ainsi que la partie antérieure du tronc, et l'on ter-

minera l'accouchement comme dans les deux premières positions des pieds.

Si l'on éprouve trop de difficultés à mettre la face en
dessous, on applique alors une branche de forceps, et l'on
forme ainsi une continuité de plan égal, qui facilite la sortie de la tête, et nous dispense du mouvement de rotation.
Avant de terminer ce qui concerne l'accouchement par les
pieds, il est bon de faire observer que souvent, en voulant
saisir et extraire ces extrémités, on ne rencontre qu'un pied
à l'orifice, quoiqu'il soit bien dilaté. Il est essentiel alors,
avant de tirer sur l'extrémité saillante, de s'assurer de la
position de l'autre; autrement on risquerait de fracturer
cette dernière, qui peut être placée en travers ou relevée
derrière le dos; il faut donc s'en assurer. Dans cette vue,
on glisse la main le long de la jambe et de la cuisse dont
le pied se présente jusqu'au tronc et au pli de l'autre cuisse.
Si on la trouve fléchie et relevée au-devant de la poitrine
de l'enfant, on peut se contenter du pied sorti pour opérer
son extraction ; car c'est souvent éviter beaucoup de douleurs à la femme que de ne pas dégager la seconde extrémité,
surtout si la matrice est déjà fortement contractée sur le
corps de l'enfant.

Il faudrait néanmoins ne pas manquer de le faire si le
membre était dans une mauvaise position. On introduit alors
la main le long de l'extrémité qui se présente jusqu'à la jonc-
tion du tronc avec l'autre cuisse, le long de laquelle on
coule les doigts l'un après l'autre jusqu'au pied, qu'on dégage dans le sens naturel de sa flexion, c'est-à-dire, après
avoir d'abord fléchi la cuisse sur le ventre, la jambe sur la
cuisse, pour raccourcir le membre, et ramener plus facilement le pied à l'orifice, en faisant occuper et parcourir au

membre le moins d'espace possible, ce qui est surtout essentiel lorsque les eaux sont écoulées depuis long-temps, et que
l'enfant est très-serré dans la matrice. Telle est la manœuvre
relative à la présentation des pieds dans les quatre positions qu'ils peuvent offrir.

J'ai cru qu'il était indispensable de m'étendre un peu sur
les détails de la manœuvre des pieds, parce que désormais
nous n'y reviendrons plus pour les autres présentations de
l'enfant, ce qui serait d'ailleurs d'autant plus inutile que
nous ne ferions que répéter ce que nous avons déjà dit.

ART. II.

Présentation des genoux.

Dans cette présentation, les rapports de l'enfant avec le
bassin sont absolument les mêmes que lorsqu'il présente
les pieds; seulement ici les jambes sont fléchies sur les cuisses,
et les talons appliqués sur les fesses. Nous observerons de
plus que la présentation des genoux ne peut être considérée
que comme une nuance de celle des pieds, et, si nous en
avons fait l'objet d'un article particulier, c'est pour ne pas
trop nous écarter de l'ordre suivi jusqu'à ce jour par tous
les auteurs. Leurs positions particulières sont d'ailleurs absolument semblables à celles des pieds.

CARACTÈRES. Lorsque les genoux se présentent à l'orifice, on trouve ordinairement une ou deux surfaces arrondies, peu volumineuses, rénitentes, au delà desquelles sont
deux parties allongées (la jambe et la cuisse), et qui ne laissent plus de doute sur cette présentation. Quand il n'y a
qu'un seul genou, on éprouve un peu plus d'incertitude
seulement, parce qu'on peut le confondre avec l'un des

coudes ; mais il est rare que les deux coudes puissent s'offrir ensemble au détroit supérieur, tandis qu'il est très-ordinaire d'y rencontrer les deux genoux.

Première position. La main gauche ira saisir les parties qui se présentent, en plaçant sa concavité sur les surfaces antérieures de l'enfant, et des tractions méthodiques et modérées feront aisément descendre les genoux dans l'excavation, les amèneront de même à la vulve, et le reste de la manœuvre se fera comme dans la première position des pieds. Il faut seulement éviter que ces derniers ne se dégagent d'eux-mêmes et brusquement, mais au contraire le faire soi-même, en portant alternativement l'un et l'autre pied en haut ou en bas, et en leur faisant décrire une espèce de mouvement circulaire, pour ménager par là les parties externes de la génération.

Deuxième position. La main droite, placée sur les surfaces antérieures, amènera les pieds au dehors, ainsi que nous venons de l'exposer pour la première position, et la terminaison de l'accouchement aura lieu comme dans la deuxième des pieds.

Troisième position. C'est la main droite qui doit exécuter la manœuvre dans cette position, pour la convertir en deuxième des pieds. En amenant l'enfant dans l'excavation, il est essentiel de lui imprimer un léger mouvement de rotation, pour le présenter convenablement aux divers diamètres du détroit supérieur. Une main, placée sur le bas-ventre de la mère, facilitera ce mouvement. Le reste de la manœuvre ne présente plus rien de particulier, et se termine comme dans la deuxième des pieds.

Quatrième position. La main gauche, placée sur les surfaces antérieures de l'enfant, doit, en faisant de légères tractions sur lui , le ramener en première des pieds , ce qui s'exécutera d'autant plus facilement, qu'avec une main placée sur l'abdomen, on mettra de plus en plus les surfaces antérieures de l'enfant en dessous , ce qu'on ne doit jamais manquer d'exécuter dans toute manœuvre.

Nota. Il arrive souvent que la main introduite dans la matrice ne peut saisir convenablement les genoux pour les amener dans l'excavation, à cause de leur extrême élévation. Il est prudent alors d'appliquer un *lacs* sur le jarret de l'enfant, ou de se servir pour le même usage du crochet mousse , ou même d'une branche de forceps, ce qui se pratique ainsi : prenez un ruban de fil ou autre chose semblable , d'une aune et demie de longueur ; pliez-le en deux ; placez-en la partie moyenne en forme de chaperon sur le doigt indicateur de l'une des deux mains ; porté dans la matrice, le doigt placera le lacs sur le pli d'un des jarrets de l'enfant, pour le faire sortir du côté opposé à celui par où on l'a fait pénétrer ; on le dégage ensuite de ce dernier côté, à peu près de la moitié de sa longueur.

Les deux chefs du ruban rapprochés, on tire dessus , d'une main , pour entraîner le genou enlacé, tandis qu'on tâche de faire descendre le second avec le doigt indicateur de l'autre main.

L'application du crochet mousse ne demande pas d'autres précautions, et on en obtient les mêmes résultats ; seulement il est nécessaire d'accompagner son introduction avec le doigt indicateur de l'une des deux mains, pour en guider la marche et en assurer l'application.

ARTICLE III.

Présentation du siége ou des fesses.

Le siége fait essentiellement partie du tronc dont il est la base ; mais, sous le rapport du manuel, il faut absolument l'en séparer, comme étant tout à la fois suite et complément de la manœuvre relative aux extrémités inférieures, ou du premier ordre ; car ces extrémités et le siége diffèrent si peu pour le manuel, que lorsqu'une seule extrémité se présente, et que l'autre est relevée sur le devant de la poitrine, c'est déjà une demi-présentation du siége ; aussi le manuel sera-t-il, à peu de chose près, le même que pour les pieds ou les genoux.

Caractères. Une tumeur large, plus ou moins résistente, suivant le degré et la violence avec laquelle la matrice se contracte, ce qui pourrait en imposer, puisque le siége, alors fortement serré par l'orifice, acquiert quelquefois une dureté presque égale à la tête ; mais la longueur de la surface, le sillon ou la rainure allongée qui la sépare, l'anus qui en occupe la partie moyenne, les deux tubérosités ischiatiques, et, plus que tout cela, la sortie du méconium, ne laissent plus aucun doute sur la présence des fesses. Cependant on doit être prévenu que le méconium ne s'échappe de l'anus de l'enfant, que lorsque les fesses sont sur le point de franchir la vulve, et l'on n'a pas dû attendre jusque-là pour reconnaître la partie qui se présentait.

Nous ne reconnaissons, pour présentation des fesses, que celles où l'enfant est ployé en double ; les autres positions se rapprochent trop de celles des pieds.

Première position. Le dos de l'enfant répond au côté gauche du bassin dans cette position.

La main gauche, convenablement introduite, soulève le siége, en prenant pour point d'appui les deux tubérosités ischiatiques. Le siége déplacé permet à la main de glisser vers les extrémités, qu'elle saisit et qu'elle amène dans l'excavation. La main droite, appliquée sur l'abdomen de la mère, facilitera le renversement de l'enfant dans l'espèce de gouttière ou échancrure iliaque droite. Une fois les pieds amenés à la vulve, la terminaison a lieu comme dans la première des pieds.

Deuxième position. La situation de l'enfant est ici l'inverse de la précédente.

La main droite refoulera le siége, ira saisir les pieds, et terminera comme dans la deuxième position des pieds. La main gauche, appliquée sur le bas-ventre, ne manquera pas de conduire la tête et le tronc de l'enfant dans la gouttière iliaque gauche, pour que la terminaison de l'accouchement ait lieu de la manière la plus convenable.

Troisième position. Le dos de l'enfant répond au pubis. Cette position, assez difficile à concevoir, peut avoir lieu cependant à cause de la forme arrondie et un peu saillante de la base du tronc.

L'une et l'autre main pouvant également exécuter le manuel dans cette troisième position, on introduira donc la droite ou la gauche, dont la convexité répondra à la partie antérieure du sacrum ; le siége, soulevé derrière le pubis, permettra à la main de se glisser pour aller saisir les pieds, qui seront amenés dans l'excavation, avec l'attention de faire exécuter à l'enfant un léger mouvement d'obliquité droite ou gauche, selon la main qui aura été introduite.

C'est ici que l'on s'aperçoit surtout combien celle qui est sur le bas-ventre de la mère devient nécessaire et favorable pour la terminaison de l'accouchement ; car il est rare que, dans une pareille position, il n'y ait pas une obliquité antérieure plus ou moins considérable.

Il arrive quelquefois que la matrice, fortement contractée, ne permet pas la manœuvre que nous venons d'indiquer ; alors la même main tâche de passer sur les parties latérales de l'enfant, saisit les pieds, et le reste du manuel a lieu comme il vient d'être exposé plus haut.

Quatrième position. Le dos de l'enfant regarde le sacrum, si on admet la troisième telle que nous venons de l'exposer.

La main droite ou gauche introduite passera sur les parties latérales, après avoir légèrement soulevé le siége pour repousser le tronc vers la fosse iliaque de l'un ou l'autre côté. La main appliquée en dehors fera exécuter à la totalité des parties un mouvement opposé. Par ce mouvement les pieds, rapprochés de la main qui est dans la matrice, seront saisis par elle, et ramenés dans l'excavation, et l'on terminera selon la main qu'on aura introduite. Il faut saisir, si cela est possible, le pied le plus éloigné le premier, afin de faciliter le renversement des surfaces antérieures en dessous.

On a conseillé, dans la présentation du siége, l'emploi du lacs, du crochet mousse et même du forceps. Lorsqu'on met en usage un de ces moyens, l'enfant est alors amené en double : mais, de ces trois moyens, le premier est difficile à appliquer, le second un peu moins ; mal dirigé, il peut blesser l'enfant et même la mère : quant au troisième, il n'y a qu'un ignorant qui puisse se permettre de l'employer.

CHAPITRE II.

MANOEUVRE DU SECOND ORDRE,

OU DES DIVERSES PRÉSENTATIONS DU TRONC.

Exposition.

L'ABRÉGÉ de cette manœuvre consiste à repousser le tronc, et à le parcourir pour aller chercher les pieds ; ceux-ci une fois amenés à l'orifice, le reste n'est plus qu'une manœuvre des extrémités. Il suit de là que, pour toutes les présentations du tronc, la majeure partie du manuel est déjà connue; aussi la manœuvre du tronc ne comprend-t-elle tout au plus que deux temps, celui d'exploration, et celui de préparation ou de mutation : car, pour les deux autres, elle n'offre absolument aucune différence avec ce que nous avons déjà exposé pour les présentations des pieds ou des genoux, ou même des fesses, ce qui, comme on voit, circonscrit et borne singulièrement la manœuvre du tronc proprement dite. Mais, quoique peu étendue, elle n'en exige pas moins beaucoup de circonspection et dextérité de la part de l'opérateur : on peut même avancer que c'est celle qui présente le plus de difficultés, et qui demande le plus d'habitude, parce que les mouvemens qu'on imprime à l'enfant sont et très-variés et très-étendus.

Quelquefois sans doute il suffit de parcourir le tronc avec les doigts, très à l'aise par la sortie récente des eaux, et de les glisser le long de l'un ou l'autre côté pour aller chercher les pieds, dont le déplacement entraîne presque toujours celui du tronc, qui ne peut que suivre leur mouve-ment bien dirigé.

Mais si la manœuvre qui nous occupe se borne souvent à parcourir simplement le tronc, plus souvent encore on est obligé de le repousser, et alors le manuel est d'autant plus difficile, que les eaux sont écoulées depuis plus long-temps, et que la matrice s'est appliquée plus exactement sur le corps de l'enfant.

Quelque pénible qu'il soit quelquefois de repousser alors le tronc, on doit toujours tenter de le faire, mais avec pré-caution; car, en ne le faisant pas, la manœuvre en devien-drait et plus compliquée et plus dangereuse.

Précédemment nous avons divisé le tronc en surfaces, et celles-ci en région. La surface antérieure a deux régions, qui sont la présentation du ventre et celle de la poitrine. La surface postérieure n'en a qu'une, qui est celle du dos. Les surfaces latérales, droites et gauches, ont chacune deux régions, qui sont la présentation de la hanche et celle de l'épaule ou du bras sorti, connue sous le nom de présen-tation des extrémités supérieures.

Une remarque à faire, c'est que dans les présentations du ventre, de la poitrine et du dos, les premières positions sont terminées comme dans la deuxième des pieds, *et vise versá* pour les deuxièmes. Il en est de même pour les première et deuxième positions des surfaces latérales.

ARTICLE PREMIER.

Présentation du ventre.

CARACTÈRES. L'enfant, dont tout le corps est dans la plus grande extension, est situé en travers ou de devant en arrière sur le détroit supérieur, de manière que l'épine se trouve fléchie en sens inverse de sa courbure naturelle et la tête fortement renversée sur le dos. Situation d'ailleurs très-pénible pour la mère et plus encore pour l'enfant.

La main, portée jusqu'au détroit supérieur, rencontre une tumeur large, plus ou moins rénitente, selon le degré de resserrement de la matrice. Mais un signe qui ne laisse aucun doute sur la présentation du ventre, c'est la présence du cordon ombilical. Les doigts, promenés sur la circonférence de la surface, trouveront de plus le rebord des fausses côtes, d'une part, et la crête de l'os des îles, de l'autre. Les parties de la génération peuvent encore servir à guider le diagnostic, lorsque la matrice peu contractée permet qu'on puisse parvenir à ces organes.

Première position. La tête est à gauche et les pieds à droite dans cette position.

La main droite introduite refoulera le bas ventre, en ménageant le point d'appui, c'est-à-dire en ne portant pas la saillie des doigts directement sur les parois abdominales, mais en embrassant autant que possible le ventre avec toute la concavité de la main, et en appuyant seulement les doigts sur le rebord des fausses côtes. La main, placée ainsi, repoussera l'enfant avec précaution vers la fosse iliaque gauche, pour rapprocher le plus possible les pieds du détroit supérieur et pour les saisir. La main, pour cet effet, le dos tourné

I.

vers le pubis, glissera sur le devant des cuisses jusqu'aux genoux, amènera facilement les pieds dans l'excavation, et la terminaison aura lieu comme dans la deuxième des pieds.

Deuxième position. La situation de l'enfant est opposée à la précédente.

La main gauche, ménageant le point d'appui, repoussera le tronc et le portera, s'il se peut, vers la fosse iliaque droite, glissera sur le devant des cuisses pour saisir les genoux et amener l'enfant dans l'excavation. Le reste de la manœuvre comme dans la première des pieds.

Troisième position. La tête répond au pubis, les pieds à la saillie du sacrum; l'enfant, en forme d'ellipse, est ployé en sens inverse de sa courbure naturelle; mais il est facile de s'apercevoir combien une pareille position est difficile à supposer, quelque respectable que soit l'autorité des auteurs qui l'ont admise, ainsi que toutes les autres de la même espèce. Cependant, pour ne point interrompre l'ordre de notre classification, nous la décrirons avec le même soin que les autres.

La main droite ou gauche passera sur les parties latérales de l'enfant, refoulera en passant la tête et partie du tronc du côté opposé; la main appliquée sur l'abdomen facilitera ce mouvement; les deux pieds saisis, et par une espèce de mouvement circulaire, seront amenés dans l'excavation, et la terminaison aura lieu en première ou en deuxième des pieds, selon la main introduite; mais comme elle se place, dans le cours de la manœuvre, sur les surfaces postérieures de l'enfant, la gauche alors termine en deuxième et la droite en première.

Quatrième position. Situation de l'enfant opposée à la précédente.

La main droite ou gauche, portée dans la matrice, se placera sur les parties latérales de l'enfant, jusqu'à la tête, qu'elle refoulera, ainsi qu'une partie du tronc, dans l'espèce de gouttière sacro-iliaque opposée. La main, alors dirigée vers les extrémités qui se trouvent sur le pubis, les saisira pour les entraîner dans l'excavation, en évitant, autant que possible, de renverser les surfaces antérieures de l'enfant en dessus.

C'est surtout à l'aide de la main qui est au dehors, qu'on parviendra à empêcher ce mouvement défavorable, en assujétissant les extrémités inférieures ; elle permet même qu'on les dégage l'une après l'autre en commençant par la plus proche, et terminant par la plus éloignée.

ART. II.

Présentation de la poitrine.

CARACTÈRES. Celle-ci ne diffère point de la précédente pour la situation générale de l'enfant, qui est aussi fâcheuse que dans la position du ventre. Mais les extrémités sont plus éloignées du détroit supérieur, et cet éloignement, en rendant plus difficile la manœuvre, la complique par conséquent davantage. Quant aux caractères, ils sont un peu plus saillans. On trouve en effet une tumeur large, rénitente, offrant la présence des côtes et leur intervalle, le sternum peu apparent ; mais les clavicules bien dessinées, saillantes, sont, de tous les caractères, celui qui frappe le plus, et presque le seul qui convienne pour établir les différentes positions de l'enfant.

Première position. La situation est la même que dans la première du ventre, ainsi que la terminaison.

La main droite introduite saisira la totalité de l'enfant, et le repoussera le plus possible vers la fosse iliaque gauche, en le soulevant. La main, alors dans la supination, glisse sur le ventre, le devant des cuisses, les doigts dirigés vers le sacrum. Ceux-ci saisissent les pieds, et terminent comme nous venons de l'exposer pour la première du ventre.

Deuxième position. Ce serait se répéter inutilement que de décrire le manuel de cette position.

C'est la main gauche qui manœuvre, et si on n'a pas oublié ce que nous avons dit précédemment, l'opération présentera peu de difficultés.

Troisième position. L'enfant est situé comme dans la troisième du ventre, et les pieds encore plus éloignés du détroit supérieur. Cette position permet de même l'introduction de la main droite ou de la main gauche, qui, placée sur les parties latérales de l'enfant, ira saisir les deux pieds, cela est de rigueur, et par le mouvement circulaire indiqué plus haut, les amènera au détroit supérieur, et de là dans l'excavation. Sans la main qui est en dehors, cette manœuvre présenterait beaucoup de difficultés. La main droite, étant placée sur les surfaces postérieures de l'enfant, termine en première des pieds, la gauche en deuxième.

Quatrième position. Celle-ci est une des plus épineuses, à cause de l'éloignement des pieds et de la difficulté d'aller les saisir. Cependant la main droite ou la gauche, placée sur les surfaces latérales de la tête, repoussera cette partie dans l'une des gouttières sacro-iliaques, tandis que la main appliquée sur l'abdomen de la mère fera exécuter un mouvement opposé aux extrémités, et par là les rapprochera de la main qui est dans la matrice; celle-ci, saisissant d'abord le pied le plus proche, le fera descendre dans l'excavation, si cela est possible, et il sera maintenu en dehors au moyen du lacs. Alors il sera d'autant plus facile d'aller prendre ensuite le second pied, qu'il sera maintenu et pour ainsi dire dans l'impossibilité de s'éloigner, par la main qui est en dehors. Si on ne manœuvre pas avec la plus grande précaution, les surfaces antérieures de l'enfant se tourneront infailliblement en dessus, par la manière dont il est disposé dans cette quatrième position, et la manœuvre en deviendra des plus difficiles.

ART. III.

Présentation du dos.

CARACTÈRES. Une surface large, rénitente, offrant à la main qui explore la suite des apophyses épineuses des vertèbres, la saillie des omoplates, le rebord des fausses côtes, et, dans quelques circonstances, la crête des os des îles. La situation, la direction de chacune de ces parties servira à indiquer quelle est l'espèce particulière de position de l'enfant. Mais quand le dos se présente, on doit s'attendre, en général, à la nécessité inévitable de retourner l'enfant. Cependant la manœuvre que nécessite la présentation du dos, est toujours moins pénible pour l'opérateur, en ce que les extrémités sont plus faciles à saisir, et que le tronc est plus disposé à rouler sur lui-même.

La manœuvre est aussi moins fâcheuse pour l'enfant, qui n'est point, comme dans les présentations précédentes, gêné, forcé, replié enfin en sens inverse de sa flexion naturelle.

Première position. La tête, dans cette position, répond à gauche, et les pieds reposent sur la fosse iliaque du côté droit.

Il faut introduire la main droite en supination au-dessous du dos, glisser ensuite en montant vers le côté droit de l'enfant, et en soulevant le gauche vers le pubis, ce qui est essentiel pour faire rouler le corps sur lui-même comme une boule sur son axe. On passe ensuite la main sur la hanche, la cuisse et la jambe, jusqu'à ce que, du bout recourbé des doigts, on puisse atteindre et saisir le pied le plus éloigné, qui est le gauche. Il résulte de cette manœuvre qu'on doit mettre d'abord l'enfant sur le côté, puis sur le ventre, à mesure qu'on dégagera les pieds ensemble ou séparément, pour finir par la manœuvre des extrémités, et en deuxième des pieds.

Deuxième position. La tête est ici placée sur la fosse iliaque du côté droit, et les pieds répondent vers celle du côté gauche.

On introduira la main gauche en dessous de l'enfant; on dirigera les doitgs vers la partie postérieure de la matrice, pour les placer sur le côté gauche de l'enfant; puis on les coulera l'un après l'autre, en les faisant passer successivement sur la hanche, la cuisse et la jambe, jusqu'à ce qu'on atteigne les pieds, dont on commence par dégager seulement un peu le gauche, pour tirer ensuite plus particulièrement sur le droit, ce qui contribue à mettre le tronc sur le côté. Alors, en dégageant de plus en plus les pieds, on met les surfaces antérieures en dessous, et l'on termine comme précédemment, mais en première des pieds.

Il est essentiel d'observer, à l'égard de ces deux premières positions, que pour mieux réussir à atteindre et dégager les pieds, il faut avoir soin d'incliner la matrice du côté de la main qui opère intérieurement, pour en rapprocher davantage les parties que l'on cherche.

Troisième position. Il est convenu que, dans cette troisième position du dos, la tête répond au pubis, et les pieds au sacrum.

Quoiqu'on puisse peut-être manœuvrer ici comme dans la troisième du siége, les eaux récemment évacuées, il est mieux, dans tous les cas, d'opérer différemment. Ainsi la main droite ou gauche, portée dans la matrice et placée sur les surfaces latérales de l'enfant, essaiera de renverser celui-ci sur le côté, en s'aidant beaucoup de la main qui est en dehors. Ce mouvement imprimé, la main introduite ira jusqu'aux pieds pour les accrocher ensemble et pour tirer davantage sur le plus éloigné, afin de les ramener plus facilement ensemble au détroit supérieur.

Comme dans cette manœuvre l'enfant est renversé et roule sur lui-même, il est prudent d'aller doucement et de s'assurer que la tête exécute le mouvement que lui impriment les pieds, avant d'amener ceux-ci dans l'excavation. Cela fait, on termine comme dans la première des pieds, si c'est la main droite qui opère, et dans la deuxième, si c'est la gauche.

Quatrième position. On suppose ici la tête appuyée sur le sacrum, et les pieds dirigés vers le pubis.

Cette quatrième position est sans contredit une des plus difficiles, non seulement parce que les surfaces antérieures sont en dessus (toutes les quatre offrent cet inconvénient), mais surtout parce que les extrémités se trouvent situées au-dessus du pubis, où il est d'autant plus mal aisé de les atteindre que l'obliquité antérieure de la matrice sera plus considérable. Dans tous les cas, on introduira la main droite ou gauche le long des parties latérales de la matrice, jusqu'à ce que l'on sente l'épaule de l'enfant, que l'on repoussera vers l'une des fosses iliaques ; une main placée sur l'abdomen de la mère presse et tend à incliner la matrice pour rapprocher les extrémités de la main introduite, qui revenant vers le bas du tronc, passera sur la hanche, la cuisse, la jambe, jusqu'aux pieds qu'elle saisira, tirant de préférence sur le plus éloigné : le reste de la manœuvre s'exécutera comme pour celle des pieds.

ART. IV.

Présentation des hanches droite et gauche.

CARACTÈRES. Une surface arrondie, plus ou moins volumineuse, plus ou moins rénitente, selon le dégré de resserrement de la matrice sur l'enfant, indique d'une manière générale la présentation de l'une des hanches ; mais il y a le plus souvent impossibilité de déterminer exactement le véritable caractère de cette présentation, si les doigts introduits plus avant dans l'organe utérin ne sentent pas la présence de la colonne vertébrale ou les parties de la génération. Le diagnostic est plus difficile encore quand il faut établir la position particulière dans laquelle se trouve l'enfant.

Pemière position. — *Hanche droite.* La tête est à gauche, le dos répond au pubis, et le sternum au sacrum.

Il faut ici introduire la main droite et diriger les doigts sur la hanche, qu'on repousse un peu, s'il est nécessaire, pour atteindre la cuisse et les pieds ; les dégager ensuite, en tirant d'abord uniquement sur la gauche, ce qui fait faire au tronc un quart de rotation, et on termine par la deuxième des pieds.

Première position. — *Hanche gauche.* La tête toujours à gauche, mais le sternum en avant et le dos en arrière, l'enfant fortement replié sur lui-même.

La même main est introduite en dessus de l'enfant, la concavité sur ses faces antérieures. Les doigts, allongés vers les extrémités, doivent saisir le pied droit de préférence, pour faire exécuter au tronc non seulement un demi-tour de rotation, pour mettre les surfaces antérieures en dessous, et l'on termine comme en deuxième des pieds.

Deuxième position. — Hanche droite. La tête répond à la fosse iliaque droite, le sternum au pubis et le dos au sacrum.

La main gauche, introduite en dessus de l'enfant, glissera sur ses surfaces antérieures jusqu'aux pieds, saisira ceux-ci, particulièrement le gauche. Puis même rotation, même dégagement que dans la première du côté gauche. La terminaison seulement diffère ; elle a lieu en première des pieds.

Deuxième position. — Hanche gauche. La tête toujours à droite, les surfaces antérieures de l'enfant répondent en bas et en arrière.

La même main, repoussant la hanche, si cela est nécessaire, et en supination, ira jusqu'aux pieds, qui sont vers la fosse iliaque gauche, les saisira, le droit de préférence, pour les amener dans l'excavation, et terminer comme dans la première des pieds.

Troisième position. — Hanche droite. La tête répond au pubis, le sternum vers la fosse iliaque gauche.

La main droite, placée sur les surfaces antérieures de l'enfant, ira saisir les deux pieds à la fois, pour ne pas trop changer la direction de ces surfaces, qu'on ramène au reste en dessous à mesure que l'on dégage les pieds, et l'on termine comme en première des pieds ; ou bien, les pieds saisis, comme nous venons de le dire, et par la même main, on les tirera en ligne directe jusque dans l'excavation ; laissant alors soulever le tronc, la main qui est en dehors en faci-litera le renversement vers la fosse iliaque gauche, et on terminera en deuxième des pieds.

Troisième position. — Hanche gauche. L'enfant est situé de la même manière que dans la troisième du côté droit, mais le sternum regarde la fosse iliaque droite.

On introduira la main gauche du côté droit de la matrice jusqu'aux pieds, qu'on saisira ensemble pour les raisons indiquées plus haut ; et, selon le mouvement qu'on impri-mera à l'enfant, on terminera en première ou en deuxième des pieds.

Quatrième position. — Hanche droite. La tête est au-dessus du sacrum, ou à côté, et le sternum regarde la fosse iliaque droite.

On introduit la main gauche du côté droit de la matrice ; on la dirige sous la partie antérieure de ces organe, où sont les pieds ; on les entraîne, en tirant particulièrement sur le gauche pour opérer le mouvement de rotation, et finir par la manœuvre des extrémités en première des pieds.

Quatrième position. — Hanche gauche. La situation de l'enfant est la même que dans la position précédente, seulement le sternum regarde le côté gauche du bassin.

La main droite, placée sur les parties latérales gauches de la matrice, glissera vers sa partie antérieure, y saisira les pieds, en tirant de préférence sur le droit, pour mettre les surfaces antérieures en dessous, et terminer comme dans la deuxième des pieds.

Il est inutile de répéter que l'accoucheur ne doit jamais oublier d'aider, avec une main appliquée sur le bas-ventre, les mouvemens que la main opposée exécute dans la ma-trice.

ART. V.

Présentation de l'épaule.

Caractères. La présentation de l'épaule n'est pas difficile à reconnaître, cette partie, par sa forme saillante et
arrondie, étant naturellement disposée à s'engager dans le détroit comme beaucoup d'autres régions de la tête et du tronc.
Pour la distinguer, un ou plusieurs doigts introduits reconnaîtront une tumeur arrondie, plus loin les omoplates, les
clavicules et les côtes, parties plus que suffisantes pour indiquer la présence de l'épaule. Le voisinage du bras confirme
ces premières données; mais le bras ou la main seule, palpés
à l'orifice, pourraient induire en erreur par leur ressemblance avec la terminaison des extrémités inférieures. Devant
nous occuper plus tard de la présentation du bras et de la
main sortie, l'épaule seule fixera notre attention pour ce
moment.

Première position. — Epaule droite. Nous avertissons,
une fois pour toutes, que dans les diverses positions de
l'épaule, et même de l'extrémité supérieure sortie, la situation de l'enfant au détroit supérieur est absolument la même
que dans les positions de la hanche.

Ici, on introduira la main droite, qui, soulevant un peu
l'épaule au dessus du pubis, se dirigera vers la partie latérale droite de la matrice, en suivant le devant ou le côté de
l'enfant pour gagner les pieds, que l'on dégagera ensemble
ou successivement. Seulement on doit avoir soin de ne tirer
d'abord que sur le pied gauche, puis sur les deux, quand ils
sont une fois dans le vagin.

Eprouve-t-on de la difficulté à les entraîner, on repousse

de nouveau un peu l'épaule, et l'on continue les tractions pour terminer par la manœuvre des extrémités.

Première position. — Epaule gauche. La main droite, dirigée vers la fosse iliaque droite, après avoir soulevé l'épaule, se portera sur le devant des cuisses jusqu'aux pieds, qu'elle saisira en tirant plus particulièrement sur le droit, pour faire exécuter au tronc un demi-tour de rotation, après avoir toutefois repoussé simultanément l'épaule avec le poignet, au-dessus de la saillie du sacrum, le plus haut qu'il sera possible; on agit du reste comme nous l'avons indiqué précédemment.

Deuxième position. — Epaule droite. On introduit la main gauche pour refouler d'abord l'épaule au-dessus de la base du sacrum; dirigeant ensuite la main vers la fosse iliaque gauche, en suivant la cuisse droite, on saisira le pied gauche, sur lequel on tirera plus long-temps, jusqu'à ce que tous les deux, amenés dans l'excavation, on puisse terminer comme en première des pieds.

Deuxième position.—Epaule gauche. La main gauche, mise en supination, se portera sur les surfaces antérieures de l'enfant qui regardent la saillie vertébrale, soulèvera l'épaule derrière le pubis, et ira saisir les pieds, le droit de préférence, pour terminer en première.

Troisième position. — Epaule droite. On insinuera la main droite vers les parties latérales gauches de la matrice, jusque sur la hanche gauche de l'enfant, pour arriver aux pieds, que l'on saisira, en tirant de préférence sur le gauche, pour produire le mouvement de rotation nécessaire, et ramener les surfaces antérieures en dessous, rotation qui est ici plus grande et plus étendue que dans les autres positions.

Le mouvement que la main imprime en dehors ne contri-
buera pas peu au succès de la manœuvre.

On peut encore, les pieds saisis, et par une traction directe, renverser l'enfant vers la fosse iliaque gauche. Dans
ce cas la terminaison est différente. *Répétition de la troisième de la hanche.*

Troisième position. — Epaule gauche. C'est la main
gauche qui doit opérer. Introduction, mouvement et terminaison semblables à la troisième de l'épaule droite.

Quatrième position. — Epaule droite. On introduira
la main gauche vers la partie supérieure et latérale de la
matrice, en remontant jusqu'à la tête de l'enfant, que l'on
repousse, ainsi que l'épaule, vers la fosse iliaque gauche;
ramener ensuite les doigts antérieurement, jusqu'aux pieds
très-élevés vers le pubis; les accrocher et les entraîner dans
le vagin, mouvement d'autant plus facile à exécuter, qu'on
aura eu soin de refouler davantage l'épaule vers le côté
gauche, pour ramener les surfaces antérieures en dessous,
et terminer en deuxième des pieds.

Quatrième position. — Epaule gauche. La manœuvre
comme ci-dessus. On change seulement de main et de côté:
ainsi, introduire la main droite, refouler la tête et l'épaule,
venir gagner les pieds, tirer sur ceux-ci pour les entraîner
dans le vagin, et terminer comme en première des pieds.

Mais la précaution de l'épaule peut être compliquée de la
sortie du bras ou de la main; et c'est alors, non pas une
présentation différente, mais un accident, qui n'est pas, à
beaucoup près, une chose aussi fâcheuse qu'on se l'est pendant long-temps imaginé.

Les anciens ont toujours réputé pour un événement redoutable l'issue d'une main ou d'un bras dans le vagin, et ils ne

croyaient pas qu'il y eût d'autre moyen de délivrer la mère de son fruit, qu'en tordant et en amputant dans l'articulation l'extrémité sortie, enfin en l'arrachant d'une manière quelconque. Qui croirait que des accoucheurs modernes ont conseillé et même mis en usage un procédé aussi cruel ? Tirons le rideau sur une pareille barbarie, et espérons qu'elle ne se renouvellera plus, lorsqu'on saura que désormais le bras sorti, même jusqu'à l'épaule, ne doit pas plus nous occuper que si l'enfant était manchot, et c'est comme tel que nous le considérons dans la manœuvre que nous prescrivons, manœuvre qui est la même que pour la présentation de l'épaule : car, quand l'enfant présente ou offre l'épaule, c'est comme s'il ne présentait qu'un moignon, et s'il n'avait point de bras. Eh bien ! qu'il en présente ou non, peu importe, la manœuvre est la même et consiste, dans l'un et l'autre cas, à repousser le tronc pour aller chercher les pieds. Cette doctrine, absolument neuve, contraste singulièrement avec les principes des anciens accoucheurs ; mais on a prouvé depuis long-temps qu'elle est fondée en raison, qu'elle est salutaire, et cette nouveauté est un bienfait de plus pour l'art et la maternité.

Qu'un seul, ou même deux bras de l'enfant se présentent et s'engagent dans le vagin, il faut, ai-je dit, considérer l'enfant, relativement à la manœuvre, comme s'il n'avait point d'extrémités supérieures. En effet, est-ce par le bras que nous devons tirer l'enfant ? La tentative, comme on peut bien le croire, serait absurde et barbare, quoique l'ignorance ait osé quelquefois se le permettre et même s'en vanter. Mais au lieu de vouloir faire sortir l'enfant en travers, en tirant de toute sa force sur l'extrémité sortie, au lieu même de replier le bras et de chercher à le faire rentrer, ce qui, quoique généralement conseillé autrefois, réussit néanmoins bien rarement, puisque l'extrémité ressort presque toujours à la première contraction un peu forte; au lieu, dis-je, de cette manœuvre, souvent aussi infructueuse que peu réfléchie, ne vaut-il pas mieux, comme nous l'avons dit plus haut, repousser la partie en repoussant le tout, c'est à-dire le tronc, qui ne peut s'éloigner de l'orifice utérin sans entraîner avec lui et faire rentrer tout naturellement le bras, qui est son appendice? Pour cet effet, on tâche d'introduire un ou deux doigts, enfin la totalité de la main dans l'orifice et le long de l'extrémité sortie pour atteindre les pieds, après avoir repoussé suffisamment et convenablement le tronc.

Les partisans d'une doctrine tout opposée diront peut-être que le bras de l'enfant doit empêcher de pénétrer dans la matrice, si préalablement on ne s'en débarrasse, et on doit savoir actuellement ce qu'ils entendent par s'en débarrasser. Eh bien! je dis que le bras ne doit jamais embarrasser; non jamais, car le bras, même tuméfié, comme l'a dit le professeur Baudelocque, et la main de l'opérateur avec lui, n'égaleront jamais en volume la tête et le tronc, auxquels l'orifice livre néanmoins passage; mais quand? lorsque les parties y sont convenablement préparées. Et c'est là ce qu'on a ignoré pendant long-temps, c'est là ce que beaucoup d'accoucheurs ont encore de la peine à se persuader aujourd'hui; enfin c'est là ce qui a donné lieu à l'erreur qui aveugla si long-temps les gens de l'art sur un point de pratique aussi important. On s'est acharné sur le bras, et c'est vers l'orifice qu'il fallait porter toutes ses vues.

En effet, est-il trop serré sur l'extrémité, point d'efforts, point de tentatives qui pourraient tuméfier encore davantage et le bras et l'orifice , et par conséquent donner naissance à de nouvelles difficultés qui n'existaient pas. Que faut-il donc faire ? Saigner la femme , même plusieurs fois, si elle est forte et pléthorique, ou seulement la plonger dans le bain, pour relâcher les parties ; et profitant de la souplesse qu'il procure, travailler à la dilatation artificielle de l'orifice, qui, peu à peu distendu par les doigts insinués successivement et circulairement à côté du bras, finit toujours par permettre d'atteindre le tronc, de le repousser, de le parcourir comme dans toutes les présentations latérales; enfin d'aller chercher les pieds et terminer par la manœuvre des extrémités. Si je ne m'étais pas imposé l'obligation formelle de ne citer aucune observation, j'en aurais une bien frappante à rapporter, où l'on verrait les préceptes qui viennent d'être énoncés, couronnés du plus brillant succès.

Je persiste donc à dire que les extrémités supérieures, de quelque façon qu'elles se présentent ou se prononcent au dehors , doivent être regardées comme à peu près nulles, du moins comme n'étant guère susceptibles d'offrir degrandes dificultés à la main d'un opérateur attentif et judicieux. Loin de penser , comme certains auteurs, qu'il faut au moins tâcher de faire rentrer l'extrémité, à quelque prix que ce soit, je crois, au contraire, devoir conseiller de la sortir encore davantage si elle ne l'était qu'en partie, ou du moins de la maintenir sortie : voici pourquoi et comment.

Il peut se faire qu'un accoucheur peu exercé traverse difficilement le vagin, et parvienne dans la matrice, sans refouler les doigts, la main ou même l'avant-bras de l'enfant, de manière à lui luxer ou le poignet ou les doigts ; au reste, en supposant même que l'opérateur, novice on non, traverse heureusement et le vagin et le cercle de l'orifice utérin, il se

peut encore qu'à mesure qu'il entraînera les extrémités inférieures, la main de l'enfant, d'abord rentrée par le changement du tronc, se rencontre de nouveau placée sur l'une des
hanches, et se relève ainsi vicieusement le long et sur le derrière du tronc, et alors on juge bien qu'il y a tout à craindre pour la fracture du bras. Mais en supposant encore que
l'extrémité rentrée se dégage en remontant au-devant de la
poitrine, ne peut-elle pas, comme c'est assez fréquent, se
relever le long du col et de la tête, de manière à passer
par-dessus l'occiput, pour être ainsi fortement serrée entre
la tête et le pubis, nouveau danger pour elle d'être luxée
ou fracturée? D'après tous ces accidens, plus ou moins graves,
qui menacent l'extrémité rentrée par l'effet même d'une
bonne manœuvre, ne vaudrait-il pas mieux qu'elle ne fût
pas rentrée du tout, ou du moins pas aussi promptement?

Eh bien! c'est ce qu'il faut empêcher, en la retenant dehors. Mais comment? Est-ce avec la main? Quoiqu'on le
conseille, je ne vois pas trop comment l'autre pourrait opérer
alors commodément.

Ce n'est donc pas la main que nous conseillerons d'employer, mais un simple ruban, placé en forme de lacs, sur
le poignet sorti, pour tenir d'une main dehors l'extrémité
étendue, allongée, tandis qu'on glissera l'autre main le
long du ruban et du bras saillant, pour pénétrer, sans le refouler, jusque dans la matrice, où l'on repoussera le tronc
comme dans la présentation des épaules, en permettant à
l'extrémité sortie de remonter à mesure que l'on dégage les
pieds; et dès que les fesses paraîtront à la vulve, si l'extrémité enlacée a disparu, il faut la faire descendre de nouveau le long du tronc, afin qu'après avoir évité les dangers
qu'elle pouvait courir dans le vagin, sans le secours du lacs,

I.

on évite également ceux qu'elle pourrait encore faire naître dans la matrice, en se relevant vicieusement le long du tronc ou de la tête. On n'aura rien de semblable à redouter, en faisant descendre l'extrémité le long du corps de l'enfant, jusqu'à ce qu'on puisse saisir des deux mains le bras et la partie inférieure du tronc, pour les dégager par des mouvemens obliques et latéraux qui sont connus. Une personne exercée n'aura peut-être pas toujours besoin de recourir à cet expédient; mais que l'on soit habile ou non, on ne devrait jamais dédaigner ou négliger cette précaution, qui peut prévenir une foule d'accidens, et aplanir singulièrement les difficultés d'un pareil travail. On voit, par ce que nous venons de dire, que, bien loin d'amputer l'extrémité, de la tordre ou de l'arracher, non seulement nous ne la reportons pas dans la matrice, mais que nous la retenons même au dehors; par là l'extraction de l'enfant est aussi facile pour l'opérateur, que peu pénible pour la mère et l'enfant.

Pour terminer ce qui concerne l'issue du bras ou de la main, il me reste encore à parler de la présentation des deux extrémités supérieures à la fois, ou bien conjointement avec un ou deux pieds. Dans ce dernier cas, la manœuvre devient souvent plus aisée, en ce que les pieds sont moins éloignés, et qu'en les tirant au dehors, on fait remonter très-facilement les extrémités supérieures; il faut seulement avoir soin de ne pas confondre les mains avec les pieds dans le temps d'extraction: alors on termine ordinairement avec la plus grande facilité, par la manœuvre extrémitale, un travail qui paraissait d'abord des plus compliqués. C'est ce qui est surtout essentiel à observer dans le cas de jumeaux, article que nous réservons pour la fin de cette seconde partie de notre travail.

D'autres fois, quand la présence de plusieurs extrémités à la fois sorties dans le vagin paraît rendre l'intromission impossible, il suffit très-souvent de faire coucher la femme de manière que sa tête soit un peu plus basse que le bassin, et alors, surtout après la récente évacuation des eaux, et les extrémités inférieures retenues au dehors, la tête et le tronc retombant, pour ainsi dire, par leur propre poids, vers le fond de la matrice, encore peu resserrée sur l'enfant, entraînent en partie avec eux les extrémités sorties, et facilitent ainsi l'accouchement qui, sans cet heureux incident, paraissait presque interminable.

Mais il arrive encore souvent que le bras ou la main s'engage avec la tête, ce qui nous conduit naturellement à la manœuvre de la tête, dont nous allons nous occuper dans le chapitre suivant.

CHAPITRE III.

MANOEUVRE DU TROISIÈME ORDRE,

OU DES DIVERSES PRÉSENTATIONS DE LA TÊTE.

Exposition.

Nous ne saurions trop répéter ici, qu'en exposant la manœuvre nécessaire dans les différentes présentations des régions de la tête, nous supposons qu'alors ce manuel est indispensable, et devient la seule ressource offerte à l'accoucheur pour sauver la mère et l'enfant, faisant absolument abstraction des circonstances qui peuvent dispenser de la mettre en usage, et des nombreux moyens que l'art indique pour y suppléer.

Sans doute, dans toutes les présentations de la tête, on doit d'abord tenter de ramener celle-ci à sa position naturelle, c'est-à-dire, de placer le sommet de manière à rapprocher l'occiput du centre du bassin, ce qui permet d'abandonner ensuite le travail aux seuls efforts de la nature. S'il est vrai que ce principe soit de rigueur, ce ne peut être que lorsque la matrice jouit encore de la faculté de se contracter. Mais que gagnerait-on d'en agir ainsi chez une femme affaiblie, qui ne présente plus que les apparences d'une vie expirante, ou bien, lorsqu'une perte effrayante ou d'horribles convulsions menacent à chaque instant d'enlever la femme à nos yeux? Est-ce dans de pareilles circonstances qu'on passera un temps précieux à placer la tête convenablement au détroit supérieur, pour que la nature complaisante la porte ensuite au dehors? Non, sans doute, et l'on doit procéder différemment en effet.

De quelque manière que la tête se présente au détroit supérieur, quand sa présentation défavorable met un obstacle à la terminaison de l'accouchement, une main adroite et prudente doit tenter tous les moyens connus de l'art pour ramener l'occiput au centre du bassin, et abandonner le reste du travail aux efforts de la nature; quand on n'y peut parvenir, ou que des accidens graves et alarmans donnent la conviction qu'un pareil procédé serait infructueux, et pourrait compromettre l'existence de l'enfant ou de la mère, on doit aller chercher les pieds, l'occiput lui-même se présenterait-il.

Je ne répéterai donc pas éternellement, comme on le voit dans plusieurs ouvrages d'accouchemens, et à chaque posisition nouvelle, qu'il faut tâcher de ramener la tête dans une situation plus avantageuse, quand elle se présente mal au détroit supérieur; le redire cent et cent fois, tandis qu'une seule suffit; en agir autrement, c'est en vérité abuser de la bonté de ses lecteurs.

La manœuvre des diverses positions de la tête présente cela de remarquable, qu'elle exige toujours le même manuel ou à peu près; ainsi, de quelque manière que la tête soit située dans les environs du détroit supérieur, il faut constamment en diriger la partie occipitale vers l'une des fosses iliaques droite ou gauche, porter sa main sur les surfaces antérieures jusqu'aux pieds, les faire descendre dans l'excavation, en faisant exécuter à la totalité de l'enfant un mouvement de renversement sur lui-même; ce qui lui donne assez bien la forme d'un cercle, et terminer par la manœuvre des pieds : il fait une véritable culbute, mais en sens inverse de ce que le prétendent certains accoucheurs. Une autre considération qu'il ne faut pas perdre de vue dans toutes les manœuvres de la tête, c'est que la main étant appliquée sur les surfaces postérieures, pendant le temps d'extraction, la droite termine en première et la gauche en deuxième.

Nous avons distingué cinq présentations à la tête, savoir : 1° le vertex ou le sinciput; 2° le sommet ou l'occiput; 3° la face; 4° et 5° l'une et l'autre tempe ou région auriculaire.

ARTICLE PREMIER.

Présentation du vertex.

Caractère. Lorsque le vertex se présente au détroit supérieur, on rencontre une surface large, arrondie, dure, offrant, à une distance de trois travers de doigt, les deux fontanelles dont la figure et la disposition déterminées et connues servent à indiquer à l'accoucheur la situation particulière de la tête. Les sutures et leur direction serviront aussi de guide.

Il est inutile de remarquer que, dans toutes les présentations de la tête, le corps de l'enfant est replié sur lui-même de la manière la plus naturelle.

Premiere position. Toute la partie sincipitale occupe le détroit supérieur, l'occiput à gauche et la face à droite.

La main gauche introduite recevra dans la paume de la main la tête, qu'elle soulèvera avec les doigts, le pouce placé vers le pubis, pour la porter sur la fosse iliaque gauche ; on glissera ensuite la main sur les surfaces antérieures de l'enfant, le côté gauche de la tête, l'épaule, la hanche, pour gagner les pieds et les amener simultanément ou l'un après l'autre dans le vagin, afin de terminer par la manœuvre des extrémités en deuxième des pieds.

Eprouve-t-on trop de résistance et d'obstacles à la descente ultérieure des extrémités, on repousse une deuxième fois la tête qui, restée ou rapprochée de nouveau trop près de l'orifice, empêchait les fesses de s'y engager ; mais, dans la crainte que les extrémités ne remontent et n'échappent encore pendant cette manœuvre, on peut se servir utilement d'un lacs qu'on appliquera sur un pied ou sur les deux, suivant qu'on voudra seulement en fixer un, pendant qu'on ira chercher l'autre ou retenir les deux pour repousser les fesses.

Dans l'un et l'autre cas, on prend un ruban de fil, de laine ou de coton, d'une aune ou environ ; on le plie dans son milieu pour former une anse que l'on renverse sur les deux chefs, de manière à faire une espèce de nœud coulant, dans lequel on passe le pouce, l'index et le doigt du milieu. Ces doigts saisissent le pied sur lequel on fait passer l'anse ou l'anneau du ruban jusqu'au-dessus des malléoles, en le poussant des mêmes doigts, qu'on dégage pour tirer ensuite sur les deux chefs du ruban qu'on serre; et l'on tient, par ce moyen, l'une ou les deux extrémités inférieures avec une main, tandis que l'on reporte l'autre dans la matrice. Les pinces dont on saisit les artères dans quelques opérations de chirurgie, pour les lier avec les nœuds de fil dont elles sont armées, donnent une idée assez juste du mécanisme de l'application du lacs dans ce cas.

Ce procédé d'ailleurs, indiqué une fois pour toutes, doit être mis en usage toutes les fois qu'on éprouve beaucoup de résistance à dégager les pieds, et en général pour retourner l'enfant.

Deuxième position. L'occiput est à droite et la face à gauche.

Introduire la main droite du côté gauche du bassin, embrasser la tête et la repousser vers la fosse iliaque droite, faire passer les doigts vers le côté droit de la tête jusqu'à l'épaule, la hanche, la cuisse, la jambe, pour parvenir aux pieds, que l'on saisit ensemble ou séparément; puis les dégager dans le même ordre que précédemment, avec ou sans le secours du lacs.

Troisième position. L'occiput répond vers la symphyse sacro-iliaque droite, et la face vers la cavité cotyloïde gauche.

C'est la main droite qui doit ici exécuter le manuel. Portée jusqu'à la tête, elle la reçoit, l'embrasse, et, détournant la face de la saillie sacro-vertébrale, en transporte le sommet sur une des fosses iliaques. La main, dirigée sur les surfaces antérieures jusqu'aux pieds, saisit ceux-ci, les entraîne dans le détroit supérieur, pour terminer par la manœuvre extrémitale, en observant, dans cette position, de mettre les surfaces antérieures en dessous, à mesure que l'on dégage et que l'on fait descendre le corps.

Quatrième position. L'occiput répond dans la gouttière sacro-iliaque droite, et la face vers la cavité cotyloïde droite.

Introduire la main gauche, recevoir la tête et la porter sur la fosse iliaque gauche, aller chercher les pieds, et terminer comme en deuxième des pieds.

ART. II.

Présentation de l'occiput.

CARACTÈRES. Cette présentation diffère si peu de la précédente pour le manuel, que je serais tenté de n'en point parler, ou au moins de renvoyer à l'article précédent tout ce que j'aurais à en dire. Elle n'exige d'ailleurs les secours de la main, que lorsque des accidens graves ne permettent plus d'attendre la terminaison de l'accouchement par les seuls efforts de la nature. La situation de la tête au détroit supérieur ne diffère point de celle qu'elle affecte dans l'accouchement naturel.

Première position. La main soulèvera la tête, en portant l'occiput sur la fosse iliaque gauche, ira chercher les pieds, et terminera en deuxième.

Deuxième position. La main droite exécutera le même manuel, et terminera en première des pieds.

Troisième position. La main droite portera la tête sur la fosse iliaque droite, ira chercher les pieds, et, dans leur traction, imprimera de plus en plus un mouvement de rotation à l'enfant, pour ramener les surfaces antérieures en dessous, et terminer à l'ordinaire.

Quatrième position. La main gauche exécutera le manuel indiqué pour la quatrième précédente, et la terminaison sera la même.

ART. III.

Présentation de la face.

Caractères. Les caractères les moins équivoques, les plus palpables, dénotent communément cette région, savoir : le nez, la bouche, le menton, le rebord des orbites, etc. Les inégalités de la face se reconnaissent quelquefois même avant la rupture des membranes, mais surtout après, et alors on aura soin de ne toucher la face de l'enfant qu'avec beaucoup de précaution et de ménagement, pour ne pas la tuméfier par un toucher trop fréquent, ce qui arrive déjà assez souvent par la longue pression qu'elle éprouve, lorsqu'elle reste long-temps au passage avant que la tête ne s'engage naturellement ou par art. C'est aussi là ce qui rend cette partie méconnaissable quelquefois, je ne dis pas seulement au tact, mais même à la vue, et après la naissance, l'enfant venant au monde avec une face si gonflée, si livide, qu'il offre un aspect monstrueux, et qu'il n'est pas même alors toujours dans un état de vitalité bien certain.

S'il est quelques présentations de la tête qui exigent qu'on la ramène à une position naturelle, c'est sans contredit celle qui nous occupe. La situation forcée de l'enfant, le danger qu'il court, l'impossibilité où il est de franchir heureusement les détroits du bassin, nous forcent impérieusement, ou de relever le menton sur la poitrine, ou d'aller chercher les pieds. Le premier procédé est sans doute préférable, parce que la tête une fois placée convenablement, le reste du travail s'effectue sans peine, et par les seuls efforts de la nature ; mais si on ne peut y réussir, il faut retourner l'enfant, et l'amener par les pieds.

Première position. Le front est à gauche, et le menton à droite.

Dans cette position, il faut introduire la main gauche du côté droit du bassin, repousser la tête au-dessus de la fosse iliaque gauche, en corrigeant, si cela est possible, la situation forcée de la tête. On porte ensuite la main le long de la partie postérieure de la matrice, en suivant le côté gauche de l'enfant jusqu'aux pieds, qu'on dégage ensemble ou séparément, pour terminer par la manœuvre en seconde position des pieds.

Deuxième position. Situation opposée. Même indication à remplir avec l'autre main, et de l'autre côté du bassin.

Tâcher de ramener la tête à une bonne position, en relevant le menton au moyen de deux doigts de la main droite, placés sur les côtés du nez et ensuite sur le front, pour forcer la tête à descendre naturellement. Mais, n'y peut-on parvenir ? introduire la main droite vers le côté gauche du bassin, relever l'occiput sur la fosse iliaque droite, suivre le côté droit de l'enfant jusqu'aux pieds qu'on dégage, pour terminer à l'ordinaire.

Troisième position. Le front répond ici à la symphyse sacro-iliaque droite, et le menton à la cavité cotyloïde gauche.

Dans cette position, on introduit la main droite, qui reçoit la face dans sa concavité, la repousse et la place sur la fosse iliaque droite; on porte ensuite la main vers la partie postérieure de la matrice, pour gagner le côté correspondant, et l'on va prendre les pieds, ensemble ou séparément, pour terminer en première des pieds.

Quatrième position. Le front répond à la symphyse sacro-iliaque gauche, et le menton à la cavité cotyloïde droite.

La main gauche introduite placera la tête sur la fosse iliaque gauche, pour aller gagner les pieds, les saisir, et terminer en deuxième des pieds.

Avant de passer aux autres présentations de la tête, nous devons faire observer que la première et la seconde positions sont les plus favorables pour l'application du lévier, qui s'introduit de champ par le côté gauche ou le côté droit du bassin, selon la position particulière de la tête, et qui, placé ensuite sur l'occiput, fait communément descendre celui-ci, ainsi que la totalité de la tête, avec assez de facilité.

ART. IV.

Présentation de la tempe ou région auriculaire.

CARACTÈRES. Les signes communs aux deux côtés de la tête, sont une tumeur dure et arrondie indiquant cette dernière partie. La présence de l'oreille et de plus celle de l'angle de la mâchoire inférieure, avec une branche de la suture lambdoïde placée derrière l'oreille, confirment cette première donnée. Ce dernier signe est assez difficile cependant à caractériser.

Première position.—Côté droit. D'après notre méthode de classification pour les différentes positions des côtés de la tête, le vertex est censé répondre, dans cette première position, au bas de la fosse iliaque gauche, la face au sacrum, le bord postérieur ou libre de l'oreille au pubis.

Après les tentatives nécessaires pour ramener la tête à une bonne position, si on y peut parvenir, il faut introduire la main droite, soulever la tête, porter l'occiput vers la fosse iliaque droite, parcourir le côté droit de l'enfant, jusqu'aux pieds qu'on dégage, pour terminer en première des pieds.

Premiere position. — Côté gauche. Même disposition des parties à l'égard du bassin, seulement la face répond ici au pubis, et le bord postérieur de l'oreille au sacrum.

Ici on introduira encore la main droite de préférence, en montant vers la saillie du sacrum jusqu'à l'occiput, qu'on entraîne d'abord sur le bassin, puis on le repousse au-dessus de la fosse iliaque droite, en suivant le côté droit de l'enfant, pour aller gagner les pieds, qu'on dégage en tirant plus particulièrement sur le droit, pour terminer comme précédemment.

Deuxième position. — Côté droit. Le sommet répond au bas de la fosse iliaque droite, et la face au pubis.

La main gauche, dirigée vers l'occiput pour l'entraîner et le placer sur la fosse iliaque gauche, va le long des parties latérales gauches de l'enfant, jusqu'aux pieds, pour terminer en deuxième des pieds.

Deuxième position. — Côté gauche. La face correspond au sacrum ; le reste comme dans la première position.

Ici la main gauche placera l'occiput sur la fosse iliaque gauche, ira chercher les pieds, les entraînera en tirant davantage sur le gauche, pour terminer en deuxième.

Troisième position. — Côté droit. Le sommet répond au pubis, et la face au côté gauche du bassin.

On introduit la main droite du côté gauche du bassin,
jusque sur la face de l'enfant, et l'on pousse à pleine main
la tête sur la fosse iliaque droite; diriger ensuite les doigts
vers les pieds, pour les entraîner ensemble ou séparément,
et l'on termine en première.

Troisième position. — Côté gauche. La face répond au
côté droit du bassin, et le sommet au pubis.

Porter la main gauche vers le côté droit du bassin, déplacer la tête, la repousser sur la fosse iliaque gauche, aller
chercher les pieds, les dégager, et terminer en deuxième.

Quatrième position. — Côté droit. Le sommet répond
au sacrum, et la face au côté droit du bassin.

La main gauche refoulera la tête, et la portera sur la fosse
iliaque, pour terminer l'accouchement comme en deuxième
des pieds.

Quatrième position. — Côté gauche. Le sommet regarde le sacrum, et la face le côté gauche du bassin.

La main droite, dirigée vers le côté gauche du bassin,
soulèvera la tête pour la porter vers la fosse iliaque droite,
et terminera en première des pieds.

Ici finit ce qui concerne la manœuvre simple, c'est-à-
dire celle qui peut être exécutée par la main seule; mais
la tête en particulier peut quelquefois exiger une manœuvre
un peu plus compliquée; elle a lieu lorsque cette dernière,
quelle que soit sa présentation, se trouve tellement engagée,
serrée dans le bassin, qu'elle ne peut plus être repoussée dans
la matrice, encore moins extraite avec la main, à moins
qu'on ne se serve des instrumens: de là découle tout naturellement la manœuvre appelée instrumentale ou compliquée, et qui va être l'objet du chapitre suivant.

Conclusion.

Il suit de tout ce que nous venons d'exposer, que, dans aucune des précédentes présentations, les instrumens ne nous ont point été nécessaires pour la terminaison des accouchemens, la main seule ayant constamment suffi à nos opérations; il suit encore que, dans la manœuvre de la première classe, ou des membres inférieurs, il n'a jamais fallu repousser les parties qui se présentaient, mais au contraire, s'en servir pour extraire la totalité de l'enfant, sur les faces antérieures duquel la concavité de la main a toujours été placée de manière que la main gauche a continuellement terminé en première des pieds, et la droite en deuxième.

Que la manœuvre de la deuxième classe, ou celle des diverses présentations du tronc, est celle qui a offert le plus de difficultés, soit pour reconnaître les parties qui se présentaient, soit pour l'exécution du manuel; que la présentation du tronc, en général, s'oppose formellement à la terminaison naturelle de l'accouchement, ce qui nécessite, dans tous les cas, l'obligation de retourner l'enfant, et de l'amener par les pieds. Cette circonstance n'a point lieu pour les deux autres manœuvres, puisque très-souvent, en éloignant les obstacles qui s'opposent à l'expulsion du fœtus, celui-ci s'engage alors sans difficulté à travers les divers détroits du bassin, et parvient sans peine au dehors, au moyen des contractions de la matrice;

Que la manœuvre relatives aux présentations de la tête présente trois indications : 1° de faire toutes les tentatives nécessaires pour remettre la tête dans une bonne situation, quand elle tend à se présenter d'une manière vicieuse au détroit supérieur, et d'abandonner le reste du travail aux seuls efforts de la nature ; 2° de retourner l'enfant, dans le cas où on ne peut y parvenir ; 3° enfin d'employer les instrumens quand les deux premières indications n'ont pu être remplies.

***

CHAPITRE IV.

DE LA MANŒUVRE COMPLIQUÉE
ou INSTRUMENTALE.

Exposition.

GRACES aux lumières répandues aujourd'hui dans l'art des accouchemens, on n'en verra plus désormais la dignité compromise, et l'utilité dégradée par des opérations aussi infructueuses que cruelles. Qu'on compare, en effet, les écrits des Arabes, ceux des accoucheurs du commencement du siècle dernier, avec ce qui se passe sous nos yeux, quelle heureuse différence n'y voit-on pas ! D'un côté, la moindre difficulté faisait mettre en usage les moyens les plus violens. Aidés des instrumens les plus grossièrement faits, comme les plus meurtriers, on déchirait sans pitié les parties de la mère et celles de l'enfant ; de l'autre, au contraire, ce n'est qu'avec circonspection, qu'avec lenteur qu'on se décide à s'en servir, et des milliers de femmes doivent leur salut à cette sage réserve. Dans ces temps malheureux, un accoucheur croyait avoir fait faire un grand pas à l'art, en inventant un nouvel instrument, et c'était là surtout ce qui l'occupait. Mais on reconnaît un défaut essentiel dans la construction comme dans l'emploi de tous ces instrumens, c'est que leurs auteurs semblent avoir oublié que c'était dans la matrice qu'ils devaient agir. On en est convaincu lorsqu'on réfléchit à la difficulté qu'il y aurait à les mettre en usage. Encore quelques années, et le forceps sera le seul et unique instrument dont se servira l'accoucheur. Grâces soient rendues à l'inventeur d'un pareil bienfait! Son utilité est d'autant plus recommandable et plus précieuse, que tous les autres, pour ainsi dire, ont disparu depuis lui. Il peut les suppléer tous. Crochet mousse, crochet aigu, levier, compas d'épaisseur, les seuls qui restent d'une aussi prodigieuse quantité, se trouvent dans les forceps, avec quelques légères modifications. Enfin, on peut avouer que le forceps, qu'on a beaucoup trop exalté, et surtout trop employé dans sa nouveauté, n'est plus mis en usage aujourd'hui que dans les cas où il est devenu indispensable; et ces cas deviennent de jour en jour plus rares. *Rien d'ailleurs, en accouchemens, ne remplace une main adroite et prudente.*

La manœuvre instrumentale se divise en simple et en compliquée. Elle est simple, lorsque les instrumens n'intéressent ni les parties de l'enfant, ni celles de la mère. Elle est compliquée, au contraire, lorsqu'on est obligé d'offenser ces mêmes parties. Dans la première classe se rangent le forceps, le crochet mousse, le levier et le lacs; le crochet aigu, le perce-crâne et les instrumens nécessaires pour l'opération césarienne et celle de la symphyse composent ceux de la seconde.

ARTICLE PREMIER.

MANŒUVRE INSTRUMENTALE SIMPLE.

1° *Du forceps et de son application.*

Le forceps est un instrument composé de deux branches faites en forme de cuillers, qui se croisent dans leur application, et dont la partie la plus large, dans chaque branche, correspond alors immédiatement, par sa surface concave, à celle du côté opposé. Des deux cuillers ou branches, l'une est mâle, elle porte un bouton mobile : c'est la branche à pivot ; l'autre est femelle, et propre à recevoir ce bouton, lorsque le forceps est bien appliqué : c'est la branche à mortaise.

. On ne se sert du forceps, et du levier qui en fait partie, que pour l'extraction ou le redressement de la tête, et c'est pour celle-ci que l'emploi du premier est particulièrement réservé. La tête nécessite plus fréquemment cette manœuvre, parce que, plus volumineuse, elle est aussi plus sujette à résister aux efforts de la nature. Mais il n'est pas indifférent d'examiner quelles sont les circonstances qui déterminent l'emploi de ce moyen. Ainsi nous pensons, par exemple, que le forceps ne doit s'appliquer que sur la tête ; que cette application ne peut avoir lieu que lorsque celle-ci est engagée au détroit supérieur, ou descendue dans l'excavation, le tronc sorti ou non. Nous pensons de même que cette application ne doit jamais avoir lieu lorsque la tête est encore mobile au-dessus du détroit supérieur, parce qu'en pareil cas, il est plus naturel et surtout plus facile de la repousser, pour aller chercher les pieds.

I.   25

Quoique certains auteurs disent l'avoir appliqué, lorsque elle était à cette hauteur, cette manœuvre, fruit de l'impéritie, et toujours très-pénible, doit être rejetée. On ne peut trop s'élever, au contraire, contre un pareil procédé, parce qu'il s'éloigne de la saine doctrine, et qu'il ne peut que perpétuer les ténèbres, qui trop long-temps enveloppèrent la pratique des accouchemens.

Je ne dirai rien de la construction ni de la manière d'agir du forceps ; ces détails sont bons dans un discours académique, et ne peuvent convenir à un ouvrage élémentaire. J'observerai seulement que le grand mérite de cet instrument est de joindre la solidité unie à un massif peu considérable : trop faible, il peut casser ; trop épais et trop lourd, il est embarrassant, d'une application difficile et douloureuse pour la mère.

On y fait beaucoup de modifications depuis quelque temps ; mais le forceps dit *de Levret*, celui de Beaudelocque, et dans ces derniers temps, celui de M. Dubois, sont les seuls qui méritent l'approbation des gens de l'art ; quoiqu'à peu près semblables dans leur forme, ils présentent cependant quelques différences dont il importe d'apprécier l'influence et les avantages dans la pratique.

Nous avons dit plus haut, que le forceps ne s'appliquait que sur la tête, lorsqu'elle était dans l'excavation, le tronc dans le sein de la mère, ou hors de la vulve, et lorsqu'elle était retenue et comme enclavée au détroit supérieur. Son application ne doit se faire que sur les parties ou régions temporales de l'enfant, ce précepte est de rigueur. Un seul cas établit exception : nous aurons soin de l'indiquer.

*Application du forceps sur la tête dans l'excavation,
le tronc dans la matrice.*

CAUSES. La tête, descendue dans l'excavation, peut y
être arrêtée par plusieurs causes. Les plus fréquentes tiennent au resserrement du détroit inférieur, à la grosseur dis-
proportionnée de la tête, à la résistance et à l'étroitesse des
parties externes de la génération, enfin à tous les accidens
qui, mettant la matrice dans l'impossibilité de se contracter,
compromettraient éminemment les jours de la mère et ceux
de l'enfant, si l'art ne venait à propos secourir la nature
impuissante.

La tête, descendue dans l'excavation, peut s'y placer, en
général, de quatre manières différentes. Dans le premier
cas, l'occiput regarde le pubis, et la face répond au sacrum ;
dans le second, c'est l'inverse ; dans le troisième, l'occiput
est à gauche et la face à droite : le contraire a lieu dans le
quatrième.

Premier cas. L'occiput derrière le pubis, et la face vers
le sacrum.

La femme située convenablement et comme pour la manœuvre simple, l'opérateur prend avec la main gauche la
branche mâle du forceps trempée dans l'eau chaude, essuyée,
puis enduite d'un corps gras ou mucilagineux ; avant de
l'introduire, la main droite, également enduite du même
corps, pénétrera dans les parties de la génération de la
mère, du côté gauche, de manière à glisser l'extrémité des
doigts entre le col de la matrice et la tête de l'enfant ; ce
dont il faut bien s'assurer, en écartant un peu, avec ces
mêmes doigts interposés, la paroi interne de ce viscère d'a-

vec la tête; autrement, les doigts devant servir de guide et de conducteur à l'instrument, pourraient le diriger entre le col et la paroi voisine du vagin, et exposer le premier à être pincé entre les branches de l'instrument.

Cette précaution prise, sans déranger les doigts, on fait glisser, le long de leur trajet, la branche mâle, tenue et conduite par la main gauche, de manière à lui faire décrire une ligne courbe, en portant l'extrémité introduite de champ, de devant en arrière et de haut en bas, puis un peu de bas en haut, ce qui ne peut s'exécuter sans que le manche de la cuiller ne soit d'abord très-élevé en dehors, puis insensiblement abaissé d'autant et presque perpendiculairement entre les cuisses de la femme.

Par cette manœuvre, la branche sera placée à plat, d'abord sur la partie latérale du front, ensuite appliquée de même sur la région latérale gauche. Lorsque le forceps est bien appliqué, les branches doivent être introduites à peu près de quatre ou cinq pouces, le bouton de la branche mâle à la hauteur et dans la direction de la symphyse du pubis.

La branche mâle ainsi appliquée et maintenue invariablement en position par un aide, l'opérateur retirera sa main droite, pour saisir la branche femelle, et à la faveur des doigts de la main gauche, interposés à leur tour du côté opposé, entre le bord interne du col de la matrice et la tête, il placera cette seconde branche comme la première.

Les deux branches croisées et réunies par leur pivot, on serrera l'instrument avec une force moyenne d'abord, et que l'on pourra graduer davantage à raison des résistances. Le forceps serré convenablement, on assujétira ses deux extrémités rapprochées avec un ruban, une jarretière, ou l'angle d'une serviette roulée : ensuite l'instrument, saisi près de la vulve par la main gauche en supination , et l'extrémité de ses manches de la main droite en pronation, on fera sur la tête des tractions convenables et modérées, pour l'entraîner au dehors , mais en portant l'instrument tantôt à droite , tantôt à gauche, et en le baissant graduellement, pour placer l'occiput sous l'arcade du pubis. Ensuite, en relevant l'instrument , on fera rouler la face et le front dans la concavité du sacrum, jusqu'à ce que ces parties se dégagent successivement du périnée , dont la distension , souvent énorme, doit nous engager à le soutenir alors fortement de la main gauche, tandis que la droite continuera seulement à extraire la tête, en relevant peu à peu le corps et les manches de l'instrument vers le ventre de la mère, ce qui fera tourner l'occiput sous l'arcade du pubis , et sortir enfin de la vulve avec le reste de la tête.

Deuxième cas. L'occiput est en arrière, et la face en devant.

Cette position ne peut jamais avoir lieu quand on a été chercher les pieds, car on a dû manœuvrer de manière à mettre à temps la face en dessous. Mais je suppose qu'un écart de la nature, plutôt qu'un oubli de l'art, ait mis la tête dans une situation telle que la face regarde le pubis, et y soit même retenue, la manœuvre sera la même que dans le cas précédent, seulement un peu plus lente et plus laborieuse, parce que la face forcée, comme l'occiput précédemment, de se contourner autour de l'arcade, n'exécute pas aussi bien que lui ce mouvement auquel elle n'est pas aussi apte, aussi disposée par sa conformation et ses inégalités.

Au reste, si le bassin a les dimensions requises, ou à peu près, la tête pourra être dégagée par le même mécanisme, excepté que le corps de l'enfant sera fortement abaissé, vers la fin du manuel, vers le bas de la vulve, pour dégager la face qui est en dessus.

Troisième cas. La tête, en descendant dans l'excavation, peut ne pas exécuter le mouvement de rotation nécessaire pour se placer convenablement au détroit inférieur; et si l'art ne remédie à cet inconvénient, il pourra naître des accidens, suites des contractions violentes et infructueuses de la matrice. Dans une pareille circonstance, après les tentatives convenables pour placer la tête dans une situation plus favorable, si on n'a pas pu y parvenir, l'emploi du forceps devient indispensable; mais ici la manière de l'appliquer diffère des deux cas précédens. En effet, si on voulait introduire le forceps, comme dans l'une ou l'autre des deux premières positions, il faudrait nécessairement en placer une branche sur la face et l'autre sur l'occiput, ce qu'on ne doit jamais faire que dans une seule circonstance, dont nous parlerons plus bas. C'est donc encore sur les parties latérales de la tête que l'instrument sera appliqué. Ainsi, la tête descendue dans l'excavation, l'occiput étant à gauche et la face à droite, on saisira la branche mâle la première avec la main gauche, en la présentant fortement abaissée sur l'abdomen de la mère et dans la direction du pubis, pour la placer immédiatement dans la concavité du sacrum. La main droite, placée dans les parties de la génération avec les précautions dont nous avons parlé, servira à guider l'instrument, que la main gauche abaissera graduellement, en dirigeant un peu l'extrémité de la portion introduite vers les régions postérieures de l'enfant. La branche mâle ainsi appliquée, le bouton dirigé vers la cuisse gauche de la mère, sera maintenue par un aide; l'opérateur, saisissant la bran-

che femelle, l'introduira sous l'arcade, en la présentant d'a-
bord très-abaissée, et en relevant la main à mesure que
l'instrument pénètre dans l'intérieur. La branche femelle
ayant été placée entre la cuisse gauche de la mère et la branche mâle, viendra se placer d'elle-même pour recevoir le
bouton. Les deux branches serrées et maintenues solide-
ment, l'opérateur, sans abandonner le forceps, se placera
en dehors de la cuisse droite de la mère ; et, saisissant alors
le forceps de la main gauche en supination, et la droite en
pronation, il fera exécuter à l'instrument un mouvement
circulaire très-étendu, par lequel l'occiput viendra se placer
sous l'arcade du pubis, et il terminera comme précédemment. Dans cette rotation violente de la tête sur elle-même,
il est à craindre qu'elle ne soit tordue, parce que le tronc ne
suit pas toujours le mouvement imprimé à la tête de l'enfant ; mais l'opérateur prudent connaîtra, par la résistance
qu'il éprouvera, le degré des dangers qu'il fait courir à l'enfant, et se comportera en conséquence.

La tête, rendue à une situation plus naturelle et plus
convenable, sera extraite comme nous l'avons déjà exposé.

Quatrième cas. Celui-ci ne diffère point du précédent,
quant à la situation défavorable de l'enfant, dont la tête,
placée en travers, ne peut franchir le détroit inférieur ; seulement ici l'occiput est à droite et la face à gauche. La branche femelle sera appliquée la première et en dessous, conduite par la main gauche, et guidée par la droite pour se
placer sur les parties latérales droites de la tête de l'enfant.
La branche mâle, dirigée entre la cuisse gauche de la mère
et la branche femelle, sera fortement abaissée, puis introduite, en élevant de plus en plus la main, à mesure qu'elle
se place sur la tête. Les deux branches saisies et serrées con-

venablement, l'opérateur se place en dehors de la cuisse gauche de la mère ; et, faisant décrire un demi - cercle à l'instrument, mettra, de cette manière, l'occiput sous l'arcade, et le reste de la manœuvre s'exécutera comme il a été dit plus haut.

De l'application du forceps lorsque la tête est retenue au détroit supérieur, le tronc étant encore dans la matrice.

La tête peut être arrêtée au détroit supérieur, ou par défaut de bonne conformation de la part des parties de la mère, ou par excès de volume de la part de la tête de l'enfant. Dans l'une et l'autre circonstance, lorsqu'après un travail long et soutenu, l'enfant n'est point expulsé au dehors, et qu'il est comme enclavé au détroit supérieur, l'art doit venir au secours de la nature impuissante, et c'est avec le forceps qu'il faut terminer l'accouchement. Etablir ici quel est le moment où on doit l'employer, ce serait un peu difficile à déterminer, car cela varie beaucoup, suivant les divers cas où l'on se trouve. Mais on peut avancer, avec une espèce de certitude, que l'instrument doit être appliqué lorsque la matrice, s'épuisant en vains efforts, la tête reste constamment au même endroit sans avancer, et que l'on a tout lieu de craindre les accidens qui sont la suite de l'épuisement des forces de la mère, ou même la mort de l'enfant. Vouloir repousser la tête, à cette époque, pour aller chercher les pieds, ne serait ni possible ni raisonnable ; c'est le forceps qu'il convient d'employer, et dont l'application se fait de la manière dont nous l'avons exposé, au moins pour les deux premiers cas, c'est-à-dire celui où l'occiput se trouve derrière le pubis, et celui où il regarde le sacrum. Cette application diffère seulement lorsque la tête est arrêtée et retenue par son diamètre transversal, c'est-à-dire d'une bosse pariétale à l'autre, entre les deux parties opposées du diamètre sacro-pubien, car alors on est obligé d'appliquer le forceps sur la face ; c'est le seul cas d'ailleurs où on puisse se le permettre.

Dans le premier et le second cas, l'application du forceps se fera comme précédemment, c'est-à-dire que la branche mâle, saisie de la main gauche, et la femelle de la droite, l'une et l'autre iront se placer sur les parties latérales de la tête, après avoir préalablement introduit une main dans le vagin, pour en diriger convenablement la marche ; mais, vu l'éloignement de la tête, l'instrument sera porté beaucoup plus avant ; sans cette précaution, son extrémité seule se placerait sur la tête, et il n'y a pas de doute qu'au moindre effort, l'instrument lâcherait prise, et, abandonnant le corps qu'il avait saisi, exposerait l'accoucheur à aller tomber loin de la mère. Cet événement, plus désagréable pour l'opérateur que pour la femme, n'aurait point de suites fâcheuses, si, dans ce mouvement brusque, les parties de la génération ne couraient pas le plus grand risque d'être contuses ou déchirées. Je ne parle pas du temps perdu, des tentatives qui, devenues infructueuses, troublent l'imagination de la mère, et l'exposent aux suites les plus fâcheuses.

Rien n'est donc plus difficile que d'appliquer le forceps, lorsque la tête est retenue au détroit supérieur. Il est même certain qu'ici le forceps de Levret ne pourrait convenir, à cause de son peu de longueur. C'est d'après ces considérations que le professeur Dubois a été conduit à imaginer celui qui porte son nom, et dont la longueur, plus considérable que celui de Levret, et la courbure sur les côtés plus prononcée, le rendent très-convenable dans ce cas.

Mais je suppose enfin que l'instrument est convenablement et méthodiquement appliqué, ce qui reste à faire consiste à exécuter de petits mouvemens en tous sens, pour déterminer la tête à descendre dans l'excavation ; si cela réussit, le reste de la manœuvre ne présente plus rien que nous n'ayons exposé plus haut, et l'on termine en conséquence de la manière dont l'occiput est placé au détroit inférieur.

Enfin il arrive quelquefois, quoique très-rarement, que la tête, en s'engageant au détroit supérieur, s'y présente de côté ; alors, si le bassin est un peu resserré, ou la tête trop volumineuse, il est possible que l'accouchement ne puisse se terminer naturellement ; et si on n'arrive pas à temps pour changer la position vicieuse de la tête, celle-ci s'engagera de plus en plus dans la même direction, et s'y maintiendra irrévocablement fixée. La tête, retenue de droite à gauche, entre la saillie sacro-vertébrale et la symphyse du pubis, ne permet pas qu'on puisse appliquer le forceps sur ses parties latérales : il faut donc le faire sur la face située à droite ou à gauche du bassin, et sur l'occiput ; mais les parties inégales et raboteuses de la face sont très-peu favorables à l'application et au maintien des branches du forceps ; un autre inconvénient plus grave, et dont les suites peuvent être plus fâcheuses, c'est que la face se trouve souvent meurtrie, défigurée par la pression d'une des branches de l'instrument sur elle, ce qui doit engager à le placer au plutôt d'une autre manière ; cela ne peut se faire cependant que lorsque la tête est descendue dans l'excavation. Il faut donc commencer par lui faire exécuter les mouvemens nécessaires pour

l'y entraîner; cela fait, on change les branches de l'instru‑
ment, et on les applique comme dans l'un des cas dont nous
avons parlé, et dans lequel la face répondait vers l'un des
côtés du bassin; on est presque toujours obligé de sortir tout‑
à‑fait les branches du forceps pour les réappliquer de nou‑
veau; mais cet inconvénient, si c'en est un, est peu de
chose en comparaison de l'état critique dans lequel se trouve
l'enfant, saisi comme nous venons de le dire. Le reste de la
manœuvre a lieu comme dans l'un des cas exposés plus
haut.

De l'emploi du forceps lorsque la tête est retenue au détroit supérieur, le reste du tronc étant hors de la vulve.

Lorsque le tronc est entièrement sorti, et que la tête est
encore retenue au détroit supérieur, on conçoit difficilement
qu'on puisse se trouver dans la nécessité de l'extraire avec
le forceps, parce qu'alors la possession du tronc, quoiqu'un
peu embarrassante, nous rend en général plus maîtres de la
tête. Cependant il est des circonstances dans lesquelles on
ne peut pas s'en dispenser.

Lorsqu'on est forcé de recourir au forceps pour saisir la
tête retenue au détroit supérieur, celle‑ci peut l'être de
devant en arrière ou transversalement, selon la longueur,
comme nous l'avons déjà dit.

Mais elle ne doit jamais l'être de devant en arrière, quand
on a été soi‑même chercher les pieds; car, l'enfant amené
jusqu'au col, et la face en dessous, on a dû détourner celle‑
ci à droite ou à gauche avant de faire des tractions ulté‑
rieures sur le tronc, dans la crainte de placer la tête dans

un sens aussi contraire aux vrais principes d'une bonne manœuvre.

Il faut donc supposer qu'en pareil cas, si on est obligé de recourir au forceps, c'est que, dans un accouchement naturel par les pieds, appelés trop tard, nous n'aurons pu empêcher les contractions utérines d'engager la tête dans un sens peu favorable à sa sortie. Au reste, voici comment on s'y prendra pour introduire et appliquer l'instrument.

Dans l'un des deux premiers cas, c'est-à-dire celui où l'occiput répond au pubis et la face au sacrum, le corps et les bras de l'enfant tenus et relevés vers le ventre de la mère, on introduit, du côté gauche de la mère et sur les parties latérales de la tête de l'enfant, la branche mâle, qui s'y placera de la manière la plus favorable, si l'instrument est méthodiquement appliqué ; cette première branche maintenue, on saisira l'autre de la main droite, que l'on glissera de la même manière et avec les mêmes précautions. Les deux branches croisées, assujéties et serrées convenablement, on abaissera l'enfant dessus le forceps, pour l'extraire ensuite par le même mécanisme qui a été décrit plus haut.

La position inverse de la tête au détroit supérieur, c'est-à-dire celle où l'occiput répond au sacrum et la face au pubis, ne peut jamais avoir lieu quand on a été chercher les pieds, car on a dû manœuvrer de manière à mettre à temps la face en dessous. Il n'y a donc qu'un écart de la nature, plutôt qu'un oubli de l'art, qui puisse mettre la tête dans une situation semblable ; quoi qu'il en soit, la manœuvre, dans ce cas-là, sera la même que ci-dessus, seulement un peu plus lente, pour les raisons énoncées plus haut.

On doit toujours préférer de mettre la tête dans une situation transversale, pour peu que l'on soupçonne les dimensions de la tête et du bassin d'une disproportion telle, en ce sens, qu'elles puissent nous faire appréhender de grandes difficultés dans l'extraction de la tête placée, selon sa longueur, de devant en arrière.

Enfin si la tête, quoique réduite par le forceps (ce qui ne peut jamais aller qu'à trois ou quatre lignes) et convenablement située, offre encore des difficultés insurmontables à tous nos efforts, aux tractions les plus méthodiques, il faut avoir recours à d'autres moyens, que nous exposerons plus bas.

2° *Du levier et de son usage.*

Cet instrument, dont Roonhuisen est l'inventeur, a été beaucoup trop vanté, et, comme tous les instrumens nouveaux, beaucoup trop employé. Aujourd'hui, réduit à sa juste valeur, il ne sert que dans quelques cas rares, où la tête, se plaçant défavorablement au détroit supérieur, n'a besoin que d'un léger mouvement pour pouvoir s'engager convenablement.

On doit donc en borner l'usage aux seuls cas où la tête, arrêtée au détroit supérieur, n'a besoin, pour descendre dans l'excavation, que d'un mouvement de bascule qu'opère très facilement le levier; encore faut-il, pour ainsi dire, avoir épuisé les ressources que nous offre la main, dont la présence ne donne jamais lieu aux accidens produits par les instrumens, quels qu'ils soient.

Cependant on le conseille, et il faut véritablement l'employer toutes les fois que la tête, prête à descendre dans l'excavation, se place d'une manière vicieuse sur le détroit supérieur; mais comme ce sont les parties de la mère qui servent ordinairement de point d'appui à l'instrument, et que son application ne peut se faire sans déterminer de vives douleurs, ne serait-il pas possible d'en modifier l'application et d'en diminuer les inconvéniens? Je crois qu'on pourrait y parvenir en s'y prenant comme il suit.

Lorsque, par exemple, le sommet de la tête s'est engagé au détroit supérieur, de manière que l'occiput se relève de plus en plus derrière le pubis, dans ce cas, si on ne peut faire remonter le front ni abaisser la région occipitale avec les doigts seuls, on se servira du levier, qui peut être remplacé par une des brauches du forceps. On introduira cette branche, comme dans l'application du forceps, d'abord sur les parties latérales de la tête, puis on la fera glisser de plus en plus sur l'occiput, en la baissant par degrés, de façon qu'elle puisse se placer entre l'occiput et le pubis, malgré les difficultés qui semblent d'abord s'y opposer.

Mais, si on relève extérieurement le levier ainsi appliqué, on contondra, on meurtrira infailliblement les parties de la mère, quoiqu'en général on ne se serve pas autrement du levier depuis son origine. Pour obvier à cet inconvénient, ne pourrait-on pas laisser tomber à terre l'extrémité d'un ruban, d'une longueur, d'une solidité suffisante, destiné à retenir par son milieu un morceau de bois de cinq à six pouces de long, que l'on fixerait par chaque bout sous les pieds, tandis que l'autre extrémité serait attachée par des circulaires sur la partie moyenne de l'instrument.

Par ce moyen, le point d'appui se trouverait sur l'anse du ruban, et non sous l'arcade du pubis; en se servant alors de la branche du forceps, autant en pressant qu'en tirant, et en guise de crochet mousse, on amène la tête avec assez de facilité, et surtout sans lésion des parties de la mère.

Je ne m'étendrai pas davantage sur l'usage du levier et

sur la manière de l'appliquer; ce que je viens d'en dire en donne une idée suffisante, et pourra servir de guide, en supposant qu'on fût dans le cas de s'en servir.

3° *Du crochet mousse.*

L'extrémité de l'un des manches du forceps peut donner une idée assez exacte du crochet mousse; c'est même dans cette vue, et pour suppléer au véritable levier, que les forceps modernes ont été construits et façonnés. Chacune des extrémités de cet instrument, mise à découvert et débarrassée de son manche en bois, offre en effet un véritable crochet mousse, qui dispense absolument de celui dont les anciens accoucheurs se servaient, puisqu'il en présente tous les avantages.

De cette manière, il est facile de voir que le crochet mousse n'est réellement utile que pour la terminaison définitive de quelques accouchemens, et qu'on ne doit pas le considérer, ainsi que le forceps, comme un instrument d'une grande ressource dans certains cas extrêmement laborieux, mais seulement comme un moyen accessoire qui, secondé par les contractions de la matrice, peut rendre cependant quelques légers services à l'art.

Comme nous nous sommes déjà expliqués en partie sur l'emploi et le mécanisme du crochet mousse, il nous suffira de rappeler ici en peu de mots ce que nous en avons dit plus haut, en ajoutant, sur l'application de cet instrument, quelques détails qui ne pouvaient trouver place ailleurs.

Lorsque dans l'accouchement manuel, un ou deux genoux se présentent au détroit supérieur, et que le resserrement momentané du col de la matrice ne permet pas qu'on puisse les entraîner dans l'excavation , on doit, après les tentatives convenables, recourir, soit au lacs, soit au crochet mousse. En admettant qu'on se décide pour ce dernier moyen, on prend de la main droite ou gauche une des branches du forceps disposé pour cela, dont on dirige l'extrémité dans l'intérieur du vagin. On doit l'introduire à travers les parties externes de la génération , de manière que son grand diamètre soit parallèle à l'ouverture de la vulve; on le renverse ensuite sur le côté, pour le porter ainsi, guidé par un ou deux doigts de la main opposée, jusqu'à la hauteur du col, à travers l'orifice duquel on le glisse, avec plus ou moins de force, selon la résistance que ce dernier fera éprouver; on continue de l'introduire dans la matrice, jusqu'à ce qu'on soit un peu au-dessus des jarrets du fœtus, sur l'un desquels on l'applique, pour l'entraîner dans l'excavation. A l'aide des doigts de la main opposée, placés dans le vagin et portés jusqu'au col, on dirige l'application du crochet mousse, et la marche de l'extrémité sur laquelle il est appliqué. Quand l'enfant obéit aux tractions qu'on exerce sur lui, et que l'une des extrémités est amenée dans le vagin, le reste de la manœuvre ne diffère point de ce que nous avons exposé plus haut; car on ne doit point continuer les tractions du moment où l'extrémité est dans le vagin, puisqu'alors on a la facilité d'aller la saisir avec la main seule, et de l'entraîner au dehors.

Souvent il est assez facile de faire ainsi passer l'extrémité accrochée à travers le col peu dilaté; mais si celle sur laquelle l'instrument n'a point d'action ne suit pas le mouvement imprimé par le crochet à la première, elle peut, en restant dans la matrice, compromettre le succès de la manœuvre et s'opposer à la terminaison de l'accouchement. Il est donc prudent, et même très-nécessaire que l'accoucheur s'aperçoive de cet événement, afin d'y remédier à temps, et de prévenir par là les accidens qui pourraient en être la suite. Pour y parvenir, il ne tirera qu'avec beaucoup de lenteur sur l'extrémité accrochée; il mettra tout en usage pour dilater, avec les doigts de la main opposée à celle qui tient le crochet, le col de la matrice, et permettre ainsi à l'extrémité isolée de s'engager à travers l'orifice.

La manière d'introduire le crochet mousse, et de l'appliquer sur l'aine de l'enfant, ne diffère point de ce qui vient d'être exposé pour le jarret, et son mécanisme, dans ce cas, est absolument le même que dans le cas précédent; mais il se présente ici quelques différences dont on ne peut se dispenser de faire mention, différences qui tiennent à la position des membres inférieurs sur le tronc de l'enfant, ainsi qu'à certaines difficultés qu'on ne rencontre point dans la présentation des genoux.

On observe assez généralement que, lorsque l'enfant présente le siége au détroit supérieur, et que, pour le franchir, les membres inférieurs sont fortement relevés sur le ventre, l'accouchement se fait avec beaucoup de lenteur, à raison de l'énorme grosseur qu'offrent alors le tronc et les membres réunis du fœtus. Souvent même, malgré la vivacité des contractions de l'utérus, l'enfant n'obéit plus à la puissance qui tendait à le porter au dehors, et reste immuablement fixé à travers le détroit supérieur. Alors, après avoir vainement attendu que la nature seule se chargeât de l'expulsion, si elle ne peut y parvenir, on ne doit point hésiter à se servir d'un moyen auxiliaire pour terminer l'accouchement. Le seul qui convienne dans ce cas, c'est le crochet mousse, dont l'introduction se fait comme dans le cas précédent, mais qui

I.

demande un peu plus de précautions au moment de son application sur l'aine de l'enfant, à cause de la difficulté qu'il pourrait y avoir à glisser l'instrument entre la cuisse et le tronc du fœtus, et par la crainte qu'il y aurait d'en diriger l'extrémité mousse sur un point quelconque de l'abdomen.

La dernière partie de l'enfant sur laquelle il est quelquefois nécessaire d'appliquer le crochet mousse, c'est l'aisselle. Moins fréquent que les deux autres, c'est aussi le cas le plus facile. En effet, la tête de l'enfant étant toujours sortie de de la vulve quand il faut appliquer le crochet mousse sur l'aisselle, ce ne sont plus que de médiocres difficultés qu'il est nécessaire de vaincre, et qui ne sont jamais assez grandes pour empêcher la sortie définitive du reste de l'enfant ; on ne doit même employer ce moyen que lorsque, à la suite d'un travail très-pénible, une tête volumineuse ayant franchi la vulve avec beaucoup de peine, la mère alors, épuisée par les efforts qu'elle vient de faire, ne peut plus aider l'action de la matrice pour expulser le tronc et le reste de l'enfant. En restant trop long-temps à la vulve, sa vie peut être compromise, la matrice peut tomber dans l'inertie, et des accidens peuvent se déclarer. Loin d'exciter la mère alors à faire de vains efforts pour se débarrasser, ou de tirer sur la tête de l'enfant pour amener le tronc, il vaut mieux avoir recours au crochet mousse, que l'on glisse assez facilement entre le col de l'enfant et les parties de la mère, en le dirigeant vers l'une des aisselles sur laquelle on l'applique avec les précautions convenables ; tirant ensuite sur l'extrémité saisie, le reste du tronc cède un peu, et se porte du côté opposé : mais, en soutenant alors la tête et la poussant modérément du côté où se trouve le crochet, comme pour former un point d'appui à cet instrument, on finit par entraîner l'enfant, et terminer ainsi l'accouchement sans accidens.

4° *Du lacs.*

On peut également mettre le lacs au nombre des instrumens non offensans, et qui font partie de la manœuvre simple, quoiqu'il ne soit pas lui-même un véritable instrument au moins dans le sens dans lequel on l'entend en accouchement. Quoique moyen simple et d'une application facile, le lacs n'en est pas moins d'une grande utilité dans la pratique.

Il ne s'applique que sur l'une ou l'autre des extrémités abdominales et thoraciques, mais dans des circonstances très-différentes cependant. Lorsqu'on s'en sert pour l'une des extrémités abdominales, on a l'intention d'ajouter aux tractions, que la main seule ne peut exercer, une puissance secondaire très-efficace, et qui manque rarement son effet ; il n'en est pas de même pour les extrémités thoraciques, dont on ne peut jamais se servir pour amener l'enfant au dehors, mais sur lesquelles on l'applique quelquefois, pour empêcher que l'extrémité enlacée ne se place d'une manière fâcheuse dans la manœuvre nécessaire pour aller chercher les pieds.

Dans tous les cas, le mode d'application est le même. Pour cela on prend un ruban de fil, de soie, ou de toute autre étoffe, d'une aune et demie de long, que l'on plie en double. L'anse du ruban est inclinée sur les deux chefs, et il en résulte un nœud coulant, dans le milieu duquel on glisse les trois premiers doigts, afin d'en tenir le contour écarté. Plaçant alors le pied de l'enfant dans l'intervalle formé par les doigts, on serre le nœud, et on se ménage ainsi la facilité de tirer sur l'enfant avec les deux chefs plus ou moins prolongés. On n'a pas besoin d'observer que les tractions que l'on fait doivent être modérées et suffisantes seulement, ou pour maintenir au dehors l'extrémité sortie, pendant que l'on pénètre dans la matrice pour amener l'autre pied, ou pour sortir complètement une extrémité qui présenterait un peu trop de résistance.

Ayant ainsi terminé tout ce qui concerne la manœuvre instrumentale simple, je passe à celle qui exige l'emploi des instrumens tranchans, et principalement aux opérations pour lesquelles ont les met en usage.

ARTICLE II.

MANŒUVRE INSTRUMENTALE COMPLIQUÉE.

Les instrumens offensans, ceux qui sont destinés aux opérations qui constituent la manœuvre instrumentale compliquée, peuvent agir ou sur la mère ou sur l'enfant. De là découle une distinction, qui n'est pas d'une grande importance peut-être dans la pratique des accouchemens, mais qu'il faut conserver cependant, si l'on veut mettre de l'ordre dans l'exposition des matières qui composent la manœuvre compliquée. Les instrumens qui agissent sur la mère, sont ceux que nécessitent l'opération césarienne et celle de la symphyse ; ils peuvent se réduire presqu'à un bistouri, pour l'une et pour l'autre, dont la forme particulière pour chacune sera décrite plus bas. Il faut y joindre les instrumens communs à toutes les grandes opérations, tels que ciseaux, sondes, rasoirs, etc., mais dont on n'est pas toujours obligé de faire usage.

Les instrumens offensans, propres à agir sur l'enfant, sont en plus grand nombre, et leur forme est aussi plus variée. Il faut mettre au premier rang le crochet aigu ; viennent ensuite le perce-crâne ou céphalotome, le tire-tête, un troiscart, des bistouris, et quelques autres moins nécessaires, qui seront indiqués à mesure que l'occasion de s'en servir se présentera.

Parlons d'abord des opérations qui se pratiquent sur la mère, nous passerons ensuite à celles qui s'exécutent sur l'enfant.

En parlant des vices de bassin, nous avons déjà indiqué le rang que les opérations césarienne et de la symphyse devaient tenir dans la pratique des accouchemens. Nous ne sommes point dans l'intention de revenir sans cesse sur le parallèle de ces deux opérations, ni sur la préférence qui leur doit être accordée, parce que nous les croyons parfaitement étrangères l'une à l'autre, et nous pensons que les circonstances qui réclament l'une d'elles, sont absolument indépendantes de celles qui demandent l'autre. Ces deux opérations, dernières et cruelles ressources de l'art, ne peuvent se suppléer ; lorsque l'une convient, l'autre est inadmissible. Nous ne sommes plus dans ces temps trop fameux où il était de rigueur de prendre ouvertement parti pour l'une ou l'autre, et, césarien ou symphysien, également outré et déraisonnable, vouer à l'infamie ceux d'une opinion contraire ; aujourd'hui que la froide et tranquille raison a calmé les esprits, et qu'il n'y a plus de parti à combattre, ou d'opinions à renverser, on s'est aperçu que, loin de proscrire l'une ou l'autre de ces deux opérations, il était plus sage de les adopter toutes deux, et de se servir des ressources qu'elles pouvaient présenter dans les circonstances extrêmement fâcheuses, il est vrai, où leur emploi est nécessaire.

Seulement, des deux opérations, l'une n'offre pas un appareil aussi redoutable en apparence, et, sous ce rapport, semblerait mériter la préférence sur l'autre ; mais comme ce n'est pas d'après le plus ou le moins de danger que court la femme, que l'homme de l'art doit se décider à les employer, mais sur le degré plus ou moins fâcheux de resserrement du détroit supérieur, il ne s'agit plus que de déterminer jusqu'à quel point le bassin peut être rétréci pour exiger l'emploi de la main, l'usage du forceps, la symphyséotomie et l'opération césarienne. Or, on doit se rappeler qu'un bassin qui n'a que trois pouces moins un quart, deux pouces et demi, deux pouces un quart, et même deux pouces de devant en arrière, ne pouvant livrer passage à l'enfant, soit à l'aide de la main seule, ni même du forceps, exige impérieusement l'opération de la symphyse, et qu'elle ne peut jamais offrir des des résultats plus avantageux, et un succès plus certain, que dans les circonstances que nous venons d'indiquer. En effet, lorsque le bassin présente plus de trois pouces moins un quart de devant en arrière, il y aurait de l'impéritie, et même de la cruauté, à exposer la mère aux dangers d'une grave opération, quand il est à peu près certain qu'avec un peu d'habitude on peut amener la tête dehors avec le forceps ; mais ce serait également manquer de véritables connaissances, et compromettre légèrement la vie de la femme, que de la soumettre aux suites trop souvent mortelles de l'opération césarienne, quand il est prouvé qu'on peut la débarrasser de son enfant à l'aide de la symphyséotomie. Mais abandonnons pour la dernière fois ces discussions , et, convaincus de leur nécessité, voyons ce qu'il convient de faire pour l'une et l'autre opération.

ARTICLE III.

De la symphyséotomie , ou de l'opération de la symphyse.

Le but de l'art, dans cette opération , est de donner au bassin de la femme en travail une augmentation de devant en arrière, sans laquelle l'accouchement ne peut avoir lieu par aucun des moyens proposés jusqu'ici pour la manœuvre instrumentale simple. L'accoucheur, pour se décider à entreprendre cette opération , doit donc s'être assuré scrupuleusement des dimensions du bassin, et de l'impossibilité de pouvoir terminer l'accouchement, soit avec la main seule , soit avec le forceps. Nous osons même avancer que l'intérêt de l'art et la sûreté de la femme y gagneraient infiniment si, la nécessité de la symphyséotomie ou de l'histérotomie une fois reconnue, on se décidait alors très-promptement à les mettre en pratique ; car, dans la plupart des cas où la dernière de ces opérations n'a point eu de succès, nous avons été à même d'observer qu'on pouvait en accuser le plus souvent la lenteur et l'indécision avec lesquelles on s'était enfin décidé à la pratiquer. Alors quel succès pouvait-on s'en promettre chez une femme à moitié morte de souffrances et d'effroi ?

La situation de la femme , pour l'opération de la symphyse, est la même que celle pour laquelle le forceps est nécessaire. Elle doit être couchée sur le dos, et maintenue par un nombre d'aides suffisant ; alors l'opérateur, après avoir rasé les poils qui se trouvent sur le pénil, sondé la vessie, pour la vider de l'urine qu'elle pourrait contenir, et pour détourner le canal de l'urètre de la marche de l'instrument, fait, avec un bistouri ordinaire, une incision à la peau et au tissu cellulaire dans la direction de la partie moyenne du cartilage pubien, et qui s'étend de la partie la plus élevée de ce cartilage à la commissure de la vulve; cette première incision doit mettre à découvert la totalité du cartilage inter-pubien. Pour diviser celui-ci, on se sert d'un bistouri à lame courte et convexe, épaisse sur le dos, et terminée par une pointe mousse. L'instrument doit être porté plutôt de devant en arrière, que de haut en bas, pour que la pointe, quoique non offensante, n'en soit pas dirigée contre la vessie.

On éprouve souvent, en divisant le cartilage, une résistance toute particulière, qui tient, d'une part, à sa structure, et de l'autre, à sa grande élasticité. Cette circonstance doit engager l'opérateur à modérer la force avec laquelle il pourrait, dans quelques cas, agir sur son bistouri; car, en supposant qu'il négligeât cette précaution, le cartilage serait souvent divisé avec tant de rapidité, qu'il ne serait pas toujours le maître d'en arrêter la marche, et la vessie risquerait d'être profondément lésée. Nous conseillerons même, pour éviter un pareil accident, de ne point couper totalement le cartilage, et d'en abandonner le soin aux deux aides chargés d'agir en sens contraire sur les deux branches du pubis, pour les écarter après l'opération. Il ne faut pas croire cependant que l'écartement spontané soit aussi considérable qu'on a voulu le faire croire jusqu'ici; et, sans le conseil que l'on donne de tenir, pendant l'opération, les cuisses de la mère fortement écartées, nous doutons que les deux pubis s'éloignassent même d'une ligne ou deux après la section du cartilage. Que penser alors de ce qu'avancent les auteurs à cet égard ? A les entendre, il faut se mettre en garde contre la facilité avec laquelle les deux pubis s'écartent l'un de l'autre. Ils vont même jusqu'à conseiller de passer un bandage de corps provisoire sous les reins de la femme, afin de pouvoir, au moment même de la section du cartilage, retenir les pubis et s'opposer à un trop grand écartement ; mais c'est une erreur, c'est méconnaître la véritable structure des parties, que d'avancer une pareille assertion. Loin de s'écarter spontanément, et de laisser entre eux un intervalle d'un pouce et plus, comme les auteurs l'ont avancé, les pubis ont besoin, au contraire, qu'on sollicite leur écartement en tirant en sens contraire sur les cuisses de la femme. Cette partie de l'opération, cependant, demande beaucoup de prudence et d'attention ; en effet, l'opérateur a dû prévoir à peu près le degré d'écartement qui lui était nécessaire pour donner à la tête la facilité de traverser le bassin ; le porter au delà, c'est exposer inutilement la mère à des accidens graves qu'on pourrait lui épargner, à moins de vouloir être taxé d'ignorance et d'inhumanité.

Lorsque la section du cartilage inter-pubien a été faite méthodiquement, et qu'on a obtenu le degré d'écartement convenable, pour permettre à la tête de franchir le détroit supérieur, alors, si la matrice conserve encore la faculté de se contracter avec l'énergie nécessaire, l'accouchement peut être naturel, et n'offrir même que des circonstances ordinaires. Mais si la tête était déjà en partie engagée avant l'opération, et que sa grosseur démesurée n'eût permis ni à la nature de s'en débarrasser spontanément, ni à l'accoucheur de l'entraîner avec le forceps, alors il serait presque indispensable d'aller la saisir avec cet instrument, aussitôt après l'opération. Dans le cas, au contraire, où la tête serait encore mobile au-dessus du détroit supérieur, même après l'opération, et qu'on n'eût point d'espoir qu'elle s'engageât spontanément à travers le détroit, il faudrait alors introduire la main dans la matrice, repousser la tête vers l'une ou l'autre des deux fosses iliaques, aller chercher les pieds et les amener dans l'excavation, afin de terminer par la manœuvre des pieds, en supposant qu'on eût à peu près l'espérance de faire passer librement la tête à travers le détroit abdominal ; car, dans le cas contraire, il vaudrait mieux aller la saisir avec le forceps, aussitôt après le dégagement des épaules.

L'accouchement terminé, on rapproche les cuisses de la mère, et l'on passe au pansement qu'exige l'opération que l'on vient de pratiquer. La délivrance, qui peut avoir lieu quelques instans après, n'offre rien de particulier par elle-même. Au moyen d'un simple bandage de corps, on serre et l'on rapproche immédiatement les deux parties du cartilage divisé ; les bords de la plaie des tégumens sont mis en contact ; on pose sur elle un plumaceau de charpie, quelques compresses, et l'on maintient le tout au moyen du bandage de corps. La femme, placée dans son lit, est soumise au régime et aux soins que son état exige.

Pendant les premiers jours qui suivent l'opération, on ne doit point lui permettre de se livrer aux efforts que pourrait nécessiter le besoin d'aller à la selle. Tout mouvement brusque ou violent lui doit être sévèrement interdit ; on doit surtout lui recommander de tenir les cuisses exactement rapprochées l'une de l'autre ; enfin elle doit rester dans son lit, de quarante à soixante jours consécutifs, afin de donner aux deux fragmens du cartilage pubien le temps de se consolider. Après cet intervalle, elle peut alors faire l'essai de ses forces, marcher très-peu d'abord, et ne s'abandonner à une progression plus souvent répétée, que successivement et à mesure qu'elle sent, pour ainsi dire, l'équilibre se remettre.

ARTICLE IV.

De l'hystérotomie, ou opération césarienne.

Lorsque le bassin a moins de deux pouces dans son diamètre antéro-postérieur (1), et que la tête est d'un volume ordinaire, l'accouchement nous paraît impossible par les voies naturelles. Quels seraient en effet, parmi les moyens que l'art nous a offerts jusqu'ici, ceux qui présenteraient des ressources assurées pour la terminaison de l'accouchement? La main seule, sous aucun rapport, ne peut convenir; le

(1) Je saisis cette occasion pour démontrer que les dénominations de diamètre sacro-pubien et de pubio-coccingien, adoptées exclusivement dans ces derniers temps, ne sont pas aussi intéressantes qu'on voudrait le faire croire, et qu'elles peuvent même donner de fausses idées sur l'application qu'on est dans le cas d'en faire dans la pratique. Dans un bassin régulièrement conformé, le mot sacro-pubien peut, sans inconvénient, remplacer celui d'antéro-postérieur ; mais quand il y a une déformation très-prononcée, et que la saillie sacro-vertébrale, ou la symphyse du pubis, sont fortement divisées de la ligne médiale, de manière à ne plus se correspondre que dans une direction oblique, alors le diamètre sacro-pubien n'est plus le diamètre antéro-postérieur proprement dit, et comme il est de fait que, dans un cas d'étroitesse médiocre, souvent l'un des côtés du bassin est plus vaste que celui du côté opposé, il en résulte que ce n'est pas précisément l'étendue de la saillie sacro-vertébrale au pubis qu'il est important de connaître, mais bien celle que l'on mesure directement de devant en arrière : c'est là le véritable diamètre antéro-postérieur, celui vers lequel tous les efforts de l'accoucheur doivent se porter pour obliger la tête à s'y engager.

forceps ne saurait être appliqué sur les parties latérales de la tête, et l'opération de la symphyse, elle-même, n'offrirait que des avantages illusoires, puisque l'écartement ne pourrait être porté au degré d'ouverture nécessaire pour permettre à la tête de franchir, sans une dilacération funeste des symphyses postérieures; et même, après tant de sacrifices qui pourraient coûter si cher à la mère, il ne serait pas impossible que l'accouchement ne pût se terminer. Alors dans quelle affreuse perspective ne se trouverait-on pas! C'est donc à l'accoucheur à ne point se décider légèrement pour telle ou telle opération, qu'après en avoir calculé toutes les chances et tous les désavantages. En nous résumant, nous dirons que l'opération césarienne, quelque effrayante qu'elle soit à pratiquer, quelles qu'en soient les suites, souvent des plus funestes, est cependant la seule ressource qui reste à l'homme de l'art pour débarrasser une femme chez laquelle le bassin n'offre, de devant en arrière, que deux pouces moins un quart, un pouce et demi, et au-dessous. L'accouchement, dans ce cas, n'a point lieu par les voies ordinaires, on lui pratique au contraire une issue insolite, ce qui constitue le véritable accouchement contre nature. Voyons quel est le meilleur mode de pratiquer cette opération.

Plus anciennement connue que la symphysiotomie, l'opération césarienne remonte, dit-on, à la naissance de César, qui, d'après les auteurs, fut retiré vivant par ce moyen du sein de sa mère. Sans l'adopter aveuglément, je ne rejette point cette origine, chose d'ailleurs assez indifférente; mais ce qu'il importe de connaître, c'est la manière de pratiquer cette opération, c'est la préférence qu'il faut donner à tel ou tel mode opératoire, afin d'en retirer le plus d'avantages possibles.

Trois méthodes d'opérer se présentent, qui, chacune en particulier, ont à leur tête des hommes d'un très-grand mérite : la plus ancienne, et celle qui semblerait par cela même mériter une sorte de préférence, se pratique sur le côté, au moyen d'une incision longitudinale de sept à huit travers de doigt d'étendue de haut en bas : c'est la méthode latérale; la seconde se fait à la ligne blanche : l'idée en appartient en grande partie à Beaudelocque; la troisième enfin, qui porte le nom de Lauvergeat, se fait en travers sur le côté, et n'a pas réuni un grand nombre de partisans, quoiqu'elle présente des avantages que n'offrent point les deux autres.

. Dans chacun de ces trois procédés, on a surtout l'intention de favoriser l'écoulement des lochies, de ne diviser que la plus petite partie possible de fibres musculaires, et de favoriser la réunion des bords de la plaie. Le premier procédé présente de grands avantages pour l'écoulement des lochies; mais il n'en offre pas autant pour les deux autres circonstances. L'incision à la ligne blanche présente les mêmes avantages que la précédente pour l'écoulement des lochies; mais si, dans ce procédé, on n'a pas l'inconvénient de diviser une très-grande quantité de fibres musculaires, on se prive, par cela même des ressources d'une parfaite cicatrisation, les parties blanches n'ayant pas la même facilité de se réunir. Quant à la troisième méthode, elle a sur les deux autres l'avantage de ne diviser que la plus petite quantité de fibres musculaires : la situation de la femme, après l'opération, favorise singulièrement le rapprochement des bords de la plaie et leur parfaite cicatrisation; mais elle présente un très-grave inconvénient, c'est de ne point donner d'issue facile aux lochies; et, sous ce rapport, ses avantages ne compensent pas un pareil inconvénient. Enfin, quel que soit le procédé que l'on adopte, ou la méthode que l'on préfère, voici la manière de procéder pour chacun d'eux.

Lorsqu'on opère sur le côté, et longitudinalement, on fait aux parois abdominales une incision qui s'étend de haut en bas, du rebord des fausses côtes, à six ou huit travers de doigt au-dessous ; on a soin de repousser les portions d'intestins qui seraient dans le cas de se présenter, et on parvient ainsi facilement à découvrir la matrice, à laquelle on fait également une incision longitudinale, en commençant par la partie la plus élevée de l'organe, et en la prolongeant ainsi de haut en bas de quatre à cinq travers de doigt seulement. A l'instant même les eaux s'évacuent, si elles ne le sont pas déjà ; et, sans attendre que la matrice en soit complètement débarrassée, on plonge la main dans cet organe pour en retirer l'enfant par les pieds, en y mettant les précautions convenables. Le cordon ombilical est coupé à la distance ordinaire, et on s'occupe de la délivrance.

Si le placenta s'était trouvé sous l'incision, ce serait un malheur, mais qui ne doit point arrêter l'opération ; seulement on a à craindre une hémorragie un peu plus considérable. Dans le cas contraire, on saisit le moment où la matrice est revenue sur elle-même, pour se hâter de délivrer la femme ; ce qui permet alors de s'occuper de la situation critique où elle se trouve. Le pansement est très-simple cependant, car on ne doit réunir les bords des deux plaies qu'en partie, afin de laisser une libre issue au sang et aux autres liquides qui doivent s'échapper de la matrice, et dont il importe de favoriser la sortie par la plaie des tégumens.

Si on préfère la méthode de Solairès et de Beaudelocque,

on fait à la ligne blanche une incision longitudinale, qui, de l'ombilic et même un peu au-dessus, s'étende jusqu'au pubis. Une seconde incision est pratiquée à la partie antérieure de la matrice, et le reste de l'opération ne diffère pas de ce qui vient d'être exposé.

Dans le procédé de Lauvergeat, l'incision se dirige en travers, du bord externe de l'un des muscles droits ou sterno-pubiens, à une distance de plusieurs travers de doigt. La matrice, mise à nu, est incisée dans la même direction, et l'on termine comme précédemment.

Dans toutes ces opérations, quel que soit d'ailleurs le procédé que l'on ait suivi, le but de l'accoucheur a été de retirer l'enfant vivant du sein de sa mère. C'est d'après un si puissant motif qu'il faut procéder à l'opération le plus promptement possible, aussitôt qu'elle est décidée, et sauver au moins l'enfant, en supposant qu'on eût même quelques craintes de ne pouvoir sauver la mère. Mais si la femme était morte, ou même expirante au moment où vous êtes appelé près d'elle, alors, ne prenant conseil que de la situation critique dans laquelle se trouve l'enfant, il ne faudrait pas hésiter à plonger un bistouri ou même un rasoir dans le ventre de la mère, pour en retirer un enfant qui peut exister encore, et qui, sans cette hardiesse à pénétrer dans la cavité utérine, aurait infailliblement péri sans avoir vu le jour.

Les accidens qui peuvent être la suite de l'opération césarienne sont très-nombreux, et tous plus ou moins redoutables : les plus ordinaires sont l'adhérence de la plaie de la matrice avec les parties voisines, l'étranglement de quelques portions d'intestins, l'épanchement des lochies dans la cavité abdominale, l'inflammation de la matrice, la péritonite puerpérale, les convulsions, et très-souvent enfin la mort.

Nous ne nous étendrons pas davantage sur les deux opérations précédentes. On a tant écrit, et si longuement, et si savamment sur cette matière, qu'il serait plus que fastidieux d'y vouloir revenir.

ARTICLE V.

Du crochet aigu, du perce-crâne ou céphalotome.

On n'emploie guère de ce genre que le crochet aigu, appelé crochet anglais, à moins qu'on ne trouve plus avantageux, en certains cas, de lui substituer des ciseaux, le troiscarts ou un couteau ordinaire ; mais, autant que cela sera possible, le crochet aigu mérite la préférence.

On l'applique sur le tronc, lorsque l'enfant naît avec une hydropisie ascite, ce que l'on reconnaît par l'impossibilité de faire descendre le ventre avant ou après la sortie de la tête. Pour s'en servir alors, on l'introduit avec précaution le long d'une main, en ayant toujours soin de tenir le tranchant tourné vers le corps de l'enfant, que l'on perce ou déchire par la région abdominale. Cette opération donne issue au fluide contenu dans le ventre, et permet d'achever l'extraction de l'enfant, après avoir préalablement retiré le crochet avec les précautions que nous avons indiquées pour son introduction.

Mais on fait plus ordinairement usage du crochet aigu ou d'instrumens analogues, tels que le céphalotome, dont nous parlerons plus bas, pour vider le crâne et pour en diminuer le volume, afin d'extraire ensuite l'enfant avec le forceps, ou même avec la main seule. Quelquefois on ne s'en sert que pour fixer la tête trop mobile, et la mieux saisir avec le forceps, lorsqu'après une détroncation, cette dernière est restée seule dans la matrice. Car, pour extraire ainsi la tête, on ne doit jamais se servir du crochet aigu seul, vu que, dans les efforts nécessités par la résistance de la tête, l'instrument pourrait lâcher prise, et par une sortie trop brusque, léser gravement les parties de la mère, ou les déchirer même profondément.

Sans un inconvénient si fort à redouter, on pourrait s'en servir aussi pour extraire le tronc resté dans la matrice après l'arrachement de la tête, quoiqu'en général le tronc offre moins de résistance pour traverser un passage que la tête a déjà franchi. Mais il vaut mieux, dans ce cas même, aller chercher les pieds, ou plutôt dégager les bras, les réunir dans le vagin, y attacher un lacs, et faire ainsi l'extraction, toujours facile, du tronc, lorsqu'on a l'attention de faire descendre les épaules dans une direction convenable, c'est-à-dire oblique ou transversale, attention dont l'oubli peut rendre l'opération extrêmement difficile.

Le tronc ne doit donc jamais être extrait avec le crochet seulement, non plus que la tête; celle-ci surtout ne doit être que vidée ou fixée par cet instrument. Pour la vider même, on peut se servir tout simplement d'un couteau, d'un bistouri ou de ciseaux ordinaires, lorsque la tête, retenue, précède le tronc, et qu'elle est trop volumineuse pour traverser les dimensions trop rétrécies du bassin. On suppose qu'avant tout, la mort de l'enfant est bien reconnue par les signes les moins équivoques, tels que l'absence de tout mouvement, son poids incommode, la mollesse et la flaccidité de ses chairs, enfin la fétidité du fluide qui s'écoule des parties de la mère. Certain que l'enfant n'est plus en vie, on plonge

I.

l'instrument dans le crâne par la partie qui se présente, mais plutôt par les fontanelles, ou entre les sutures; on écarte les os avec l'instrument, mu en guise de levier, ou on enfonce ces mêmes os avec les doigts, que l'on introduit dans le crâne pour vider le cerveau.

Cette manœuvre critique, mais nécessaire, affaisse la boîte osseuse au point que la main seule suffit souvent pour amener la tête et l'enfant au dehors; ou bien l'on a recours au forceps qui, réduisant la tête encore davantage, en opère facilement l'extraction.

Si la tête n'était retenue que parce que l'enfant est hydrocéphale, le troiscarts serait préférable au crochet, parce que la tête, vide d'eau et sortie, n'offrirait pas, aux yeux des assistans, le spectacle d'une plaie, que l'on est toujours tenté de regarder comme cause exclusive de la mort de l'enfant, et de l'imputer plus ou moins à l'accoucheur : c'est ce que l'on évitera au moyen du troiscarts.

Si le crochet aigu peut être avantageusement remplacé, lorsque la tête, retenue, précède le tronc, il n'en est pas de même lorsque celui-ci, encore adhérent, devance la tête. Dans ce cas, le crochet aigu et courbe, porté le long de quelques doigts, la pointe vers la tête, jusque sur le front ou l'occiput, s'implante facilement dans le trajet des sutures, dont on rebrousse les bords; on enfonce ensuite les pièces osseuses avec les doigts, pour vider le cerveau, après avoir eu soin toutefois de faire exécuter au manche du crochet des mouvemens demi-circulaires, et d'autres très-bornés, mais qui, répétés au dedans du crâne, en ont dû suffisamment agrandir l'ouverture, et disposer la masse cérébrale à sortir.

Nous venons de voir quels sont les lieux d'élection ou de choix pour l'implantation du crochet; mais ce lieu devient souvent de nécessité, quand une circonstance particulière l'exige : c'est lorsque la trop forte saillie du sacrum, dans un bassin resserré, nous force à ouvrir le crâne pour permettre à la tête, restée seule dans la matrice, de sortir plus favorablement.

Lors donc que celle-ci, retenue dans la matrice, et plus ou moins mobile au-dessus du détroit, demande à être fixée avec le crochet aigu, pour pouvoir être extraite ensuite au moyen du forceps, il faut également tâcher d'implanter le crochet sur le front, sur la mâchoire inférieure, ou sur l'occiput, afin qu'elle se présente convenablement aux diamètres respectifs ; mais si le trou occipital se trouvait à nu, il vaudrait mieux y enfoncer le petit cylindre, ou tire-tête, que le professeur Baudelocque recommande dans son ouvrage destiné aux chirurgiens et aux sages-femmes de la campagne. Par ce moyen la tête, maintenue et fixée sur le détroit, sera mieux saisie avec le forceps, ou, attirée sans lui, sortira toujours avec moins de danger que dans les tractions faites avec le crochet aigu.

Enfin, si les dimensions du bassin sont tellement au-dessous de celles d'une tête ordinaire, que le forceps ne puisse la réduire à un degré convenable sans tuer l'enfant, alors le crochet aigu ne pouvant, ou plutôt ne devant pas être employé, il faut recourir à d'autres moyens, qui sont éminemment dangereux pour la mère, dont la mauvaise conformation, portée à l'excès, nous force impérieusement à nous servir : ce sont la symphysiotomie et l'hystérotomie ou opération césarienne, dont nous avons parlé plus haut.

Du céphalotome ou perce-crâne.

Quoique le crochet aigu puisse, à la rigueur, servir de perce-crâne, et convenir même pour tous les cas où l'on doit pratiquer des opérations sur l'enfant après sa mort, il y a cependant quelques-unes de ces opérations pour lesquelles certains instrumens méritent une préférence exclusive : telle est l'encéphalatomie, ou l'ouverture du crâne de l'enfant, pour en faire sortir le cerveau, seul moyen de faire passer une tête plus ou moins volumineuse à travers un bassin resserré jusqu'à un certain point. Cet instrument, d'invention moderne, et dont le nom indique assez bien les usages, ressemble, à quelque chose près, à celui dont on se sert pour percer les amygdales tuméfiées, et qui s'appelle pharyngotome. Celui dont nous nous occupons est aussi composé d'un long fourreau, dans lequel est logée une lame à pointe large et aiguë, que l'on fait sortir et rentrer à volonté ; sur les côtés de la lame, à mesure qu'elle se prolonge hors du fourreau ou gaine, se développent, en sens contraire, deux autres lames en acier, propres à diviser les membranes du cerveau, et à en broyer la masse.

Pour se servir de cet instrument, on le plonge, avec les précautions d'usage, dans l'intérieur du vagin, en le conduisant ainsi jusque près de la tête de l'enfant. On tâche alors de rencontrer l'intervalle d'une suture ou de l'une des fontanelles, dans lequel on pousse la lame du céphalotome ; avec elle pénètrent, dans l'intérieur du crâne, les deux lames d'acier, faites en forme de ressort de montre, et qui s'éloignent toujours davantage l'une de l'autre, à mesure que l'on agit sur le ressort qui pousse les lames. Quand on est à peu près certain d'être parvenu assez avant dans le crâne de l'enfant, on tourne en sens contraire le céphalotome, et l'on facilite ainsi la sortie du cerveau et l'affaissement des os du crâne.

Si la matrice jouit encore de la faculté de se contracter, l'enfant est expulsé à l'instant même, rien ne s'opposant plus à sa sortie. Si, au contraire, la matrice est sans énergie, et qu'elle ne puisse pas opérer l'expulsion de l'enfant, on peut, à l'aide du point d'appui fourni par les deux lames d'acier, amener l'enfant au dehors quand la tête est encore unie au tronc, ou bien n'entraîner que cette dernière, quand l'enfant, tiré trop fortement par les pieds, a été décapité.

ARTICLE ADDITIONNEL.

Manœuvre dans le cas de grossesse composée, et dans celui où la tête est restée seule dans la matrice.

1° La matrice, qui ne renferme ordinairement qu'un seul enfant, peut quelquefois en contenir davantage; et, s'il est vrai que la nature se suffit quelquefois à elle-même dans cette espèce d'abondance stérile, le plus souvent, il faut l'avouer, l'art est obligé de lui prêter des secours, et c'est d'après leur emploi bien dirigé qu'on parvient à donner le jour à plusieurs enfans à la fois.

Le plus difficile, sans doute, dans ces sortes de grossesses, est de les établir, de rassembler les signes qui puissent les faire reconnaître; mais cette difficulté ne doit point nous arrêter, parce qu'il est presque indifférent de le savoir avant l'évacuation des eaux. Ce n'est donc que lorsque ce fluide s'est échappé de la matrice, que l'on peut bien s'assurer du nombre d'enfans qui y sont contenus, et des indications qu'ils présentent alors pour leur sortie. Cependant, pour ne rien négliger dans une matière qui a pour objet la vie de plusieurs individus, nous établirons, d'après les auteurs et d'après notre propre observation, les signes communs et particuliers aux diverses grossesses composées.

Le premier de ces signes, et le plus apparent, est l'augmentation excessive du ventre; parce que plusieurs enfans, quoique d'une médiocre grosseur, doivent occuper un espace plus considérable qu'un seul contenu dans la même cavité. Ce signe cependant est illusoire, puisqu'un seul enfant présente quelquefois un volume qui surpasse celui de plusieurs; il est certain pourtant qu'on ne doit pas le négliger.

On a dit encore que, dans une grossesse composée, le ventre de la mère était comme partagé entre deux tumeurs à peu près égales, séparées par un sillon qui se prolongeait de haut en bas. Ce signe, qui existe réellement quand les deux enfans ont une situation parallèle et longitudinale, peut aussi avoir lieu dans une autre circonstance, ce qui le rend incertain. On en peut dire autant de l'enflure des extrémités inférieures, vers le quatrième et le cinquième mois de la grossesse; ce dernier signe peut être regardé comme le plus fautif. Mais lorsqu'à ces signes réunis se joignent une pesanteur incommode pour la mère, une difficulté assez grande d'imprimer des mouvemens aux parties que l'on sent en touchant la femme, les inégalités du ventre produites par les parties saillantes et multipliées de plusieurs enfans, alors on peut, jusqu'à un certain point, présumer une grossesse composée, et se précautionner en conséquence; mais il n'y a que le toucher, exercé après l'évacuation des eaux, qui puisse nous donner des signes certains et non équivoques de la présence de plusieurs enfans dans cet organe. L'importance de cette certitude d'ailleurs est nulle pendant tout le cours de la grossesse. En effet, peu importe que la femme soit enceinte d'un ou plusieurs enfans ; mais il n'en est pas de même à l'instant du travail, cette connaissance devient alors indispensable pour la sûreté de la mère et pour celle des enfans.

Voyons maintenant quelle est la situation particulière que peut affecter chacun des enfans contenus dans la matrice. On conçoit aisément que cette situation doit être des plus variées ; car, si les lois de la gravité, si le rapport respectif des parties veulent que le fœtus, lorsqu'il est seul dans la matrice, présente plus ordinairement la tête au détroit supérieur, il n'est pas rare, vu la mobilité extrême dont il jouit quelquefois dans le fluide qui l'entoure, qu'il puisse offrir toute autre partie, et c'est ce que prouve l'observation journalière. Dans une grossesse composée, tout concourt, au contraire, à empêcher que la situation des deux enfans ne soit favorable à leur sortie ; car si chacun d'eux présente la tête, nul n'aura cet avantage, tous deux s'éloignant réciproquement du détroit supérieur, par leur forme arrondie et surtout par leur volume. Cela peut avoir lieu cependant, mais c'est lorsque les deux enfans sont de médiocre grosseur et peu développés.

Enfin la situation des fœtus, dans une grossesse composée et relativement au détroit supérieur, peut, en général, offrir les variétés suivantes : ou l'un des deux présente la tête et l'autre les pieds (situation assez fréquente, et, de plus, favorable pour la terminaison de l'accouchement), ou ils sont tous deux en travers, ce qui rend leur sortie impossible sans le secours de l'art. Enfin, comme nous venons de le dire, tous deux peuvent présenter la tête, ou bien offrir les pieds. Il est rare, dans toutes ces présentations, que l'art ne soit pas obligé d'interposer son ministère pour aider la nature, qui, presque toujours, ne peut se suffire à elle-même. Voyons ce qu'il convient de faire dans chacun des cas que nous venons d'exposer.

Premier cas. Quelques accoucheurs conseillent, lorsque l'un des deux enfans présente la tête, et l'autre les pieds, d'abandonner le travail à la nature. Si le succès couronne quelquefois une pareille conduite, on a lieu de se repentir plus souvent de n'en avoir pas tenu une autre. Il est donc prudent, lorsque cette circonstance se présente, de ne point attendre que la tête et les pieds s'engagent ensemble dans le détroit supérieur, mais, au contraire, de repousser la première pour saisir les pieds, et terminer comme nous l'avons exposé pour la manœuvre des extrémités inférieures. Si la tête du second enfant vient se placer d'elle-même favorablement, sans doute il faudrait la laisser descendre; mais cela n'arrivant que très-rarement, il vaut mieux introduire la main convenable pour aller chercher les pieds, retourner l'enfant, et finir par la manœuvre extrémitale.

Deuxième cas. Celui-ci est le plus épineux. En effet, les parties de deux enfans sont tellement confondues les unes avec les autres, lorsqu'ils sont en travers, qu'il est difficile quelquefois de pouvoir les distinguer, ce qui nuit singulièrement au succès de la manœuvre. Cependant, après avoir reconnu la situation respective des deux fœtus, il faut choisir celui qui paraît le plus facile à extraire, et se comporter à son égard comme s'il était seul; mais il est essentiel de veiller à ce que le second enfant ne s'embarrasse point dans les mouvemens qu'on fait exécuter au premier, et il est difficile que cela n'ait pas lieu : alors la manœuvre est extrêmement embarrassante. Mais une chose qu'il ne faut pas perdre de vue, c'est la facilité avec laquelle on peut confondre les pieds et les mains des deux enfans, et tirer quelquefois également sur l'un et l'autre. Au reste, nous ne saurions trop prévenir que c'est ici le cas de ne point se presser, mais d'agir au contraire avec circonspection et lenteur, pour ne pas s'exposer à quelques suites fâcheuses.

Troisième cas. Lorsque les deux têtes des enfans se présentent ensemble au détroit supérieur, leur sortie simultanée ne peut certainement pas avoir lieu, l'une des deux devant continuellement présenter obstacle à l'autre. La situation respective de ces deux têtes peut varier, et chacune de ces variétés présenter des indications différentes Quoi qu'il en soit, l'art doit ici tout faire, ou à peu près, et commencer le manuel sur celui des deux enfans qui paraîtra le plus facile à extraire. Si les enfans sont parallèles dans la longueur de la matrice, il faudra repousser, l'une après l'autre, chacune des deux têtes vers la fosse iliaque correspondante, et avec la main de choix aller jusqu'aux pieds, pour les amener dans l'excavation, en ayant l'attention de refouler continuellement le second enfant, s'il se présentait pendant la manœuvre du premier, et nuisait à sa sortie. Mais si les deux enfans étaient disposés de manière que, placés dans la largeur de la matrice, l'un fût en dessus et l'autre en dessous, leurs têtes alors ne pourraient avoir qu'une situation semblable, et il faudrait commencer la manœuvre par celui des deux enfans qui serait en dessous. Le manuel étant connu, nous passons au quatrième et dernier cas. Nous supposons cependant qu'on a tout employé d'abord pour s'épargner un manuel long et difficile.

Quatrième cas. Celui-ci, où les deux enfans présentent également les pieds au détroit supérieur, est sans contredit le plus favorable. En effet, il suffit de saisir les pieds de l'un des deux enfans, et de l'entraîner au dehors, en éloignant ceux du second; et, le premier extrait, l'autre présente peu de difficultés pour sa sortie. Il est une chose seulement à laquelle il faut avoir égard, c'est qu'on peut facilement confondre les pieds de l'un et de l'autre, et tirer également sur les deux enfans, en ne croyant tirer que sur un seul; mais on est bientôt averti de sa méprise, par la résistance qu'on éprouve et par les quatre extrémités qui finissent enfin par se précipiter ensemble dans l'excavation. On ne suppose pas que les choses se soient passées ainsi, par l'attention qu'on aura eue de rechercher la cause qui mettait un obstacle à la sortie de l'enfant auquel on croyait qu'appartenaient les deux pieds saisis. Au reste, quand tout se passe convenablement, l'extraction de l'un et de l'autre présente peu de difficultés, et le manuel ne diffère point de ce qui a été dit à l'article de la manœuvre des pieds.

Sans doute plusieurs enfans dans la matrice peuvent affecter d'autres situations dont nous ne faisons pas mention ; mais, en se pénétrant bien de ce que nous venons de dire précédemment, on pourra facilement remédier aux autres cas, quelque variés qu'ils puissent être.

2° Lorsque, dans l'accouchement, les pieds se présentent les premiers, et sont entraînés dehors ainsi que le tronc, il est possible que la tête, arrêtée au-dessus ou à travers le détroit supérieur, résiste tellement aux efforts de la nature ou de l'art, qu'elle finit par se séparer du reste de l'enfant, ou par suite des tractions violentes exercées sur elle, ou par l'effet de la putréfaction des parties. Cet accident reconnaît presque toujours pour cause éloignée et essentielle la disproportion respective des parties de la mère et de celles de l'enfant ; souvent, il faut l'avouer à la honte de l'art, malgré les dimensions favorables du bassin, des personnes, peu instruites ou trop hardies, et ne dirigeant pas convenablement la tête lors de son passage au détroit supérieur, feront que celle-ci présentera son grand diamètre au petit du détroit supérieur, et, quelle que soit alors la violence des tractions, la tête, ne pouvant point descendre, sera infailliblement décollée. Telles sont en général les causes accidentelles les plus fréquentes d'un pareil événement, toujours fâcheux pour la mère et pour l'enfant, ainsi que pour l'homme de l'art à qui on l'attribue communément ; mais enfin, quelle que soit la cause qui l'ait produit, il faut y remédier, et mettre en usage les moyens propres à délivrer la femme de cette tête restée dans la matrice, en supposant toutefois qu'on ne prévît pas que la nature seule pût s'en débarrasser. La difficulté même qu'on éprouve dans quelques circonstances tient à des tentatives faites sans discernement, tandis que la tête serait sortie heureusement si on l'eût abandonnée aux seules ressources de la nature. Les parties de la génération, fatiguées par une manœuvre longue et pénible, ne peuvent que s'irriter, s'enflammer et s'opposer enfin à l'expulsion de la tête restée dans la matrice. Il faut donc mieux, dans ce cas, attendre que le calme rétabli rende aux organes cette souplesse favorable, sans laquelle on ne peut rien espérer ; mais, il faut l'avouer, il se présente encore plus de circonstances où il est nécessaire de procéder sans délai à l'extraction de la tête, pour en débarrasser la matrice. Les moyens proposés par l'art sont en grande quantité, quoique fort peu d'entre eux puissent convenir. Je ne mettrai point sous les

yeux du lecteur la série beaucoup trop nombreuse de ces instrumens, tous plus effrayans les uns que les autres ; nous n'en
proposerons même que deux : le crochet aigu et le perce-
crâne. Je ne parle point du forceps ; son application doit
toujours précéder l'emploi des autres moyens. Il est d'autant
plus convenable de s'en servir, qu'on n'a aucun risque à
à courir dans ce cas ; et, pourvu qu'on ne présente pas les
grands diamètres de la tête aux plus petits du bassin, il importe peu comment elle sera saisie.

Il peut se faire encore que la tête soit retenue au détroit
supérieur, et ne puisse descendre par excès de grosseur, qui
très-souvent reconnaît pour cause une hydropisie du cerveau.
Dans ce cas le forceps ne peut convenir, à moins que préalablement on n'ait évacué l'eau au moyen du perce-crâne, porté
ou sur les fontanelles, ou dans l'intervalle des sutures : un
simple *troiscarts* suffit ; mais un couteau, une paire de ciseaux, ou autres instrumens de cette espèce, pourront, à
son défaut, remplir le même objet. Il est certain que ce sont
même les seuls qui conviennent, lorsque le volume excessif
de la tête tient à toute autre cause qu'à l'eau amassée dans
la cavité du crâne.

Enfin si la tête, en s'engageant au détroit supérieur, y
était arrêtée de manière à présenter la base du crâne, on
pourrait chercher à introduire le crochet aigu dans le trou
occipital, et, par des tractions suffisamment énergiques,
l'entraîner dans l'excavation. On a conseillé, pour le même
usage, de placer en travers un petit morceau de bois, d'une
grosseur et d'une consistance relatives à l'emploi qu'on en
veut faire, et qu'on aurait dirigé dans l'intérieur du crâne
par le grand trou occipital. A ce petit cylindre, long d'un
pouce ou deux, serait attaché, à la partie moyenne, un *lien*

assez fort pour supporter la violence des tractions qu'il faut exercer pour entraîner la tête en dehors.

Il est rare que, parmi les moyens proposés plus haut, il ne s'en trouve pas un qui remplisse l'objet qu'on en attend, et qui débarrasse enfin la matrice d'une tête qui, par son séjour et sa putréfaction, pourrait donner lieu aux plus fâcheux accidens.

Enfin, de quelque manière que la mère se soit débarrassée du produit de la conception, ou qu'elle l'ait été par quelque moyen connu de l'art, il faut la délivrer.

Cette dernière opération complète le travail de l'enfantement, et en assure le succès. Voyons donc quel est le mécanisme par lequel la nature, sage et industrieuse, procède à la délivrance, et, par ses seuls efforts, amène l'expulsion du placenta ; ou bien, quels sont les moyens que l'art met en usage pour en effectuer l'extraction.

CHAPITRE V.

DE LA DÉLIVRANCE.

On donne communément le nom de délivrance à cette partie du travail de l'enfantement, qui a pour but de débarrasser la femme qui vient d'accoucher, des dépendances de l'enfant. Ces parties, également connues sous le non d'*annexes* ou de *secondines*, se composent du placenta, des membranes et du cordon ombilical, et on réserve celui de placenta, de délivre, ou d'arrière−faix, à la masse spongieuse qui, chez les auteurs, porte généralement le nom de placenta. Ainsi le placenta est le corps expulsé ou retiré de la matrice, et la délivrance, l'ensemble des phénomènes qui en amène la sortie. On peut donc la considérer sous deux points de vue différens : dans l'un, la nature se suffit à elle-même, c'est la délivrance naturelle, qui n'a pas besoin de préceptes ; dans l'autre, la délivrance ne peut s'effectuer par les moyens naturels, l'art en fait tous les frais : on l'appelle délivrance artificielle ou contre nature. Celle-ci présente des indications multipliées ; on les trouvera exposées ci-après.

Voici un tableau méthodique de toutes les circonstances naturelles ou contre nature qui accompagnent la délivrance.

1° Délivrance naturelle ....
- à terme.
- avant terme.
- dans le cas de jumeaux, tri-jumeaux, etc.

2° Délivance artificielle dans le cas..
- d'inertie de la matrice avec......
  - perte.
  - convulsions.
  - faiblesse extrême.
- du placenta......
  - sur l'orifice.
  - sur ses bords.
- du placenta chatonné.........
  - en partie.
  - en totalité.
- de grossesse extra-utérine.......
  - dans l'ovaire.
  - dans la trompe.
  - dans la cavité abdominale.
- d'opération césarienne ....
  - placenta ailleurs que sur l'incision.
  - sur l'incision.
- d'opération de la symphyse.
- d'arrachement de l'enfant.
- de renversement de matrice.
- et de sa rupture.

ARTICLE PREMIER.

DÉLIVRANCE NATURELLE.

§ Ier.

Délivrance à terme.

Les contractions de la matrice n'ont pas seulement pour but d'expulser l'enfant de sa cavité, elles servent encore à détacher peu à peu le placenta, pour l'expulser à son tour après la sortie de l'enfant. En effet, aussitôt que le travail est déclaré, et même long-temps auparavant, la matrice n'obéit plus à la puissance qui la forçait à se développer. Active alors, de passive qu'elle était, au moins en apparence, elle réagit sur l'enfant avec un degré d'énergie plus ou moins considérable. Mais la matrice ne peut pas se contracter sans que chacune de ses fibres n'éprouve une diminution sensible dans sa longueur. C'est d'abord aux dépens des propres parois de la matrice que cette diminution a lieu. Déjà, par ces premières contractions, les vaisseaux utérins éprouvent un resserrement quelconque dans leur calibre. Devenus plus petits, ils admettent aussi une moins grande quantité de fluide ; mais bientôt de nouvelles contractions succèdent aux premières : c'est sur l'enfant même, et sur les eaux contenues dans les membranes, que leur effet a lieu. Ces eaux, pressées de toutes parts, se précipitent vers le lieu qui leur offre le moins de résistance. Le col, devenu plus faible, permet qu'elles puissent s'engager à travers son orifice peu dilaté, il est vrai ; mais alors l'équilibre est rompu, la matrice a repris ses droits, et aucune puissance ne peut plus arrêter l'impulsion qui lui est donnée. Voyons ce que devient le placenta pendant le cours du travail.

Aussitôt qu'une portion des membranes s'est engagée à travers l'orifice, et qu'une quantité d'eaux analogue s'y est précipitée, alors, outre le rapprochement et le resserrement des parois de la matrice, sa cavité éprouve une diminution sensible, en vertu de laquelle ses rapports avec le placenta doivent être changés; car, de deux surfaces égales et contiguës, si l'une, en se contractant, diminue d'étendue, et que l'autre reste la même, il ne doit plus exister d'union entre les divers points des surfaces qui se trouvaient en contact. C'est ce qui arrive entre la matrice et le placenta. L'une, active, change peu à peu, par ses contractions et par son resserrement, ses rapports de contiguïté avec le placenta; celui, privé d'action, et conservant tout son développement et ses dimensions, ne doit plus correspondre à la totalité des points qui l'unissaient à la matrice. Il est donc évident qu'il doit y avoir séparation complète des surfaces, si le travail se soutient.

Tel est le mécanisme, non de la délivrance, mais du détachement du placenta de la face interne de la matrice; mais il est nécessaire que le travail, une fois commencé, ne se ralentisse point jusqu'à la fin : car, si on admet qu'il puisse cesser à une époque quelconque de sa marche, les vaisseaux encore béans de la matrice, et mis trop tôt à nu par la séparation partielle du placenta, laisseront couler une quantité plus ou moins considérable de fluide, et il y aura perte. Rétablir le rapprochement mutuel et l'union intime des surfaces dans quelques cas, donner de nouvelles forces à la matrice, faire naître des contractions, et les soutenir dans quelques autres, telle est la conduite que doit tenir l'homme de l'art, pour arrêter les pertes qui surviennent aux femmes enceintes, soit pendant leur grossesse, soit pendant le travail de l'enfantement. Mais lorsque tout se passe convenablement, et que les contractions de la matrice sont fortes et soutenues, la séparation du placenta se fait sans peine, et la délivrance s'opère très-souvent sans que la mère s'en aperçoive. Le ministère de l'accoucheur, dans ces circonstances, se réduit donc à peu de chose. Ce n'est pas ainsi que les anciens avaient envisagé la délivrance : rien, selon eux n'était plus redoutable. Cependant, il faut l'avouer, dans l'accouchement même naturel, il se présente des circonstances assez épineuses, et qui exigent toute la sagacité de l'homme de l'art pour que la délivrance ne soit pas compliquée. J'insisterai cependant sur la délivrance dans l'accouchement naturel, parce qu'un grand nombre de personnes se trouvent tous les jours dans le cas de la terminer, et que leurs fautes sont d'autant plus funestes qu'elles peuvent se répéter à chaque instant.

Au moment où l'enfant est sorti de la vulve, la femme jouit d'un calme doux et parfait, qu'on ne peut comparer qu'à lui-même. Ce calme est quelquefois un peu troublé par la crainte des nouvelles douleurs nécessaires pour l'expulsion du placenta, mais il est rare que cette expulsion soit accompagnée de grandes souffrances, surtout si on laisse agir la nature, qui, pour se débarrasser de l'arrière-faix, établit, il est vrai, un nouveau, mais léger travail, qui est en petit ce que l'accouchement est en grand. Si l'opération est douloureuse, dangereuse même quelquefois, c'est presque toujours lorsque, par une précipitation condamnable, l'art devance et contrarie la nature, en tâchant d'effectuer la délivrance trop tôt, et sans attendre le moment favorable,

J.

qu'elle ne manque presque jamais de nous indiquer. Ce moment favorable est annoncé par de légères douleurs ou coliques que la femme éprouve, dès que la matrice est suffisamment revenue sur elle-même pour embrasser le placenta, et l'expulser ensuite par un mécanisme semblable à celui qui a fait sortir l'enfant.

Pour exciter ces coliques, quand elles ne se manifestent pas, il est bon de faire quelques frictions sur le bas-ventre. Ce moyen, simple et facile, est le seul qu'on doive employer ; mais est - il possible de déterminer quand et à quelle époque de l'accouchement on peut chercher à délivrer ? Non, sans doute, par la raison que toutes les femmes ne peuvent pas être soumises à la même règle. Chez les unes le placenta est détaché de la face interne de la matrice, et arrivé à la vulve presque aussitôt la sortie de l'enfant ; chez d'autres, au contraire, on tenterait en vain de l'extraire long-temps même après l'accouchement. On peut en outre remarquer que les coliques dont nous avons parlé sont un signe trop incertain, car elles peuvent être l'effet de toute autre cause : un caillot suffit pour les provoquer. Elles ne sont donc favorables, lors de la délivrance, qu'autant qu'on peut les joindre à d'autres indices ; mais nous pouvons avancer, avec un certain degré de certitude, que l'on peut, sans danger, extraire le placenta lorsque la matrice contractée sera au-dessous ou même au niveau de l'ombilic. Dire que la matrice, pour arriver à cette région, met un espace de temps toujours le même, et dont on puisse déterminer la durée, ce serait vouloir soumettre au calcul une chose qui en est indépendante. *Smellie* dit qu'après vingt minutes, on peut délivrer. Le professeur Baudelocque, sans indiquer un terme fixe pour cette opération, dit que le moment favo-

rable pour l'exécuter ne peut avoir lieu que lorsque le placenta est entièrement détaché de la matrice. De nouvelles
douleurs ou contractions, dit-il, favorisent alors son expulsion : la situation de l'utérus au-dessus du pubis, la dureté
et le peu de volume de la matrice, la souplesse de son col,
et plus que tout cela, la présence d'un corps qui commence
à s'y engager, voilà les signes, selon ce savant praticien,
auxquels on peut reconnaître qu'il n'y a aucuns risques à
opérer la délivrance. Ces préceptes sont sages et lumineux;
on ne doit point les perdre de vue; et, sous ce rapport, les
anciens méritent des reproches fondés. Beaucoup de modernes, à cet égard, pourraient passer pour des anciens.

Je le répète donc, quinze à vingt minutes après la sortie
de l'enfant, de nouvelles douleurs, légères à la vérité, se
font sentir; la matrice contractée, dure, arrondie et diminuée de volume, se trouve au-dessous de l'ombilic. Si,
dans cet instant, on fait des frictions sur le ventre, la matrice irritée redouble ses contractions, et la femme, trompée sur la nature des douleurs qu'elle ressent alors, croit
que la main seule de l'accoucheur en est la cause, et l'invite à la retirer. Reproches bien agréables à entendre lorsque,
dans le cas de perte, ce moyen simple, et qui n'entraîne
jamais d'accidens, réveillant l'énergie de la matrice, ranime
l'espoir de l'accoucheur, et rappelle les forces de la mère.
C'est aussi à cette époque que l'on peut bien déterminer et
reconnaître de quel côté s'inclinait la matrice, et l'espèce
d'obliquité qu'elle affectait lorsque l'enfant était encore contenu dans sa cavité; car alors, abandonnée à elle-même
et n'étant plus soutenue ni par les muscles de l'abdomen,
qui n'ont point encore eu le temps de reprendre leur élasticité première, ni par les viscères du bas-ventre, dont la

capacité est augmentée, pour ainsi dire, par le vide laissé par l'enfant, la matrice, dis-je, libre de se porter dans tous les sens possibles, doit nécessairement s'incliner vers le lieu dans la direction duquel elle s'est élevée pendant le cours de la grossesse.

En agissant comme nous venons de l'exposer, la matrice se débarrasse ordinairement, sans peine et sans douleur, de l'arrière-faix et de ses dépendances, en sorte que souvent l'accoucheur n'a d'autre chose à faire que de porter la main ou quelques doigts le long du cordon, à l'entrée de la vulve, pour en retirer le placenta que la nature semble y avoir elle-même déposé. Alors, avant de l'extraire entièrement, il est bon de le contourner plusieurs fois sur lui-même, pour tordre, par ce moyen, les membranes qui, ainsi repliées et ramassées, suivent plus facilement le placenta, et ne sont pas aussi exposées à se déchirer, et par conséquent à laisser dans la matrice des débris plus ou moins considérables qui, par leur séjour, pourraient y occasionner des douleurs superflues, et quelquefois des suites funestes par leur putréfaction. C'est ce qu'on évitera toujours, en contournant le placenta, comme nous l'avons dit, au lieu de tirer directement et sans interruption sur lui, surtout avant qu'il soit dans le vagin ; car, outre les difficultés de l'extraction dans le cas le plus simple, on aura presque toujours à craindre le morcellement du délivre, si on n'a soin de former, avec la base des doigts introduits, une espèce de gouttière ou poulie de renvoi, pour tirer le placenta du côté opposé à son implantation, et le détacher ainsi plus facilement par son centre. Rien n'est donc plus facile que d'opérer la délivrance, quand on a soin d'attendre que la nature y soit disposée.

Quand au contraire on veut délivrer la femme avant ce

moment, que d'obstacles n'y rencontre-t-on pas? que d'inconvéniens n'en voit-on pas résulter ? D'abord le placenta, que n'ont point encore détaché les contractions utérines, résiste d'autant plus qu'il y a moins de temps que l'enfant est sorti, et que l'accouchement a été plus prompt et plus accéléré. La résistance inévitable du placenta force à exercer des tractions plus violentes sur le cordon ombilical. Le cordon est-il trop faible, alors cette gaîne ligamento-vasculaire se casse, et sa rupture oblige l'accoucheur à porter la main dans la matrice, pour achever l'extraction du placenta d'une manière beaucoup plus douloureuse, et presque toujours accompagnée de suites fâcheuses.

En supposant même que le cordon résiste à de pareils efforts, et entraîne ainsi prématurément le placenta, les bouches alors béantes de mille vaisseaux, mis subitement à découvert, n'exposeront-ils pas la femme à une hémorragie foudroyante, par la quantité de sang qu'ils laisseront couler de la matrice, qui n'est point encore suffisamment contractée ? Que sera-ce si le délivre, malgré ses adhérences avec l'organe utérin, forcé d'obéir à des efforts inconsidérés, entraîne avec lui la matrice, et la retourne comme un doigt de gant renversé ? Tels sont quelques-uns des accidens qui peuvent accompagner la délivrance, et sur lesquels nous dirons deux mots plus bas.

Il arrive quelquefois que, par son volume, le délivre ne peut sortir, et s'arrête à l'orifice. Alors, tandis qu'on fait faire des frictions sur la région hypogastrique, que la femme nous seconde par ses efforts, on tire d'une main légèrement sur le cordon, pendant qu'un ou deux doigts introduits à l'entrée de l'orifice, et un peu plus haut que le pubis, dégageront d'abord un des bords du placenta, et, lui faisant prendre la forme d'un corps allongé, détermineront le reste à suivre plus aisément. Si le placenta, malgré ces précautions, n'obéissait point aux tractions que l'on exerce sur lui, il faudrait, sans crainte, y enfoncer un doigt qui, le saisissant à la manière d'un crochet, l'amènerait plus facilement au dehors. Ce procédé n'a rien d'effrayant ; le corps sur lequel on agit est insensible, inorganique alors, et sa déchirure ne peut entraîner rien de fâcheux pour la mère. Je dois cependant faire observer qu'en agissant ainsi, une portion du placenta pourrait rester dans la matrice ; ce qui ne serait pas sans danger, comme nous aurons occasion de le dire.

Deux choses, peu alarmantes cependant, peuvent, jusqu'à un certain point, compliquer la délivrance, quoique naturelle. Ces deux circonstances sont le renversement du placenta (1) et l'insertion du cordon sur ses bords : il y a peut-être quelque difficulté à distinguer le premier cas. En effet, quand le délivre se renverse, c'est sa face utérine ou convexe qui se montre à l'orifice; ici les membranes adhérentes quelquefois doivent rendre circonspect sur les tractions du cordon.

Il serait prudent alors, si on était averti de ce léger événement, de ne procéder à la délivrance qu'après des contractions répétées, capables de détacher entièrement les membranes. Quelquefois encore des caillots plus ou moins

---

(1) Le renversement du placenta peut avoir lieu de deux manières différentes : ou c'est sa face anfractueuse qui se présente à l'orifice, ou bien le centre du délivre, détaché seulement, s'avance, par les tractions que l'on fait sur lui, jusqu'aux environs du col. La totalité du placenta et des membranes, dans le premier cas, se trouve nécessairement détachée, tandis que dans le second, ces mêmes membranes et la circonférence du placenta sont encore adhérentes à la matrice.

considérables se logent dans l'espèce de sac formé par les membranes, et leur présence étant un obstacle aux contractions de la matrice, il poura y avoir perte interne, d'autant plus difficile à reconnaître, qu'aucuns signes extérieurs ne l'annoncent d'abord; mais l'absence des coliques, le développement excessif de la matrice, sa mollesse, la petitesse du pouls, la pâleur, le froid des extrémités, les bâillemens, ne laissent point de doute sur l'existence de cet accident. Extraire le placenta sans différer, retirer les caillots, rappeler les forces de la mère, exciter les contractions de la matrice, telles sont les indications pressantes que l'on a à remplir.

Le second cas est celui où le cordon est implanté sur les bords du placenta, qui s'appelle alors *placenta en raquette*; cette circonstance a beaucoup occupé les auteurs et les praticiens, notamment *Levret*. Ils se sont imaginés qu'elle influait sur la délivrance d'une manière particulière, tandis qu'au contraire il est évident qu'elle ne peut rien ajouter à ses difficultés, lorsqu'elle est naturelle. Aussi nous n'avons pas précisément de préceptes à donner dans ce cas, parce que nous ne supposons pas qu'il soit plus nécessaire de tirer sur le cordon dans un cas que dans un autre, lorsque la nature seule opère la délivrance. Si cependant cela devenait indispensable, la seule chose à laquelle il faudrait faire attention, ce serait d'exercer ses tractions de manière que le doigt indicateur de l'une des deux mains fût chargé de se placer sur le cordon, et, faisant alors l'office de poulie de renvoi, facilitât le détachement du placenta, en commençant par la partie où répond le cordon. Ainsi je suppose le cas le plus facile, celui où le délivre en raquette, appliqué à la partie postérieure de la matrice, aurait son cordon implanté à la portion inférieure de sa circonférence : voici la manière dont il faudrait procéder pour son extraction. Le bout du cordon saisi par la main droite, on glisserait le doigt indicateur de la main gauche dans le vagin, en le plaçant sous le cordon, et en soulevant celui-ci ; les tractions exercées par la main droite iraient se rendre sur le doigt indicateur de la main gauche, comme si l'on voulait entraîner ce dernier de haut en bas, et de dedans en dehors ; alors ce doigt, faisant office de poulie de renvoi, agit de manière que c'est réellement sur cette partie du placenta que se rend l'effort de la main droite, mais comme s'il partait du doigt indicateur de la gauche. C'est donc ici un levier de la première espèce, dont la main droite représente la puissance, le placenta adhérent la résistance, et le doigt indicateur de la main gauche le point d'appui. En opérant méthodiquement, il arrive que la portion du placenta où aboutit le cordon se détache la première, et que successivement le reste de sa masse est, pour ainsi dire, décollé par l'effet de la même cause. Il faudra agir de la sorte pour tous les autres cas de placenta en raquette, en examinant seulement quel est l'endroit de sa circonférence où répond le cordon, et en modifiant le procédé en conséquence.

De tous les accidens qui peuvent un peu compliquer la délivrance, quoique naturelle, le moins redoutable, sans doute, est celui où le cordon se rompt par la violence des tractions qu'on aura exercées sur lui. Les anciens en pensaient autrement : voyez ce que dit *Hypocrate* à cet égard, et vous serez convaincu de l'importance qu'ils y mettaient et surtout du trouble que causait cet événement. On peut au moins tirer une conséquence juste et bien peu consolante des longs préceptes que l'on trouve dans leurs écrits, c'est que cet accident devait arriver assez souvent; cela ne pouvait pas être autrement, d'après leur doctrine sur la délivrance, et la manière d'y procéder.

Enfin si le cordon venait à se casser (mais devrait - il jamais l'être?), cet événement serait plus désagréable pour l'accoucheur que redoutable pour la femme, à moins qu'une perte un peu forte n'en fût la suite, par le fait d'un détachement partiel du placenta. Alors, sans contredit, il faudrait procéder à son extraction, mais non pas dans toutes les circonstances; car il est possible que ce soit la personne chargée de la femme en travail, qui, ayant tiré trop fort sur le cordon, et l'ayant rompu, aurait donné lieu à une pareille hémorragie. Mais, en supposant qu'il n'y ait pas d'autre accident que la rupture du cordon, il faudrait se comporter comme si la totalité du cordon existait encore, et attendre que de nouvelles contractions portassent le placenta à l'orifice, qu'il est facile alors de saisir et d'amener au dehors. On pourrait peut-être faire un précepte de rigueur d'une pareille conduite, surtout aux jeunes praticiens, qui n'ont que trop de penchant à faire quelque chose pour ne pas paraître ignorans. Cette doctrine est sans doute préférable à celle qui enseigne d'introduire, sans besoin, la main dans la matrice qu'elle irrite, et de tourmenter inutilement les femmes par des recherches inconsidérées, à moins qu'une indication urgente n'obligeât à faire une exception à cette règle générale.

Telle est la manière simple et raisonnée de procéder à la délivrance dans l'accouchement naturel. Je n'ai point fait mention des cas où le cordon est tellement court, que le placenta se trouve dans le vagin, au moment même où l'enfant est au passage. Cette circonstance, malheureuse sans doute, ne saurait être prévue, et toutes les ressources de l'art peu-

vent à peine en diminuer les suites fâcheuses. Deux observations de *Lamothe* viennent à l'appui de cette triste vérité. Une chose bien plus funeste encore, c'est que le cordon
ombilical peut se rompre dans les douleurs de l'enfantement ;
alors le danger n'est pas moins grand pour la mère que pour
l'enfant, car il est rare qu'il n'y ait pas toujours une petite
portion de placenta détachée. Il est sûr que ces deux circonstances avaient lieu chez les femmes qui font le sujet des
observations de *Lamothe*. Mais enfin, quelle que soit la
gravité de l'accident, comme les signes en sont très-équivoques, et qu'on ne peut pas agir d'après des conjectures, il est
difficile de dire quelle est la conduite que l'on doit tenir ; il
faut également redouter, et la terminaison de l'accouchement, et la présence de l'enfant dans la matrice. Dans le
premier cas, la mère peut périr par la violence de l'hémorragie, si l'enfant n'est point expulsé ; dans le second cas, il
arrive souvent que le cordon se casse : l'enfant, encore contenu dans la matrice, meurt asphixié, avant que les contractions l'aient porté au dehors. Cependant on peut, jusqu'à un certain point, avancer que l'on court moins de risques en aidant la terminaison de l'accouchement, parce
qu'on peut alors porter des secours plus efficaces à la mère
et à l'enfant. Il ne faut pas perdre de vue que, dans quelques circonstances , le cordon a une longueur suffisante
pour que l'enfant parvienne seulement jusqu'à la vulve sans
causer d'accident ; mais, arrivé là, le cordon ne peut plus
prêter, il est tiraillé, et si les contractions se soutiennent,
on verra naître tous les désordres énoncés plus haut. Il faut
donc ici se hâter de couper le cordon , et attendre l'expulsion du placenta comme dans l'accouchement le plus naturel, à moins qu'il ne survienne une perte pendant le travail,

et qui, par sa violence, force l'accoucheur à aller chercher le placenta, comme nous l'exposerons plus bas.

Quant à la longueur excessive du cordon, cette circonstance n'est fâcheuse que dans le cas où le cou de l'enfant en serait entouré de plusieurs circulaires, qui peuvent, jusqu'à un certain point, troubler la circulation du sang chez le fœtus, et donner lieu à une apoplexie. Des nœuds plus ou moins serrés peuvent également avoir lieu, et produire le même effet. Mais aucune de ces deux circonstances n'influe d'une manière particulière sur la délivrance, qui se fait comme dans les cas ordinaires, à moins que le nombre de ces circulaires n'ait diminué sa longueur au point d'amener tous les accidens dont j'ai parlé plus haut.

§ II.

Délivrance dans le cas d'accouchement avant terme ou prématuré.

Dans cette section, je renferme toutes les espèces d'accouchemens qui peuvent avoir lieu depuis le moment même de la conception jusqu'au septième mois. On me dispensera de parler de la délivrance dans les accouchemens qui se font avant trois mois, quoiqu'alors elle ne soit pas exempte d'accidens, lorsque le placenta reste dans la matrice après la sortie de l'enfant, et qu'une perte survient; mais ordinairement le produit de la conception ne formant alors qu'une seule et même masse avec les eaux, les membranes et le délivre, tout, lorsque cet événement a lieu, est chassé au dehors. Souvent on ignore qu'il y a eu un accouchement, précoce, il est vrai; mais après trois mois, dans le courant du quatrième, du cinquième, et surtout du sixième, la délivrance devient alors un objet digne de l'attention de l'accoucheur ; car il n'est pas rare de voir des femmes périr dès suites d'un avortement, par la seule présence du placenta dans la matrice, et dont on n'a pas pu faire l'extraction.

Les obstacles se trouvent dans la faiblesse du cordon, sur lequel on ne peut exercer aucunes tractions : le col, qui se resserre, est un obstacle bien plus réel et plus fâcheux encore ; la difficulté de vaincre sa résistance, l'impossibilité d'introduire la main pour aller chercher le délivre, sont des causes suffisantes, et qui expliquent la mesure du danger que courent les femmes dont l'accouchement est prématuré. Il est facile d'expliquer la raison pour laquelle on éprouve tant de difficultés à dilater le col à cette époque ; c'est qu'alors il n'a encore rien perdu de sa longueur, et qu'il conserve toute son énergie, tandis qu'à la fin de la grossesse, réduit à rien, il offre une souplesse qu'il doit à son entier développement, et au peu d'épaisseur de la matrice dans cet endroit.

Il n'y a donc pas d'autres indications à remplir, lorsque le placenta n'est pas chassé au dehors par les contractions de la matrice, que d'introduire une main dans sa cavité pour l'extraire, quand cette manœuvre est possible. Nous examinerons plus bas la manière avec laquelle il faut y procéder dans tous les cas où cette opération est nécessaire. Il ne faut cependant pas croire que tous les accouchemens prématurés soient accompagnés de circonstances aussi fâcheuses, lors même que le placenta est retenu dans la matrice ; son peu de volume, sa composition, expliquent assez pourquoi son séjour, et même sa putréfaction, ne sont pas aussi redoutables pour les femmes que quelques personnes ont voulu le faire croire; quoi qu'il en soit, le plus sage est de faire tous ses efforts pour l'amener au dehors, et pour s'épargner, en le faisant, bien des regrets et des tourmens.

La méthode de Puzos, ici recommandée, mérite cependant une attention particulière, parce qu'il est nombre de cas où elle ne peut convenir. On a conseillé aussi le tamponage pour les pertes qui accompagnent si souvent les accouchemens prématurés; ce moyen qui, à quelques avantages près, est accompagné de grands inconvéniens, demande de la prudence dans son emploi.

§ III.

Délivrance dans le cas de jumeaux, trijumeaux, etc.

Lorsqu'on est appelé auprès d'une femme pour l'accoucher, et qu'on s'aperçoit que le ventre est plus volumineux qu'à l'ordinaire, il ne faut pas perdre de vue cet excès de développement, et s'attendre à voir un second enfant succéder au premier, quoique, dans quelques circonstances, l'amplitude extrême du ventre puisse tenir à toute autre cause, telles que l'hydropisie, une timpanite, des affections histériques, etc.....; mais ce qui doit le plus fixer l'attention dans le cas qui nous occupe, c'est la délivrance qui présente alors quelques variétés. Nous avons déjà exposé plus haut que chaque enfant, dans les grossesses composées, avait primitivement son placenta distinct et particulier, mais que très-souvent aussi leur masse se rapprochait et se confondait au point de ne plus présenter que l'apparence d'un seul et même placenta : or, qu'arriverait-il si, après l'accouchement du premier enfant, on se hâtait d'en vouloir extraire le placenta , sans attendre la sortie de celui qui doit suivre, et qui se trouve encore dans la matrice ? C'est que les tractions qu'on exercerait sur le cordon du premier né, se passant également sur le placenta des autres enfans contenus dans l'utérus, on courrait les risques de les détacher en partie ou en totalité. La matrice, encore distendue par la présence d'un ou de plusieurs autres enfans, laissant alors couler une quantité plus ou moins considérable de sang, donnerait lieu à une perte que l'on évitera toujours, en ne délivrant la femme qu'après la sortie de tous les enfans. Ici se présente une erreur à combattre, quoique déjà plusieurs personnes de mérite l'aient fait avec succès ; mais, comme quelques accoucheurs en sont encore imbus, il ne sera pas inutile, je pense, de démontrer de nouveau combien leur opinion à cet égard est peu fondée.

Indépendamment de la ligature que l'on fait à la portion du cordon appartenant à l'enfant, après sa section, les anciens recommandaient d'en faire une seconde à la portion qui correspond au délivre, dans la crainte que le sang, versé de la matrice dans le placenta, ne s'échappât au dehors par le cordon, dont les vaisseaux restent béans après sa section. Mais la connaissance du mécanisme de l'accouchement et de la théorie de la circulation chez le fœtus ne permettent pas d'admettre un pareil raisonnement, et de souscrire à de pareilles craintes ; car l'effet des contractions de la matrice, avons-nous dit plus haut, n'est pas seulement de chasser de sa cavité l'enfant qui y est contenu ; mais ces contractions servent aussi à détacher le placenta de sa surface interne, et le disposent par là à être expulsé plus facilement au dehors. Mais si les contractions de la matrice détachent le placenta du lieu où il se trouve implanté, elles

ue peuvent le faire qu'en resserrant l'embouchure des vaisseaux qui versaient le sang dans ce corps spongieux. Or, si
le placenta ne reçoit plus de sang de la matrice, comment
en laissera-t-il échapper au dehors? ou, s'il en laisse échapper, quelle crainte cela peut-il inspirer, puisque ce sang ne
vient que du placenta, libre alors dans la cavité utérine, et
n'ayant plus d'adhérence avec elle? En effet, quelques
gouttes échappées, l'hémorragie cesse. Je sais que l'on
cite des observations d'hémorragie par le cordon ombilical,
avant la sortie du placenta; mais, outre que ces cas sont très-
rares, il peut se faire que cela tienne à l'inertie de la matrice, qui exige alors l'emploi des moyens dont nous parlerons plus bas. Cela peut cependant tenir à une cause absolument opposée, comme le prouve l'observation suivante.
Lorsque j'étais chargé des femmes en couche à l'Hôtel-Dieu
de Paris, une femme s'y présenta, et accoucha sans offrir
aucune circonstance particulière; mais, immédiatement après
la section du cordon, le sang jaillit de la portion qui tenait
au placenta, pendant dix à douze secondes, et son écoulement s'affaiblit ensuite de plus en plus, quoique la matrice,
revenue sur elle-même, n'eût cessé d'être fortement contractée pendant cette légère hémorragie.

Je viens d'accoucher tout récemment une dame, chez laquelle la portion du cordon qui tenait au placenta laissait
échapper avec une sorte d'impétuosité une très-grande
quantité de sang, ce qui m'a forcé à en arrêter la sortie par
une ligature.

S'il est inutile quelquefois de faire une seconde ligature du
côté de la mère, lors d'une grossesse composée, il est indispensable d'attendre que tous les enfans contenus dans la matrice soient sortis pour procéder à la délivrance, qui d'ail-

leurs s'opère comme nous l'avons déjà exposé. Il faut seulement avoir l'attention d'exercer ses tractions sur tous les cordons réunis, pour les amener ensemble à l'orifice.

On peut regarder ce précepte comme une suite des règles générales que nous avons posées pour la délivrance ; un praticien sait d'ailleurs ce qu'il doit faire en pareil cas.

Il peut arriver que le volume de plusieurs délivres offre des difficultés pour leur sortie, quoique le plus souvent chaque placenta, en particulier, n'offre qu'une très-petite masse ; si cette circonstance avait lieu, il ne faudrait pas s'obstiner à tirer sur tous les cordons à la fois, quoiqu'on fût convaincu du détachement de chaque placenta. En agissant de la sorte on romprait tout, et les difficultés croîtraient en proportion : il est bien plus sage alors d'introduire avec ménagement la main dans le vagin, et, la portant jusqu'à l'entrée de la matrice, d'en retirer la totalité des délivres, en enfonçant profondément un doigt dans leur masse. Cette nouvelle puissance, ajoutée à la première, rend l'opération plus facile ; en partageant ainsi les efforts que l'on exerce entre les cordons et le doigt introduit, ceux-là ne courent plus les mêmes risques d'être rompus, et l'on agit plus fortement et plus sûrement sur la masse que l'on veut retirer.

Il faut, dans le cas d'une pareille délivrance, examiner scrupuleusement l'état des parties extraites, pour s'assurer qu'elles sont intègres et en totalité ; car, en tirant même sur tous les cordons réunis, un d'entre eux peut se rompre pendant l'opération, et le placenta qui y répond, restant dans la matrice, exposerait la femme à une infinité de maux, que l'on évitera toujours en portant une attention particulière sur le produit de la délivrance.

Pour rendre cet article plus complet, j'aurais pu dire un

mot sur la manière dont les délivres sont disposés dans les grossesses composées ; mais cela m'entraînerait trop loin, et n'éclairerait en rien l'objet qui nous occupe.

ARTICLE II.

DÉLIVRANCE ARTIFICIELLE.

§ Ier.

Délivrance dans le cas d'inertie de matrice , accompagnée ou non de perte , de convulsions ou de faiblesse extréme.

Jusqu'ici nous avons examiné la délivrance dont la nature seule fait tous les frais, et qui ne demande, de la part de l'accoucheur, que de la prudence et de la circonspection. Maintenant la scène change, la nature impuissante refuse ses secours, l'existence d'un être vivant est en danger, et tous les momens sont comptés; un seul, perdu, peut devenir la cause de la mort de la mère. Il n'est pas rare en effet qu'à la suite d'un accouchement naturel, et dont toutes les circonstances auront été des plus favorables, il survienne une hémorragie foudroyante qui emporte la femme en peu de temps. C'est ici surtout que l'accoucheur, abandonnant sa prudence ordinaire, doit user de précipitation et de discernement dans le choix des moyens qu'il va employer; la plus petite faute, le moindre retard peuvent entraîner des suites très-fâcheuses.

Je n'entrerai point dans les détails d'une pareille matière ; je ne parlerai point des causes de l'inertie de matrice et des pertes qui l'acompagnent souvent, des convulsions et de l'extrême faiblesse qui la compliquent quelquefois ; la délivrance seule , dans chacune de ces circonstances, m'occupera exclusivement.

On a dit avec raison que , sur cent accouchemens et plus, à peine s'en trouvait-il un contre nature ; mais il en est bien autrement après la sortie de l'enfant. En effet, aussitôt qu'elle s'est effectuée, il n'est pas rare de voir une perte se déclarer, peu effrayante d'abord, mais qui le devient bientôt assez pour donner de l'inquiétude, et qui force enfin à recourir à des moyens plus ou moins efficaces. L'accoucheur ne doit rien oublier sans doute, pour rappeler les contractions de la matrice, et l'engager par là à expulser le placenta ; mais souvent tous ses efforts ne produisent rien sur cet organe, et il ne lui reste plus d'autres ressources que d'aller lui-même chercher le délivre.

Je suppose donc qu'après un accouchement, naturel ou non, une perte, devenue alarmante par sa continuité, et éludant tous les moyens mis en usage, oblige l'accoucheur à procéder à la délivrance ; voilà la conduite qu'il doit tenir alors. L'une des mains, plongée dans un corps mucilagineux, est introduite avec ménagement dans le vagin ; et, pour le faire avec plus de facilité, les doigts en seront intimement rapprochés, de manière à diminuer, le plus qu'il sera possible, le volume de cette partie. Pour l'introduire, il est nécessaire d'en porter la partie dorsale le long de la concavité du sacrum. Parvenue au col de la matrice, il est possible que celui-ci soit tellement resserré quelquefois, que sa dilatation devienne très-difficile ; mais des tentatives, faites avec adresse et lenteur, parviendront cependant à vaincre sa résistance, et permettront à la totalité de la main d'entrer dans la matrice. La main, une fois introduite et guidée par la présence du cordon, ira jusqu'au placenta, qui peut être alors ou détaché en partie, ou adhérent encore dans toute son étendue; dans l'un et l'autre cas, il s'agit de l'extraire. Une partie de sa masse est-elle détachée, il faut la saisir, et s'en servir pour décoller le reste, en la repliant sur elle-même de dehors en dedans. Quand cette opération est faite avec l'attention et la prudence convenables, il n'en résulte ordinairement rien de fâcheux pour la mère. Le placenta ainsi détaché doit être ramené vers l'orifice, par la main placée dans la matrice, qui le pousse devant elle. Arrivé à l'orifice, l'accoucheur peut le saisir sans crainte, et l'entraîner au dehors; des tractions, faites en même temps sur le cordon, faciliteront sa sortie. C'est ici surtout qu'il est nécessaire de bien l'examiner, pour s'assurer que sa totalité est extraite. Dans le cas contraire, il ne faudrait pas hésiter à reporter de nouveau la main dans la matrice pour aller chercher ce qui manque, à moins qu'il n'y en eût qu'une très-petite portion, car alors il vaudrait mieux l'y laisser.

Lorsqu'au contraire le délivre est adhérent dans toute son étendue, la conduite que doit tenir l'accoucheur est un peu différente. Ce n'est pas que l'introduction de la main ne soit absolument la même; mais, parvenu dans la matrice, souvent il lui est impossible de terminer de suite la délivrance, parce qu'il ne se présente aucune portion détachée du placenta, sur laquelle il puisse exercer des tractions. Il faut donc qu'il procède d'abord au décollement de toute la masse du délivre, pour pouvoir ensuite en faire plus facilement l'extraction. C'est en suivant une pratique différente, que des accoucheurs ont eu à se repentir de la conduite qu'ils avaient tenue. En effet, si, dans la circonstance qui nous occupe , on s'obstine à tirer sur le cordon pour amener le délivre au dehors , ou bien si la main , introduite dans la cavité utérine, ne saisit que la face interne de cette dernière, au lieu de la masse du placenta, avec laquelle elle a quelque analogie, il peut se faire que la matrice soit renversée et retournée sur elle-même comme un doigt de gant ; il faut, il est vrai, qu'il y ait eu déjà un commencement de renversement. Dans le premier cas , ce sont les tractions inconsidérées que l'on a faites sur le cordon qui sont la cause de l'accident ; dans le second, c'est sur la matrice même que l'on tire, et ce sont les doigt introduits dans son tissu qui l'ont entraînée au dehors. C'est surtout lorsque le cordon est implanté immédiatement sur la partie moyenne du placenta, que cet événement est à craindre, parce qu'alors la force que l'on emploie étant supportée par toute sa masse adhérente, il n'y a point de décollement, ou, s'il s'en fait de partiel, il donne lieu à une hémorragie, en supposant qu'elle n'existât pas déjà ; et elle augmente dans le cas contraire. Quand, par hasard, le cordon se trouve sur les environs ou sur les bords du placenta, son décollement est moins difficile , et les tractions que l'on exerce alors sur lui peuvent le favoriser, surtout si on a soin de faire , avec les doigts de la main opposée, une espèce de poulie de renvoi qui rende ces tractions moins violentes, et qui en dirige convenablement les efforts. Mais, en supposant le cordon à la partie moyenne, il est indispensable de glisser légèrement et avec précaution plusieurs doigts entre le placenta et la matrice, comme si on voulait enlever une feuille de papier mouillée de dessus un plan horizontal, et la décoller ainsi graduellement et en totalité. Cette manœuvre exécutée, on se comportera comme nous l'avons dit plus haut.

(453)

Quoiqu'il soit indispensable de s'assurer qu'il ne reste plus rien de ce corps spongieux ou de ses dépendances dans la matrice, puisque la plus petite portion suffit quelquefois pour causer des accidens qui font payer bien cher la précipitation avec laquelle on a agi, nous croyons cependant que les auteurs ont peut-être un peu trop exagéré les accidens survenus à la suite d'une portion de placenta ou de membrane, restée dans la matrice. Voyez *Peu* et *Lamothe*.

Le premier observe, à cet égard, que le séjour des membranes est encore plus dangereux que celui du délivre, parce que, dit-il, ce dernier, de nature plus putrescible, se corrompt plus facilement que les membranes, d'un tissu plus serré, et qui résistent davantage aux effets de la putréfaction. Cette observation est sage et fondée; c'est ainsi que l'on voit tous les jours, à la suite de suppurations longues et abondantes, les muscles, le tissu cellulaire détruits, et les membranes, les aponévroses et autres parties blanches respectées, et résister très-long-temps aux fontes putrides.

Non, sans doute, rien ne doit autoriser un accoucheur à laisser quelque chose dans la matrice, quand cela est en son pouvoir; mais il est plusieurs circonstances où il peut sans crainte s'affranchir de cette obligation : ces cas sont ceux d'un accouchement prématuré, surtout aux époques rapprochées de la conception. La structure de ces parties, leur organisation moins perfectionnée, rendent leur putréfaction et moins rapide et moins redoutable pour la mère.

§ II.

Placenta sur l'orifice ou sur ses bords.

Si l'on en croit Deventer, le placenta est toujours situé au fond de la matrice, parce que, dit-il, ce lieu lui est plus particulièrement destiné, et qu'il y trouve une disposition analogue et un rapport de structure favorable à la sienne. Ce sentiment n'a point été partagé par tous ceux qui l'ont suivi. Levret, entr'autres, admet que le placenta peut être implanté très-souvent sur les parties latérales de l'utérus, et il attribue même à cette situation du délivre la cause des obliquités de matrice. Cette opinion de Levret, quoique plus fondée en apparence que celle de Deventer, n'a point été généralement adoptée, et le professeur Baudelocque assigne à ces obliquités une cause différente et bien plus raisonnable ; c'est la présence du rectum sur la partie latérale gauche du bassin, qui, obligeant la matrice à s'éloigner à mesure qu'elle se développe, la force, dit-il, à se porter du côté opposé.

Sans croire, avec Deventer, que le placenta soit toujours implanté à la partie postérieure de la matrice, il faut convenir qu'on l'y trouve très-souvent ; mais prétendre qu'il ne puisse pas s'implanter ailleurs, c'est soutenir une erreur et se refuser à l'évidence, car, tous les jours, l'observation prouve le contraire. La surface interne de la matrice étant partout la même, sa structure, son organisation ne présentant point de différence remarquable, il est assez indifférent que le placenta adhère de préférence en avant, en arrière ou sur les côtés de cette surface. Mais il est essentiel, pour la pratique, que cette implantation ne se fasse pas sur l'orifice ou sur ses bords, cette circonstance n'ayant jamais lieu qu'il n'en survienne des accidens plus ou moins fâcheux. Il peut donc se faire, qu'indépendamment de tous les points de la surface interne de la matrice, le placenta se développe sur l'orifice même ou sur ses bords. Dans l'un et l'autre cas, la délivrance présente des différences auxquelles il faut avoir égard, car elle n'est point la même dans les deux circonstances que nous venons d'exposer. Disons d'abord deux mots des phénomènes qui l'accompagnent.

Les anciens, comme les modernes, conviennent qu'il y a toujours écoulement considérable de sang, lorsque le placenta se trouve sur l'orifice ou dans les environs ; tous admettent que cette hémorragie n'a lieu que dans les derniers temps de la grossesse, le col ne commençant à se dilater d'une manière manifeste que vers le sixième mois. Il est donc difficile de déterminer au juste, avant cette époque, si le placenta se trouve à l'endroit dont nous parlons. Cette connaissance d'ailleurs, en supposant qu'on pût l'obtenir, serait presque inutile, puisque l'accoucheur peut à peine remédier à un pareil inconvénient. Il est rare même qu'il se soit trouvé dans le cas de faire des recherches pour s'en assurer, aucune cause pressante ne le forçant de *toucher* la femme dans les premiers mois de la grossesse. Il n'y a donc réellement qu'une hémorragie violente, suite inévitable de la présence du placenta dans les environs du col, qui l'avertisse que ce cas peut avoir lieu. Cependant l'hémorragie même ne doit pas être regardée comme un signe infaillible et péremptoire, puisque cet accident peut survenir dans une infinité de circonstances, et qui ont toutes des causes différentes : Levret est de cet avis. Il faut donc y joindre des signes qui sont inséparables du cas qui nous occupe. Levret va encore être notre guide, et nous nous faisons un plaisir de répéter ce qu'il dit à cet égard.

1° On reconnaît difficilement le col, quoiqu'à la portée du doigt.

2° Des caillots sont attachés à une tumeur molle, pulpeuse, qui se trouve dans le vagin.

3° La perte augmente en détachant les caillots.

4° ....

5° La circonférence du col est entourée par cette tumeur, et en est comme étranglée.

6° On ne peut passer entre la tumeur et le col.

7° Dans le travail, le sang sort pendant la douleur, et cesse de couler après. Le contraire a lieu dans les autres hémorragies utérines.

Le professeur Baudelocque assure que c'est particulièrement du septième au huitième mois que l'écoulement est plus abondant, le travail du col étant alors très-actif. C'est donc manifestement le changement de rapport des deux surfaces du placenta et de la matrice qui donne lieu à cet écoulement. Voyons comment il peut avoir lieu, et comment il se fait plus particulièrement aux dépens de l'enfant, qui est toujours faible et peu développé dans ces sortes de cas, comme le remarque Levret.

Dans les premiers temps de la grossesse, le placenta, que le hasard, plutôt qu'une cause déterminée, a placé sur l'orifice ou sur ses bords, croît et s'y développe, comme il le ferait dans tout autre point de la face interne de la matrice ; mais aussitôt que la puissance qui tend à développer la matrice a vaincu la résistance que lui oppose le col, et que l'équilibre est rompu, alors, forcé de prêter, le col ne peut le faire qu'en diminuant de longueur et d'épaisseur, et en disparaissant même entièrement. Par ces changemens très—remarquables, les divers points de la matrice qui adhéraient au placenta ne correspondent plus à cette masse spongieuse. Qu'en résulte-t-il? écoulement de sang par l'embouchure des vaisseaux de la matrice et du placenta mis à nu. Plus celui-ci sera près du col, ou même répondra à son orifice, plus la perte sera considérable et le danger pressant. Voyons quelle doit être la conduite de l'accoucheur.

Lorsque l'hémorragie est légère, quel que soit le lieu où se trouve le placenta, il ne doit employer que des moyens propres à la calmer, tels que le repos le plus parfait, des saignées, le tamponnage et un régime convenable. Quoiqu'il ait la certitude que l'emploi de ces moyens ne garantira pas la femme des suites plus graves qui doivent résulter du cas où elle se trouve, il ne doit point les négliger cependant, parce qu'il est de son devoir de retarder le plus possible la sortie prématurée de l'enfant, celui ci étant d'autant plus viable, d'autant plus fort, qu'il approche davantage du terme naturel de la grossesse. Il est donc nécessaire que l'homme de l'art n'en vienne à l'accouchement que lorsque l'hémorragie est devenue tellement inquiétante, que la vie de la mère ou de l'enfant est en danger. Différer alors, serait tout aussi condamnable que d'avoir précipité les choses quand on pouvait attendre encore. On lit dans les auteurs, qu'un retard trop prolongé a causé la mort de l'enfant. Cela se conçoit aisément: le placenta ne tenant à la matrice que par une portion de son étendue, c'est par cette portion qu'il reçoit les sucs fournis par la mère; mais cette quantité ne suffisant pas aux besoins de l'enfant, celui-ci s'affaiblit chaque jour, et périt enfin si l'art ne vient à son secours.

Lors donc qu'il n'y aura plus d'autre parti à prendre, il

faudra introduire la main, percer les eaux et terminer l'accouchement. Ici se présente une différence dans le procédé, selon
que le placenta est sur l'orifice ou sur ses bords. Lorsque sa
présence n'empêche pas la main d'arriver jusqu'aux membranes, le manuel est peu difficile : dilater convenablement le
col, s'il ne l'est pas ; rompre les membranes ; aller chercher les
pieds de l'enfant, et l'amener au dehors, telles sont les indications que l'on a à remplir. Quant à la délivrance, il faut
tâcher de la confier aux soins de la nature, si cela se peut.
Ranimer les forces de la matrice, la forcer par ses contractions à expulser le placenta, serait sans doute une chose
très-heureuse ; mais la perte qui continue ne permet pas
d'attendre un tel résultat. Il faut donc se décider encore à
reporter la main dans la matrice, pour y saisir le placenta
et l'amener au dehors. La manière de le faire ne diffère point
du procédé que nous avons indiqué plus haut ; nous n'y reviendrons point.

Les choses ne sont pas tout-à-fait aussi faciles à exécuter,
lorsque le placenta se trouve immédiatement sur l'orifice,
au centre duquel répond sa partie moyenne. Quelquefois il
se précipite tellement à travers l'orifice, qu'il prend la forme
alors d'un corps allongé, que Levret caractérise par le nom
de *placenta en téton* ; mais, que le placenta soit engagé et
proéminent dans le vagin, ou qu'il soit entièrement contenu
dans la matrice, le cas n'en est pas moins épineux et difficile. En effet, dès que le col commence à se dilater, une
perte se déclare : ira-t-on de suite terminer l'accouchement ?
mais la grossesse n'est encore qu'à sept mois, et l'enfant qu'on
amènera sera à peine viable. Différera-t-on ? mais la perte
qui continue affaiblira tellement la mère, que ses jours se
trouveront en danger. Il est donc plus difficile qu'on ne pense

de porter ici un pronostic convenable, et d'agir en conséquence. Mais, en supposant que la chose soit jugée iudispen-
sable, et qu'il faille terminer l'accouchement, comment
doit-on y procéder? Le placenta est là, qui met un obstacle
presque insurmontable à l'introduction de la main. Percer sa
masse et entrer dans la matrice, ou bien glisser un ou plusieurs doigts entre le placenta et l'orifice, le décoller dans
une étendue suffisante, introduire la main, déchirer les
membranes et terminer l'accouchement, voilà les indications
à remplir. Après la sortie de l'enfant, il s'agit d'extraire le
placenta. Comme les contractions de la matrice n'en procu-
reraient pas toujours l'expulsion, puisque leur effet ne se
dirige pas convenablement sur le lieu où il se trouve implanté, il faut que l'accoucheur y supplée et qu'il en fasse
lui-même l'extraction. Il glissera méthodiquement la main
entre le placenta et la matrice, en décollera tous les points
adhérens, et lorsqu'il est certain que la séparation est complète, il saisit la masse du délivre sans crainte, et l'amène au
dehors. On ne doit cependant en agir ainsi que lorsque l'hémorragie continue, ou que la matrice ne revient point sur
elle-même.

§ III.

Placenta chatonné ou enkisté.

La matrice, qui n'offre ordinairement qu'une seule et
unique cavité, peut quelquefois en présenter davantage,
comme le prouvent les observations des auteurs et l'ouverture des femmes mortes à la suite de leurs couches. Ces cavités contre nature peuvent être l'effet des contractions par-
tielles de la matrice, ou la suite d'une structure particulière

de cet organe. Cette dernière circonstance surtout présente des phénomènes bien particuliers, qu'il n'est pas de mon objet d'examiner ici. Mais, parmi ces cavités, il n'y a que celles qui offrent une ouverture dans la portion de la matrice où est l'enfant, qui puissent donner lieu à ce que nous appelons *placenta chatonné* ou *enkisté*; car, lorsqu'il y a une cloison qui partage la matrice en deux parties égales, l'enfant et le placenta sont contenus dans l'une ou l'autre de ces deux cavités, tandis que dans l'autre circonstance, quoique le placenta soit dans la même cavité que l'enfant, il en est séparé cependant par la portion de la matrice resserrée, sans que pour cela la communication qui existe entre l'un et l'autre soit interrompue. Parmi ces cavités ou kistes, il faut distinguer celles qui sont l'effet d'une structure primitive, d'avec celles qui dépendent d'une contraction spasmodique de la matrice, ou de quelque autre cause analogue, quoiqu'il y ait peu de différence par rapport à la délivrance. Ici sans doute il est assez ordinaire que la nature ne puisse elle-même la terminer ; l'homme de l'art doit venir à son secours, et procéder ainsi : que ces poches ou kistes soient l'effet d'une structure particulière de la matrice, ou la suite de sa contraction partielle lors de l'accouchement, il est possible que la totalité du placenta se trouve renfermée dans le kiste, ou qu'une portion de sa masse seulement y soit contenue, en sorte qu'il est comme étranglé par l'effet du resserrement du kiste. Voilà donc deux manières d'envisager le placenta ainsi renfermé, et par conséquent deux procédés différens pour l'extraire. Ainsi, après la sortie de l'enfant, si le délivre n'est pas expulsé à l'époque où il doit l'être ordinairement, on peut introduire quelques doigts le long du cordon, pour reconnaître quelle peut être la cause d'un pareil événement.

Lorsque la circonstance qui nous occupe existe, l'accoucheur ne trouve pas de placenta, parce que, caché dans la cavité du kiste, il échappe à ses recherches. Il est nécessaire alors de ne point se déconcerter, et de porter plus loin les doigts introduits. Ceux-ci, toujours guidés par le cordon, arriveront enfin au lieu où se trouve le placenta, qui, comme nous l'avons déjà dit, sera renfermé en totalité dans le kiste, ou bien présentera une portion de sa masse hors de cette cavité. Dans le deuxième cas, la portion excédente sera saisie, et l'accoucheur tirera doucement sur le cordon, en exerçant aussi sur la portion saisie une force suffisante pour l'amener hors du kiste ; mais il est essentiel qu'il n'exerce ces tractions que dans l'intervalle des douleurs, parce que les contractions de la matrice agissent alors sur l'espèce de cercle qui forme l'entrée de la cavité où est le placenta, en resserrant ce cercle, et en formant de plus en plus un obstacle à son expulsion. Mais si le placenta est renfermé en totalité, de manière à ne pouvoir pas être saisi, il faut bien se donner de garde de tirer sur le cordon, qui se romprait infailliblement, par l'impossibilité où est le placenta de céder aux tractions qu'on exercerait sur lui. Dans ce cas, il faut porter la main jusqu'au sac dans lequel est renfermé le délivre, et, par une dilatation graduelle et bien ménagée, pénétrer jusque dans sa cavité, et l'en extraire, en s'y prenant de la même manière qu'on le ferait en le supposant implanté à tout autre point de la face interne de la matrice. Il arrive très-souvent que l'ouverture, qui du sac communique dans la matrice, se trouve tellement resserrée, qu'on est obligé de procéder à sa dilatation avec les mêmes précautions et la même adresse qu'on le fait quelquefois pour le col de la matrice. Alors on

se comporte comme on le ferait dans le cas que nous supposons. *Voyez plus haut la manière d'y procéder.*

§ IV.

Délivrance dans le cas de grossesse extra-utérine dans
l'ovaire, la trompe ou la cavité abdominale.

Je me serais dispensé de parler de la délivrance dans les
deux premiers cas, si cela ne rentrait pas dans le plan que
j'ai exposé plus haut. En effet, lorsqu'il y a grossesse de l'o-
vaire ou de la trompe, le produit de la conception ne parvient presque jamais au terme ordinaire de la gestation.
C'est ce que prouvent les nombreuses observations recueil-
lies sur cet objet ; et comme il ne s'établit aucun travail
convenable pour l'expulsion du fœtus, la délivrance de
même ne présente aucune indication. L'enfant périt toujours par les obstacles qui s'opposent à son développement,
et peut-être par le défaut de nutrition, suite nécessaire du
lieu qu'il occupe. Sa mort est suivie, plus ou moins promptement, de sa putréfaction, et ce n'est guère qu'à l'ouverture des cadavres qu'on reconnaît la cause qui l'avait produite. Que peut l'art dans de pareilles circonstances ? Rien
pour l'extraction du placenta, rien pour le produit de la
conception ; tout périt, et entraîne très-souvent avec soi la
mort de la mère. Une chose intéressante, et qu'il n'est
pas de mon objet de traiter ici, serait de savoir quelle est la
manière dont la nature pourvoit au développement du fœtus
jusqu'au moment où il périt. Rien dans l'ovaire ni dans la
trompe ne présente une structure analogue à celle de la matrice, et cependant l'enfant reçoit les sucs nécessaires à sa

nutrition. Le placenta est obligé de s'appliquer là où l'œuf s'arrête. Cette circonstance même n'est pas sans danger lorsque, par un événement extraordinaire, l'art ou la nature, par une ouverture faite à l'extérieur, délivre la femme d'une grossesse aussi fâcheuse ; car le placenta, décollé du lieu où il était implanté, donne toujours naissance à une hémorragie, d'autant plus difficile à arrêter, que les parties ne peuvent point se contracter, et resserrer par là l'embouchure des vaisseaux mis à nu.

Il est une chose cependant qui peut calmer les craintes que l'on aurait, c'est que le placenta n'occupe qu'un très-petit espace, qu'il n'est pas toujours expulsé au dehors avec l'enfant, et que sa putréfaction n'entraîne pas des suites aussi fâcheuses que dans le cas d'une véritable et bonne grossesse.

La grossesse extra - utérine et abdominale ne présente guère d'indications plus satisfaisantes. Ici, comme dans la trompe et l'ovaire, l'enfant périt, non pas toujours dans les environs du quatrième ou cinquième mois, mais même lorsqu'il parvient au terme ordinaire de la gestation. Une seule observation, communiquée par le professeur Baudelocque, prouve qu'un enfant est parvenu jusqu'à l'époque de neuf mois, contenu dans la trompe ; mais il n'en est pas ainsi de ceux logés dans la cavité abdominale : plusieurs s'y sont développés jusqu'à neuf mois. Il est vrai que, dans la plupart des observations qui nous sont parvenues, l'enfant a cessé d'exister à l'instant où sa grosseur, son poids incommode, sa situation, le rendent si préjudiciable à la mère. Nul travail ne s'établit cependant, et bientôt la mort et la putréfaction s'emparent du fœtus. Son séjour, après ces désordres, parvient à un terme qu'il est difficile d'assigner ; mais la mort de la femme en est presque toujours la suite. Il y a deux observations bien frappantes à ce sujet, par le rapprochement des faits et des moyens employés. La première est de *Litre*; elle se trouve consignée dans les Mémoires de l'Académie des Sciences, pour l'année 1702. La seconde est plus récente, et date de nos jours.

Il se présente sur ces deux observations une question bien importante à faire. N'aurait-il pas été possible de conserver ou la mère ou l'enfant, ou même tous les deux ensemble, en faisant à temps la gastrotomie, et ne peut-on pas reprocher aux gens de l'art de mettre quelquefois trop de lenteur et de circonspection là où il faudrait agir ? Des considérations relatives à une réputation que l'on craint d'altérer, aux égards que l'on a pour la malade, et à mille autres causes moins fondées encore, font sacrifier deux individus que l'on pourrait sauver dans bien des cas, en ne faisant que ce que la conscience et l'art prescrivent. En supposant donc que la gastrotomie eût été pratiquée à l'occasion d'une grossesse abdominale, après la sortie de l'enfant il faudrait songer à celle du placenta.

Quand cette séparation ne s'est point faite au moment de l'extraction de l'enfant, il est plus prudent de l'abandonner aux soins de la nature, pour plusieurs raisons : 1° pour éviter une hémorragie, toujours très-difficile ou même impossible à arrêter ; 2° parce que, dans le cas où le délivre se détacherait du lieu où il se trouve implanté, on aurait la facilité de l'amener au dehors, au moyen du cordon ombilical, qu'il faut toujours avoir soin de maintenir hors de la plaie ; 3° en supposant que le placenta se putréfiât, les escarres qui s'en détachent, ainsi que la sanie qui s'est formée, peuvent très-bien sortir par la plaie, qu'il faut toujours tenir ouverte jusqu'après l'expulsion totale du placenta. Des fo-

mentations, des injections, la situation et un régime convenables contribueront à arrêter les effets funestes de la
fonte putride de secondines. Voilà les ressources de l'art ; le
reste appartient à la nature.

§ V.

*Délivrance dans le cas d'opération césarienne, de la
symphyséotomie, d'arrachement de l'enfant, du renversement et de la rupture de la matrice.*

I. Je renferme ici ce qui a rapport à la délivrance dans
tous les cas malheureux énoncés dans ce paragraphe. Ainsi,
en supposant, par exemple, que l'opération césarienne ait
été faite, il est nécessaire, je pense, de distinguer le cas où
le placenta se trouve sur le lieu même de l'incision, et celui
où il est implanté dans tout autre endroit de la cavité utérine ; car la délivrance peut n'être pas la même alors. En
effet, l'art doit tout faire lorsque le placenta se trouve sous
l'instrument, tandis qu'au contraire on doit tout abandonner à la nature, dans l'autre supposition. Ainsi quand le délivre, placé sur le lieu où l'on pratique l'incision, se montre
au dehors à l'instant de l'ouverture de la matrice, il faut ou
le repousser en dedans ou l'amener à soi, sans avoir égard à
l'hémorragie, qui en est toujours la suite. Quand l'incision
ne porte que sur une portion de la circonférence du placenta, il faut l'écarter en le refoulant en dedans, et continuer son opération. Si l'incision répond précisément au centre de cette masse spongieuse, on doit se comporter comme
nous venons de le dire.

II. Dans le cas d'opération de la symphise, la délivrance

I.

n'offre rien de plus particulier que nous n'ayons exposé. L'enfant est extrait par les voies naturelles. Seulement l'art en provoque la sortie; mais il doit respecter la délivrance, et en laisser le soin à la nature, à moins qu'il n'y ait hémorragie ou inertie de la matrice; car alors la délivrance doit être artificielle.

III. Lorsque, dans l'arrachement de l'enfant ou sa mutilation, le placenta n'a point été lésé par l'instrument, et que la rupture ou la section du cordon s'est faite convenablement, il est inutile alors de s'occuper du délivre; les contractions le chasseront au dehors, à moins que la faiblesse extrême de la mère, son épuisement, n'ôtent à la matrice l'énergie convenable pour se débarrasser du placenta. Mais si l'accoucheur, pendant sa manœuvre instrumentale, coupe ou déchire une portion de ce corps, ou même divise le cordon ombilical dans sa totalité, il est à craindre qu'une hémorragie n'en soit la suite, et, dans le cas ou elle deviendrait alarmante, il ne faudrait point hésiter à aller chercher le délivre, pour l'amener au dehors, de la manière dont nous l'avons indiqué plus haut.

IV. L'art, par des efforts inconsidérés et des tractions violentes sur le cordon, peut donner lieu à un accident des plus funestes : c'est le renversement de la matrice. Hippocrate, en donnant les moyens de l'éviter, nous apprend que cette circonstance se rencontrait souvent. De son temps, on tirait avec force sur le cordon, il paraît qu'on ne s'est point corrigé depuis lui : on tire sur le cordon aujourd'hui comme on le faisait autrefois. Dans toutes les sciences, on a dit qu'à la fin la vérité se faisait entendre. Je ne vois pas qu'ici cet axiome ait reçu son effet. Non sans doute, il ne l'a pas reçu ; mais, au contraire, on voit tous les jours des personnes sans savoir, comme sans prudence, ne point quitter le cordon ombilical que le placenta ne soit au dehors. Qu'en arrive-t-il? renversement de matrice, accident funeste, malheureux, la honte de l'art et le coup de mort de la mère.

Si ce malheur était arrivé, ou la femme vit encore, ou déjà elle n'est plus. Dans ce dernier cas, il faut se retirer. En supposant la mère vivante, il y a deux indications à remplir à l'égard du placenta. D'abord la matrice est censée réduite et reportée dans sa situation ordinaire. Mais avant d'exécuter ce procédé, on a le décollement du placenta à faire, dans le cas seulement où une très-grande partie de sa surface ne tiendrait plus à la matrice; car, dans le cas contraire, il faut le laisser appliqué à cet organe, et reporter le tout dans l'intérieur, en ayant soin de tenir au dehors le bout du cordon coupé. En agissant ainsi, on évitera une hémorragie, toujours à redouter dans ces espèces de désordres. La délivrance, d'ailleurs, ne présente plus que des indications ordinaires.

V. La rupture de la matrice a lieu quelquefois. Ici nous n'avons plus à accuser les fautes de l'art. Cet accident est ordinairement la suite des contractions exaspérées de l'utérus, qui, dans un travail des plus laborieux, brise son propre tissu, et laisse échapper, par cette ouverture, le produit de la conception et ses dépendances dans quelques cas. Procurer la sortie de l'enfant, ou par la gastrotomie, ou par les voies naturelles; dans l'un et l'autre cas, procéder à la délivrance comme dans l'opération césarienne, dans la première supposition, et d'une manière conforme aux événemens, dans la seconde. Telle est la conduite que doit tenir l'homme de l'art.

CHAPITRE VI.

Des soins à donner à la femme accouchée et à l'enfant nouveau-né.

§ Ier.

LORSQUE la femme est débarrassée du produit de la conception, et délivrée, l'homme de l'art n'a, pour ainsi dire, rempli qu'une partie de ses fonctions ; il lui reste encore des soins indispensables à donner à la nouvelle accouchée, ainsi qu'au nouveau-né. Les détails dans lesquels nous allons entrer à ce sujet paraîtront peut-être minutieux ; mais comme ils ont pour but la conservation de deux individus à la fois, nous les croyons d'un assez haut intérêt, non seulement pour ne pas devoir les dédaigner ou les passer sous silence, mais même pour les exposer avec tout le soin et toute l'attention dont nous sommes susceptibles. Ce n'est pas que la situation de la femme accouchée et de l'enfant nouveau-né soit toujours accompagnée de quelque accident grave , le plus ordinairement même l'un et l'autre ne réclament que les soins les plus légers ; mais la surveillance que nous exigeons ici de l'accoucheur tient plus à écarter de la femme accouchée et de son enfant tout ce qui peut leur nuire , qu'à leur prescrire une foule de moyens pharmaceutiques, dont le plus petit inconvénient serait de leur être inutiles , en admettant toutefois que l'usage n'en fût pas dangereux. Occupons-nous d'abord de la femme en couches ; nous passerons ensuite aux soins à donner à l'enfant nouveau-né.

Aussitôt que la femme est complétement débarrassée des dépendances de l'enfant, et qu'elle est, comme on le dit, délivrée, elle a besoin de quelques instans de tranquillité, non seulement pour se remettre des fatigues qu'elle vient d'éprouver, mais plus encore pour laisser à la matrice le temps et la facilité de revenir sur elle-même, afin de pouvoir, sans trouble, laisser échapper au dehors l'énorme quantité de sang dont il est indipensable qu'elle se dégorge d'abord. Le temps nécessaire pour cette légère opération ne peut être évalué au juste; une demi-heure suffit ordinairement. Pendant cet intervalle, l'accoucheur s'occupe des premiers soins à donner à l'enfant, il se rend d'ailleurs plusieurs fois auprès de la mère, pour être certain que la matrice revient complétement sur elle-même, qu'il n'y a point de perte, et que tout enfin se passe convenablement. Pour s'assurer de l'état de la matrice, objet que l'accoucheur ne doit jamais perdre de vue, il suffit de placer la main à nu sur le ventre de la mère, à la hauteur ou à peu près de l'ombilic. Là, il sentira, à travers les parois abdominales légèrement pressées, une tumeur arrondie, dure, qu'il est impossible de ne pas reconnaître pour la matrice contractée. Alors, parfaitement tranquille sur la situation de la femme, et après l'intervalle nécessaire, l'accoucheur ne doit plus s'occuper que des moyens de la faire transporter dans le lit qui lui est préparé pour y passer le temps de ses couches. Avant tout, il faut la débarrasser de ses vêtemens pour lui en substituer de plus convenables pour son nouvel état.

Le premier soin est de la coiffer. Si la femme a la tête pourvue d'une grande quantité de cheveux, il faut les rassembler avec soin pour les placer sous une espèce de béguin ou de serre-tête, par dessus lequel la femme met alors une

coiffure plus habillée. Si la saison est rigoureuse, on doit insister pour qu'elle enveloppe le tout avec un mouchoir, un
fichu de soie ou de coton. La tête de la femme ainsi arrangée, on passe au reste de son habillement, dont on ne
doit la débarrasser qu'avec beaucoup de précaution, afin
de ne point lui imprimer de mouvemens brusques et violens.

On ne doit la laisser découverte que le moins de temps
possible. La chemise dont on la couvre à l'instant même sera
chauffée modérément, s'il fait froid, et seulement frottée
entre les deux mains, s'il fait chaud. Quelques personnes
sont dans la mauvaise habitude d'envelopper la nouvelle
accouchée d'une chemise très-chaude ; cette conduite peut
avoir des suites fâcheuses pour elle, en provoquant quelquefois le sang à se porter trop vivement vers la matrice, et une
perte à se déclarer.

Cette chemise doit être relevée sur la région lombaire de
la femme, afin de ne point former de plis incommodes sous
ses fesses, pendant tout le temps qu'elle garde le lit, ainsi
que pour ne pas être salie par le sang qui sort de la vulve,
et la forcer à en changer plusieurs fois pendant ses couches,
ce qui peut amener de grands inconvéniens.

Si la femme nourrit, sa chemise doit être fendue par le
haut, pour faciliter ainsi l'allaitement de l'enfant. Si celui-ci
doit être remis à une nourrice étrangère, la femme peut
avoir une chemise à coulisse. Dans ce dernier cas, on placera immédiatement sur les seins une serviette *ouvrée*, pliée
en plusieurs doubles, propre à soutenir les seins et à les
entretenir dans un état de chaleur modérée, mais égale. Par
dessus la chemise, la femme met ordinairement un premier
habillement, appelé *camisole*, dont l'ampleur et l'étendue
sont nécessaires pour l'envelopper généralement ; enfin le

tout est recouvert par un schall ou fichu que la femme peut
mettre ou ôter à volonté, et qui la défend alors facilement
des rigueurs de la saison, quoiqu'il soit nécessaire d'entretenir constamment du feu dans l'appartement de l'accouchée ; mais les portes que l'on ouvre à chaque instant, les
croisées qu'on est obligé d'ouvrir également pour renouveler
l'air, ou pour toute autre obligation, laissent pénétrer subitement, surtout en hiver, un air plus ou moins froid, qui,
surprenant la femme un peu moins couverte qu'à l'ordinaire,
peut produire sur elle les plus funestes effets. Ce n'est pas
seulement pendant la saison froide que ces accidens sont à
craindre, il faut encore les redouter pendant l'été ; car, comme
l'a judicieusement observé Ant. Petit, il arrive plus d'événemens fâcheux aux femmes en couches, pendant l'été que
pendant l'hiver, par le peu de précautions qu'elles prennent
alors, se fiant à la chaleur de la saison, et ne soupçonnant
pas qu'il puisse leur arriver rien de fâcheux.

Après ces légers préliminaires, il faut transporter l'accouchée dans son lit, et, avant tout, avoir disposé celui-ci pour
la recevoir. Le lit de la femme en couches, quand on a la
possibilité de l'arranger à son gré, et tel qu'il est convenable
pour sa situation nouvelle, ne doit être ni trop dur ni trop
souple. Un sommier de crin, quelques matelas ordinaires
doivent suffire pour le lit d'une femme nouvellement accouchée. Sur le premier drap, on doit en déployer un autre en
forme d'alèze, destiné à recevoir le sang et autres liquides
expulsés par la matrice, de manière à pouvoir, en le renouvelant, mettre la femme à l'abri de l'humidité continuelle qu'entretiennent les lochies, et de l'odeur quelquefois
putrescible qu'elles laissent échapper.

On ne doit point permettre à l'accouchée de se transporter elle-même dans son nouveau lit, il pourrait en résulter de grands inconvéniens; l'obligation d'écarter les jambes en marchant, les secousses qu'elle imprime alors à toute l'économie peuvent faire éprouver un commencement de prolapsus à la matrice, la précipiter même quelquefois dans un état complet d'inertie et donner lieu à une perte qu'il est facile d'éviter, en ne lui permettant pas d'aller seule et sans être portée de son lit de travail à celui dans lequel elle doit rester pendant le temps de ses couches. Si la femme est très-lourde, et qu'on ne soit pas soi-même assez fort pour l'enlever dans ses bras, afin de la transporter dans son lit, ou qu'il n'y ait personne dans l'appartement en état de le faire, il vaut mieux, dans ce cas-là, approcher le lit, sur lequel repose actuellement l'accouchée, de celui où elle doit être mise, et l'y placer, alors sans avoir à craindre les inconvéniens dont nous venons de parler.

Quelques praticiens ont prétendu que le plan du lit de la femme en couches devait être légèrement incliné de la tête aux pieds, afin, disent-ils, de favoriser par là l'écoulement des lochies. D'autres veulent, au contraire, qu'il soit un peu élevé vers les pieds, afin, disent ces derniers, de prévenir la descente de la matrice. Ces deux opinions opposées nous paraissent également exagérées; dans le premier cas, outre qu'on n'a point à craindre l'accident dont parlent les auteurs, l'espèce de propension qui entraîne la femme vers le pied de son lit, la mettant à chaque instant dans l'obligation de faire des efforts pour se relever, cette contrainte à la fin la fatigue, cause de l'irritation et peut amener de véritables accidens, quand il est certain qu'on n'en avait que d'illusoires à craindre : il n'est pas moins incommode pour elle qu'elle ait les pieds plus élevés que la tête; dans cette position, le sang peut se porter vers les parties supérieures, causer des oppressions, provoquer de violens maux de tête et souvent même des vertiges. D'après toutes ces considérations, nous croyons plus convenable que le lit de l'accouchée soit sur un plan horizontal; seulement, si elle désire d'avoir la tête élevée, et qu'elle en ait l'habitude, on peut aisément la satisfaire, en plaçant quelques oreillers derrière elle : la facilité qu'on a de les retirer à volonté, diminue en partie les inconvéniens qui pourraient résulter de l'attitude que la femme est alors obligée de garder.

Elle sera couverte selon la saison; mais il est assez difficile de donner des conseils précis à ce sujet, certaines femmes ayant généralement l'habitude de se couvrir beaucoup, d'autres infiniment moins; cependant on peut avancer que, toutes choses égales d'ailleurs, il vaut mieux que l'accouchée soit un peu plus couverte, que de l'être légèrement ; mais il est des femmes qui croient ne pouvoir jamais l'être assez, afin, disent-elles, d'entretenir la sueur, et cela, parce qu'il est assez généralement répandu parmi les garde-malades que la femme en couche ne peut pas trop transpirer; ce funeste préjugé a causé bien des maux. En forçant ainsi la femme d'étouffer, pour ainsi dire, sous le poids des couvertures, on entretient chez elle une chaleur des plus incommodes, d'où résulte ordinairement une sorte de prurit et des éruptions générales à la peau. Les lochies et les urines qui coulaient tranquillement et abondamment, se suppriment, ou paraissent à peine; alors surviennent des maux de tête, de la fièvre, du délire même, si on s'obstine à laisser la femme sous l'influence d'une chaleur si considérable.

D'un autre côté, en la couvrant trop légèrement, on empêche la transpiration, le ventre peut devenir douloureux, et, si on ne rappelle la chaleur à la peau, si la transpiration ne se rétablit pas, la femme peut éprouver les phénomènes avant-coureurs d'une péritonite puerpérale, dont les symptômes, quoique légers, auront nécessairement une influence quelconque sur les suites des couches. Sous ce rapport, l'accoucheur doit prendre pour guide de sa conduite l'état de la femme, et faire augmenter ou diminuer le nombre de couvertures, selon qu'elle en éprouvera des effets plus ou moins fâcheux.

Un objet que l'accoucheur doit surveiller, parce qu'il peut avoir une grande influence sur la santé et même le moral de la femme en couche, c'est l'application de la serviette sur le ventre. Toutes les femmes qui viennent d'accoucher sont très-persuadées qu'elles garderont un *gros ventre*, comme elles le disent, si elles n'ont pas la précaution de le serrer fortement immédiatement après l'accouchement ; les gardes les entretiennent dans cette opinion ridicule et funeste ; en conséquence, si on ne surveille pas cette partie des soins à donner à la nouvelle accouchée, elle ne manque point de s'appliquer une serviette en forme de bandage de corps, et de la serrer outre mesure. Il peut résulter de là de graves accidens, tels que des étouffemens, des oppressions, une irritation vive de la matrice et l'inflammation de cet organe ; notez d'ailleurs que le but même que se propose la femme en couche est manqué, car on observe que ce sont précisément celles qui se sont serré le ventre le plus fortement, qui en conservent un plus gros et plus flasque après leur accouchement.

Il est donc très-important de les diriger à cet égard : faites-leur appliquer une serviette sans doute, mais qu'elle soit destinée seulement à soutenir le ventre, et tout au plus à le

contenir. Alors cette conduite n'a rien que de conforme à
la saine doctrine et aux connaissances physiologiques qui
doivent faire la base de l'application de ce moyen. Sans doute
que les parois abdominales, surtout après l'accouchement
d'un gros enfant, ne reviennent pas sur elles-mêmes comme
le fait la matrice, ni dans un espace de temps aussi peu considérable. Mais enfin ce retour, quoiqu'un peu plus lent, a
lieu cependant en raison de l'élasticité naturelle de ces parties. Le repos que garde la femme en couche, et la situation qu'elle conserve pendant les premiers jours qui suivent
son accouchement, ne contribuent pas peu à favoriser ce retour; il suffit donc d'aider un peu la nature à cet égard, en
soutenant légèrement le ventre de la femme, et en serrant
un peu plus la serviette à mesure qu'il revient davantage
sur lui-même, et que les premiers accidens des couches sont
passés.

La femme ainsi couchée et convenablement arrangée, on
passe à des objets plus essentiels, dont l'accoucheur seul
doit diriger l'administration. Nous voulons parler du régime
qu'elle doit observer pendant le temps de ses couches, et
des soins de la médecine proprement dits.

Quoique l'accouchement soit une fonction naturelle, et
que le plus souvent, en effet, la femme, qui vient de la remplir, n'éprouve que de légers accidens, on ne peut se dissimuler qu'elle ne peut se livrer ni aux mêmes travaux, ni
au même régime qu'elle observait avant d'être accouchée;
qu'elle a besoin de repos, qu'elle doit tenir une diète plus
ou moins sévère, et que la révolution laiteuse qui doit avoir
lieu deux ou trois jours après l'accouchement, ne réclame
quelquefois les soins les plus attentifs et les moyens les plus
sagement administrés. Nous allons tracer en peu de mots ce

qu'il convient de faire en pareil cas, en nous bornant à cet égard au plan et à la conduite que tiennent, dans ces circonstances, les praticiens les plus estimés.

En général, la femme qui vient d'accoucher éprouve une sorte de faiblesse momentanée, suite assez naturelle, d'une part, des violens efforts auxquels elle vient de se livrer pour accoucher, et de l'autre, du sang qu'elle a perdu, dont la quantité quelquefois peut avoir été excessive: c'est ce qui la force à se plaindre d'un tiraillement d'estomac dont on devine aisément la cause, et qu'il est facile, par cela même, de faire disparaître, en faisant prendre à la femme la moitié où les trois quarts d'un verre d'eau et de vin sucré, un peu tiède. On peut même répéter la dose quelques momens plus tard, surtout si la femme est naturellement faible, mal nourrie ou d'une constitution délicate. Nous sommes loin cependant d'approuver l'usage pernicieux des rôties au sucre, contre lesquelles, au contraire, nous nous élevons très-fortement, et qui peuvent avoir les suites les plus funestes. Nous défendons également de donner du bouillon dans les premiers momens qui suivent l'accouchement, à cause de la sueur assez abondante qu'il provoque quelquefois, et de l'abandon dans lequel il peut faire tomber la matrice, ce qui pourrait occasionner une perte.

La femme en couche se contentera de deux ou trois petits potages pendant les premières vingt-quatre heures qui suivront l'accouchement. Le lendemain et le surlendemain, on pourra lui permettre quelque chose de plus substantiel ; mais au moment de la fièvre de lait, il faudra de nouveau la soumettre à la diète qu'elle observait le premier jour, et même ne lui prescrire que des bouillons, si la fièvre et le mal de tête avaient beaucoup d'intensité, si les seins étaient très-douloureux et l'estomac plus ou moins chargé. Mais lorsque la fièvre tombe, que le mal de tête diminue, que les seins se dégorgent et que le lait coule, comme on le dit, quand tout enfin marche de la manière la plus heureuse, on augmente la nourriture de la femme, et on en règle constamment la quantité sur l'état dans lequel elle se trouve, en observant cependant que ce sont celles qui mangent le moins et qui sont le plus dociles à cet égard aux conseils qu'on leur donne, qui se rétablissent le mieux et le plus promptement.

Quant au régime médical proprement dit, il doit être en général très-simple, et ne se composer, dans le plus grand nombre des cas, que de médicamens innocens, pour ainsi dire, et en petite quantité. Ordinairement on ordonne à la femme en couche une décoction légère de chiendent, à laquelle on ajoute, en retirant du feu, une pincée de tilleul, et que l'on édulcore avec du sirop de capillaire, de violettes, de guimauve, ou même avec du sucre. Cette première boisson peut être remplacée par une tisane d'orge, de réglisse, ou même d'eau miellée, des infusions théiformes de fleurs de violettes, de coquelicot, de guimauve, de feuilles ou de fleurs d'oranger, de menthe, de mélisse, etc., que l'on varie au gré de la femme, ou d'après quelques indications que l'on veut remplir.

La quantité que doit en boire la femme en couche est d'une pinte et plus par jour. Cette boisson doit être continuée jusqu'après la fièvre de lait; on y ajoute ensuite quelques feuilles de bourrache, de buglosse, ou de toute autre plante légèrement diaphorétique; afin de provoquer et de faciliter une transpiration qui, plus abondante à cette époque, est aussi plus salutaire. Quelques personnes sont dans l'habitude de prescrire, immédiatement après la fièvre de lait, la canne de Provence, et elles se font même une sorte de scrupule de n'y point manquer. C'est une condescendance puérile à laquelle elles pourraient déroger sans danger. La canne n'a pas plus que toute autre plante de la même nature, la faculté de faire couler le lait, comme le disent les matrones ; mais comme il n'y a point d'inconvénient attaché à sa prescription, on peut l'ordonner, sans y attacher l'importance que quelques personnes seraient fâchées de n'y pas mettre.

Sans doute que les évacuations de toute espèce doivent être favorisées chez la femme en couche, quand elle n'a point l'intention de nourrir, afin de la débarrasser le plus promptement possible de la secrétion excessive du lait, que la nature avait d'ailleurs préparé pour un autre but. C'est même pour remplir ces intentions que quelques personnes administrent des lavemens dès le premier jour des couches, et purgent après les cinq ou six jours suivans. Il nous paraît également répréhensible d'employer l'un et l'autre moyen, au moins à une époque aussi rapprochée de l'accouchement. Les lavemens ne doivent être permis que le troisième ou le quatrième jour de la couche ; administrés plutôt, ils peuvent déranger le travail de la nature au moment de la révolution laiteuse, en déterminant une irritation inutile et fâcheuse même, sur le canal intestinal. Les femmes en couche sont naturellement constipées ; nous regardons cette circonstance, légère en apparence, comme une sorte d'avertissement qui doit régler la conduite de l'accoucheur à cet égard, et l'empêcher de troubler, par un zèle inconsidéré, la marche heureuse des couches ; mais plus tard, et après la fièvre de lait il est nécessaire de provoquer les évacuations alvines par

des lavemens simples d'abord , et par d'autres plus actifs ensuite. Les premiers ne seront composés que d'une décoction
légère de graine de lin , à laquelle on pourra ajouter une
ou deux onces de miel mercurial , un gros de sulphate
de soude ou de magnésie; enfin , si on veut rendre les lavemens beaucoup plus purgatifs , et produire par conséquent
des évacuations plus abondantes, on compose le lavement
avec une décoction de séné , à la dose de deux gros, en y
ajoutant une once de pulpe de casse , de catholicon , etc.
Mais nous croyons devoir nous élever contre l'usage où sont
quelques personnes, qui mettent dans un lavement ordinaire
une poignée de sel , une ou deux cuillerées, et même davantage de vinaigre. Ces médicamens trop actifs , et extrêmement irritans , amènent une sorte de crispation qui peut
avoir les suites les plus funestes.

Vers le huitième ou neuvième jour après l'accouchement,
il est assez convenable quelquefois d'administrer une purgation à la femme accouchée , afin de provoquer une forte évacuation, et de réveiller l'action de l'estomac que les tisanes
auraient pu affaiblir. Cette purgation elle-même doit être
des plus simples , et se compose de

> Séné. . . . . deux gros;
> Pulpe de casse. . . une once ;
> Sel neutre . . . . . deux gros.

Si la femme est difficile à purger, on ajoute un gros de
rhubarbe , une ou deux onces d'un sirop purgatif quelconque , et quelquefois dix à douze grains de jalap en poudre.

Enfin lorsque rien n'a troublé la couche , et que vers le
huit ou dixième jour la femme est aussi bien que son état
le permet et qu'on doit le désirer, elle peut alors être aban-

donnée à elle-même, et n'a plus besoin des soins de la médecine proprement dits. Cependant il ne faut pas qu'elle se livre à l'instant même à ses travaux accoutumés, qu'elle sorte sans précaution, etc.; il est extrêmement prudent au contraire que, pendant le premier mois, elle ne s'expose ni au froid ni à l'humidité, sans la nécessité la plus indispensable, qu'elle soit dans son lit au coucher du soleil, et qu'elle ne se lève que tard; qu'elle ait la précaution de se tenir toujours un peu plus couverte qu'à l'ordinaire, et qu'elle songe enfin que jusqu'au retour de la première menstruation, elle doit se considérer, sinon comme malade, au moins comme convalescente, et susceptible par conséquent d'éprouver des rechutes, toujours plus fâcheuses que la maladie dont on vient de guérir. En entretenant d'ailleurs les femmes qui viennent d'accoucher dans cette crainte salutaire, on les mettra en garde contre les maux qui les assiègent si fréquemment dans le cours de la vie, et dont la cause appartient trop souvent au défaut de précaution et aux imprudences qu'elles ont commises pendant le temps des couches, ce dont elles sont d'ailleurs les premières à s'accuser.

§. II.

Des soins à donner à l'enfant nouveau-né.

Aussitôt que l'enfant est sorti du sein de sa mère, et que l'accoucheur en est pour ainsi dire le dépositaire, son premier soin est de l'examiner avec attention, pour s'assurer qu'il est heureusement conformé, et qu'il a toutes les ouvertures naturelles convenablement perforées. Alors, et après avoir coupé le cordon ombilical à une distance de trois à quatre travers de doigt de l'ombilic, et l'avoir lié, comme

nous le dirons plus bas, il le dépose dans les mains des personnes qui doivent lui administrer les premiers soins.

Quelques praticiens ne coupent le cordon ombilical qu'a-
près l'avoir lié, tandis que d'autres ne font cette ligature
qu'après l'avoir coupé ; cette diversité d'opinion et de conduite doit être basée sur un motif que la raison avoue, et
dont la pratique a confirmé la justesse. En général, il est
plus prudent de couper le cordon ombilical avant de le lier,
afin de pouvoir à volonté, et d'après l'état dans lequel se
trouve l'enfant au moment de sa naissance, laisser échapper
un peu de sang. S'il est fort et bien portant, qu'il ait sé-
journé long-temps à travers le détroit supérieur ou les parties externes de la génération, avant de les franchir, que sa
figure ou même la totalité de la tête soit foncée en couleur,
bleuâtre et comme engorgée, que sa respiration ne s'établisse qu'avec peine, ou même soit momentanément sus-
pendue, il n'y a pas de doute qu'il ne coure quelque danger
d'être asphixié, et de mourir dans cet état, qui d'ailleurs a
toutes les apparences d'une apoplexie. Le seul et le plus
prompt moyen de le rappeler à la vie, en déterminant en
même temps le jeu de la poitrine, et par conséquent l'action
de l'organe pulmonaire, c'est de laisser couler un peu de
sang par l'extrémité coupée du cordon. Presque toujours,
et lorsque la suspension des fonctions respiratoires ne tient
pas à une autre cause, l'enfant, d'immobile qu'il était, s'a-
gite, crie, et la respiration s'établit à l'instant même ; alors
on lie le cordon ombilical à deux travers de doigt de la ligne
de démarcation qui existe entre le cordon et la peau de
l'enfant, et cette légère opération ne demande pas d'autres
soins.

Mais si l'enfant, au moment de sa naissance, respire facilement, et que les cris qu'il fait entendre alors soient forts et prononcés, on ne laisse couler que quelques gouttes de sang, et on lie à l'instant même ; enfin si l'enfant, en arrivant à la lumière, ne laissait échapper que des cris faibles, et pour ainsi dire languissans, loin de laisser couler ici la plus petite quantité de sang, il ne faudrait pas manquer au contraire de lier le cordon à la distance convenue, même avant de le couper, et d'en faire la section immédiatement après.

La ligature du cordon se fait avec un cordonnet composé de deux ou trois brins de gros fil, de la longueur de six à huit pouces, dont on noue les extrémités, afin que les fils ne s'échappent pas. On commence par un circulaire, sur lequel on fait un nœud simple d'abord ; ensuite on fait un second circulaire, que l'on assujétit par un nœud double. Une pareille ligature est plus que suffisante sans doute pour arrêter le cours du sang dans le cordon, et jamais on n'a à redouter d'hémorragie, excepté dans quelques circonstances particulières, très-rares d'ailleurs, de la part des vaisseaux qui le composent. Cependant il se présente des variétés relativement à cette ligature, qui prouvent que l'accoucheur ne doit pas dédaigner les plus petits détails, quand ils ont pour but la conservation de la femme accouchée ou de l'enfant nouveau-né.

Lorsque le cordon est grêle et sec, on ne doit serrer que modérément la ligature, car on n'a point à craindre ordinairement qu'elle se dérange ; en nouant trop fortement, on risque de couper le cordon en partie ou en totalité. Quand, au contraire, le cordon est gros et comme boursoufflé, on emploie un lien composé de quelques brins de fil de plus, et on serre davantage. Sans cette précaution, on court les

risques de voir la ligature tomber, quelques heures après l'a-
voir appliquée, parce que le cordon, dans ce cas-là, s'affaisse ordinairement, et nous avertit ainsi de jeter de temps
en temps un coup d'œil sur la ligature, pour s'assurer qu'il
n'y a point d'hémorragie, et la serrer de nouveau si elle
s'était relâchée.

Il n'est point indifférent de saisir l'enfant de telle ou telle
manière, quand on veut le transporter du lit de travail sur
lequel il se trouve en naissant, auprès de la garde ou des
personnes qui sont chargées de lui donner les premiers
soins. En général il ne faut point permettre que ces personnes viennent, empressées, auprès du lit de travail, pour
recevoir le nouveau-né de vos mains, et l'emporter ainsi
dans une partie plus ou moins éloignée de l'appartement,
ou même dans une chambre voisine. Cela peut avoir de
graves inconvéniens; la femme qui se charge de l'enfant,
peu familiarisée quelquefois avec ces sortes de fonctions,
peut le laisser tomber en chemin, et lui occasionner quelques fractures, quelques fortes contusions, ou même la
mort. On doit au contraire enjoindre à la garde, et même
l'obliger de s'asseoir sur un siége bas, auprès de la chemi-
née, dans laquelle doit être entretenu un feu plus ou moins
ardent, selon la saison, et de se charger soi-même du trans-
port du nouveau-né. Pour cet effet, on passe une main à
plat sur les lombes de l'enfant, en glissant le pouce entre
les cuisses pour le maintenir, et s'opposer à ce qu'il ne roule
sur lui-même et ne tombe à terre. L'autre main placée sous
le col, on en glisse un ou deux doigts sous l'une des aisselles, tandis que les autres s'avancent sous la tête pour la
soutenir. L'enfant, irrévocablement maintenu de cette manière, et ne pouvant jamais courir le moindre risque de

tomber, est alors transporté sans crainte auprès de la personne qui doit le recevoir.

Au moment de sa naissance, l'enfant est toujours plus ou moins couvert de sang, dont il faut le laver, ainsi que d'une quantité plus ou moins abondante d'une matière caséeuse, assez ordinairement appliquée sur toute la région dorsale. Pour enlever le tout, on se sert d'un mélange d'eau tiède et de vin en petite quantité, dont on le lave à plusieurs reprises avec une éponge ou quelques morceaux de linge fin trempés dans ce liquide. Quelquefois on éprouve une sorte de difficulté pour le débarrasser de la matière caséeuse qui, collée fortement sur le dos, résiste aux lotions répétées que l'on fait pour l'enlever; mais on y parvient ordinairement sans peine, en mêlant d'abord une certaine quantité de beurre avec cette matière, et en renouvelant ensuite les lotions d'eau et de vin. L'enfant lavé et mollement essuyé avec un linge sec et doux, on passe à son habillement.

Cet habillement se compose de plusieurs petits bonnets appelés béguins, d'une chemise et de sa brassière, de la couche, du lange et d'un petit mouchoir ou fichu. La petite bande, que l'on passe sous le col pour soutenir la tête, et celle plus grande, que l'on applique sur le cordon, n'appartiennent point à l'habillement de l'enfant, et forment un objet à part.

C'est de la tête de l'enfant, dont il faut d'abord s'occuper. Sur elle est immédiatement appliqué un petit béguin de toile fine, qui n'a ni coulisse, ni cordon. Par-dessus on place un autre béguin de laine, si c'est en hiver, ou de coton, si c'est en été, avec un cordon appelé sous mentonnière, mais sans coulisse; enfin on termine la coiffure de l'enfant par un bonnet plus étoffé, avec coulisse pour serrer à volonté. Le tout est assujéti, quoique difficilement, par une ou deux épingles qui servent à attacher la petite mentonnière sur l'autre côté du second bonnet. On passe ensuite à l'habillement du corps : c'est la partie la plus difficile de la toilette de l'enfant.

Les manches de la petite chemise de l'enfant doivent être préalablement passées dans celles de la brassière ; l'une et l'autre, d'une ampleur suffisante pour pouvoir se croiser facilement derrière l'enfant, ne doivent descendre que jusqu'à la hauteur de l'ombilic. Plus longues, elles seraient également salies par ses urines et ses matières fécales, ce qui forcerait ainsi d'en changer plusieurs fois par jour. Cet inconvénient a été sagement prévu par cette partie de l'habillement de l'enfant.

Comme on éprouve assez souvent une sorte de difficulté à faire passer les bras de l'enfant dans les manches réunies de la chemise et de la brassière, il faut avoir la précaution de les envelopper dans un linge fin en forme de bande, ce qui permet de les faire glisser plus facilement, et de les entraîner ainsi sans danger à travers la filière, assez étroite quelquefois, des manches de la brassière.

C'est avant d'attacher la chemise et la brassière derrière l'enfant, que l'on s'occupe d'arranger le bout du cordon coupé, et de disposer la bande qui doit contenir l'ombilic de l'enfant. Pour cela, on enveloppe ce bout dans un petit morceau de linge fin, enduit de beurre, et on le relève sur l'abdomen de l'enfant ; le tout est soutenu par une bande de deux travers de doigt de largeur, et suffisamment longue pour entourer la totalité du corps de l'enfant, et venir s'attacher sur le côté avec deux épingles, dont les pointes sont dirigées en dehors. C'est alors que l'on abaisse la chemise et la brassière sur la bande, et qu'on attache l'une et l'autre derrière l'enfant, avec des épingles et non avec des cordons, quoique quelques personnes conseillent ce dernier mode de les assujétir.

Le reste de l'habillement de l'enfant n'a plus rien que de très-ordinaire; on l'enveloppe avec une espèce de serviette carrée, qui porte le nom de couche, et par-dessus on place ce qu'on appelle le lange, dont l'étoffe est de laine ou de coton, selon la saison. On doit porter l'attention jusqu'à faire entourer les pieds et les jambes de l'enfant avec une portion de la couche, que l'on passe même entre les unes et les autres, afin d'éviter que, dans les mouvemens brusques de l'enfant, le frottement répété de ces parties n'amène des contusions ou même des meurtrissures. On a la même attention pour la tête de l'enfant, dont on pourrait craindre le renversement forcé en arrière, si on n'avait la précaution de la retenir au moyen d'une petite bande de linge passée entre la sous-mentonnière et le cou de l'enfant, dont on vient attacher les bouts réunis sur sa poitrine. Enfin, lorsque l'enfant est ainsi habillé et bien enveloppé, on le place auprès de sa mère, couché, autant que cela se pourra, sur le côté droit.

Pendant les premières vingt-quatre heures qui suivent la naissance de l'enfant, il n'a absolument besoin de rien, à moins qu'on ne veuille lui donner, dans cet intervalle, un peu d'eau sucrée; plus tard il lui faut une nourrice, ou bien on y supplée par un mélange d'eau d'orge et de lait sucré un peu chaud, surtout si c'est en hiver. Lorsque la mère nourrit, il n'y a point d'inconvénient qu'elle lui donne à téter quelques heures après être accouchée, parce que les

seins ne fournissent alors qu'une espèce de liqueur lactes-
cente, extrêmement claire, appelée *colostrum*, qui favorise l'évacuation du méconium, et dispense d'employer,
pour l'obtenir, le sirop de chicorée, dont l'administration,
abandonnée aux gardes ou aux nourrices, peut donner lieu
à des accidens qui, assez légers ordinairement, pourraient
quelquefois devenir plus graves.

Nous n'avons jusqu'ici considéré que les soins à donner
à l'enfant nouveau-né, dont l'existence est bien prononcée,
et la santé forte et robuste; mais il arrive très-souvent qu'il
vient faible au monde, et qu'on a même de justes craintes
sur sa vie : dans cet état il peut n'être que débile, mais cependant conserver encore assez de vitalité; ou bien il est
sans mouvement en venant au monde, seulement on a la
certitude qu'il n'est pas définitivement mort, le cœur faisant
encore sentir des battemens, et la peau conservant assez de
chaleur pour faire présumer que la vie n'est pas entièrement
éteinte; enfin il est possible qu'il ne donne absolument aucun signe de vie; flasque et mollasse, sa chaleur, loin de se
soutenir, diminue toujours de plus en plus, et finit par disparaître entièrement. Dans ces trois circonstances, la conduite de l'accoucheur ne peut être la même. Voyons ce qu'il
doit faire dans chacune d'elles.

Dans le premier cas, et lorsque l'enfant qui vient de naître,
quoique faible, vit encore cependant, l'accoucheur doit à
l'instant même couper le cordon ombilical après l'avoir lié,
afin de pouvoir plus facilement prodiguer au nouveau-né les
soins que son état exige. La conduite que nous prescrivons
ici contraste, il est vrai, avec celle que tiennent quelques
praticiens, qui veulent, au contraire, que l'on conserve
encore quelque temps l'enfant entre les cuisses de sa mère,

sans couper ni lier le cordon, afin d'entretenir la circulation de ce dernier, et le faire vivre ainsi pendant quelques
minutes aux dépens de sa mère, dans la persuasion où ils
sont que c'est le moyen le plus efficace de le rappeler complètement à la vie, et de ranimer son existence. Une pareille
conduite, contraire aux principes d'une saine physiologie,
n'est point conforme non plus à la marche des événemens
qui se passent alors. D'abord il n'est pas certain que le placenta tienne encore à la surface interne de l'utérus, et qu'il
puisse par conséquent entretenir une circulation active entre
la mère et l'enfant; en admettant même qu'il y eût adhérence entre le placenta et la matrice, il est impossible que
cette dernière fournisse le sang nécessaire pour ranimer
l'enfant.

Ou la matrice est contractée et complètement revenue sur
elle même, alors l'extrémité de ses vaisseaux, resserrée, ne
permet point au sang d'en sortir; ou bien elle est dans une
sorte d'inertie, et le sang qui s'échappe alors tombe en nappe
dans la cavité utérine, ce qui ne lui permet point de passer
par ceux du placenta, et d'arriver à l'enfant. Or, dans l'un
et l'autre cas, tout doit engager l'accoucheur à retirer
promptement l'enfant des eaux et du sang, au milieu desquels il nage quelquefois, pour lui donner des soins plus
conformes à son nouveau mode d'existence. Quelques personnes, étrangères à la pratique des accouchemens, ont
proposé de plonger l'enfant, encore en communication avec
sa mère par le cordon, dans une cuvette remplie de vin
chaud, ou d'y mettre au moins le placenta après l'avoir
extrait.

Ces moyens, bons en apparence, ne conviennent que lorsque l'enfant et le placenta ont été expulsés simultanément

de la matrice, encore faut-il supposer que tout est disposé d'avance, et que, dans la certitude où l'on est que l'enfant sera faible en venant au monde, on n'a qu'à le recevoir et le plonger de suite, avec le délivre, dans le bain qui lui a été préparé. Ce n'est point ainsi qu'on se comporte dans la pratique : si l'enfant est débile au moment de sa naissance, on l'enlève de suite, après avoir promptement lié et coupé le cordon ombilical, pour le présenter à une chaleur douce et permanente ; on le frotte légèrement et à plusieurs reprises, avec un linge sec et chaud, que l'on plonge quelquefois dans une liqueur spiritueuse, et avec lequel on fait des frictions sur toute la surface extérieure de l'enfant, particulièrement sur la région précordiale. Ces moyens simples suffisent ordinairement pour le rappeler à la vie ; seulement il exige par la suite plus de soins et de ménagement : on pourvoira également à ce qu'il ait une nourrice le plus promptement possible, si la mère ne l'allaite pas elle-même.

Mais si l'enfant, en venant au monde, est tellement faible qu'il donne à peine quelques signes de vie, qu'il soit sans mouvemens, et que le cœur seul fasse encore sentir quelques battemens, c'est alors qu'il faut redoubler de soins et d'activité ; car le moindre retard, la plus petite négligence, peuvent causer la mort absolue de l'enfant, qu'on aurait pu sauver en y mettant plus de célérité. Ce serait ici le cas, sans doute, d'employer le bain dont nous avons parlé plus haut, et surtout d'y plonger le placenta, si cela était possible ; mais les mêmes inconvéniens se renouvellent dans cette dernière circonstance ; seulement, comme l'enfant est plus faible encore, et que sa vie est éminemment compromise, nous pensons qu'on ne peut trop se hâter de l'enlever du lieu où il se trouve après avoir franchi la vulve, et de le transporter au plus vite auprès d'un feu assez ardent, afin de lui prodiguer tous les soins que son état exige.

Après l'avoir déposé sur des linges secs et doux, on s'empresse de lui faire des frictions sur toute l'habitude du corps, mais particulièrement sur la région du cœur; on y verse à plusieurs reprises quelques liqueurs spiritueuses, telles que l'eau-de-vie, l'eau de Cologne, de mélisse, ou même du vin chaud; on insuffle fréquemment de l'air dans sa bouche, soit en y appliquant la sienne propre, soit en l'y poussant avec un chalumeau, ou en adaptant l'extrémité d'un soufflet ordinaire dans l'intérieur de sa bouche. Ces soins répétés, continués sans relâche pendant plus ou moins de temps, rappellent ordinairement l'enfant à la vie; mais on ne l'habille que lorsqu'il est parfaitement revenu, et qu'il n'a plus rien à redouter de la cessation des soins qu'on lui prodiguait : il exige également beaucoup de ménagement pendant les premiers jours de sa naissance, et, s'il doit être remis à une nourrice étrangère, on ne doit le laisser partir qu'après avoir acquis la certitude qu'il n'a rien à craindre du voyage ni des inconvéniens de la route.

Enfin l'enfant peut être réellement mort en venant au monde, alors il n'exige aucuns soins; mais comme les signes positifs de la mort sont des plus incertains, et que souvent un enfant, mort en apparence, a plus d'une fois été rappelé à la vie, à l'aide des soins administrés en pareil cas, on ne peut trop recommander de ne jamais abandonner un enfant, quel que soit l'état apparent de sa mort ; il n'y a que sa putréfaction ou sa mutilation qui puisse nous excuser à cet égard. Dans toute autre circonstance, on doit procéder comme si on avait la certitude de rappeler l'enfant à la vie, et ne l'abandonner définitivement qu'après lui avoir, pendant une demi-heure et même plus, prodigué sans relâche tous les soins que l'on a cru propres à le faire revenir.

Dans toutes ces diverses circonstances, l'accoucheur a un devoir sacré à remplir, c'est d'administrer le baptême à l'enfant, quand il s'aperçoit que sa vie est compromise; il ne doit même pas attendre pour cela qu'il soit expirant, car l'enfant pourrait passer pendant les apprêts de cette courte opération, et il aurait alors un reproche grave à se faire. Lors donc qu'au moment de sa naissance, l'enfant paraît faible et débile, et qu'on a de justes craintes sur sa vie, ou même qu'il a toutes les apparences de la mort, l'accoucheur doit s'empresser de le baptiser. Pour cela, il verse sur la tête de l'enfant quelques gouttes d'eau, en prononçant les paroles sacramentelles suivantes :

Enfant, je te baptise, au nom du Père, du Fils et du Saint-Esprit; ainsi soit-il.

Si l'enfant n'a donné aucun signe de vie, et qu'on ait lieu de craindre qu'il ne soit mort, sans en avoir la certitude absolue, l'accoucheur doit ajouter à la formule ci-dessus : *Si tu es capable de baptême.*

CHAPITRE VII.

DU TOUCHER.

On trouvera peut-être assez étrange que nous placions le *toucher* à la fin de notre ouvrage. Ce n'est cependant qu'après y avoir mûrement réfléchi, que nous nous sommes décidés à en agir ainsi ; car ce n'est pas seulement sous le rapport des signes sensibles de la grossesse que nous allons parler du toucher, mais nous le considérons surtout comme une partie essentielle de la science manuelle de l'accoucheur, et c'est pour en faire ressortir tous les avantages, que nous avons cru devoir présenter cet objet isolément, afin d'en fixer davantage les préceptes dans l'esprit du jeune praticien.

En parlant des signes de la grossesse, nous les avons distingués en signes rationnels et en signes sensibles. Déjà les premiers nous ont occupés ; les seconds vont être l'objet de ce chapitre.

Les signes sensibles se tirent de la vue et du toucher. Ceux que l'on tire de la vue sont peu certains ; ce n'est d'ailleurs qu'au commencement de la grossesse qu'on peut remarquer quelque changement, quelque altération dans les traits de la femme enceinte : passé ces premiers instans, le toucher seul peut nous guider d'une manière plus certaine.

Le toucher est une opération par laquelle on introduit dans le vagin d'une femme ou d'une fille déflorée, le doigt indicateur de l'une ou l'autre main, à dessein de découvrir, soit une grossesse, soit quelque maladie de la matrice ou du vagin.

Mais le toucher ne se borne pas seulement à l'introduction du doigt d'une main dans le vagin, il comprend encore l'application de l'autre sur le ventre de la femme.

Ce double attouchement a singulièrement étendu le domaine de l'art, et donné de la certitude au diagnostic, qui est le but de cette opération. En effet, par le premier procédé, on peut bien reconnaître l'état du col de la matrice, sa situation, etc.; mais par le second on apprécie le volume de ce viscère, sa hauteur, son obliquité, avant, pendant et après l'accouchement.

On pratique le toucher dans trois circonstances différentes : 1° dans tout le cours de la grossesse, pour constater cet état, ainsi que la mort ou la vie de l'enfant, dans le cas où la femme a éprouvé quelque accident; 2° pendant le travail, pour en connaître les progrès et les parties que l'enfant présente; 3° enfin hors le temps de la gestation, pour distinguer les maladies qui arrivent au vagin, à la matrice ou à son col.

Rien de plus ordinaire que d'exercer le toucher dans la première de ces trois circonstances, c'est-à-dire dans le cours de la gestation. Cette opération est d'ailleurs très-souvent autorisée, provoquée même par des raisons qui intéressent l'honneur, la santé ou la vie.

Tantôt ce sont de simples doutes qu'une femme veut dissiper, et qui la déterminent à se soumettre au toucher; tantôt c'est une femme ou une fille qui, craignant les suites d'un commerce illicite, implore nos lumières, pour se mettre de bonne heure à l'abri des regards et des soupçons.

D'autres fois la justice même a recours à nous pour décider du sort, soit d'une femme qui s'est déclarée grosse à l'instant où elle a entendu prononcer son arrêt de mort, soit d'une autre, accusée de suppression de part ou d'infanticide.

Tels sont les cas fréquens, et d'autres encore, où l'on est obligé de recourir au toucher ; et comme le jugement que nous porterons, d'après cet examen, peut compromettre les autres et nous mêmes, il est bien essentiel de savoir pratiquer le toucher de la manière la moins propre à nous induire en erreur.

Pour se bien former à cette opération, il faudrait s'exercer d'abord et long-temps sur le cadavre, puis toucher beaucoup de femmes non grosses, pour bien connaître l'état naturel des parties de la génération, l'absence de cet état naturel conduisant avec plus de certitude à la connaissance de l'état contraire. Mais ce n'est guère que dans les hôpitaux destinés à recevoir les femmes enceintes, qu'on peut trouver une pareille instruction. Au reste, tout le monde ne pouvant profiter de cet avantage, nous allons tàcher de traiter cette matière avec une étendue telle que notre théorie, jointe par la suite à la pratique, puisse laisser à cet égard le moins possible à désirer.

Pour exercer le toucher, il est bon de prendre quelques précautions, dont les unes sont relatives à la perfection de l'opération ; les autres regardent la décence et la circonspection. Nous allons les détailler.

Lorsqu'il s'agit de grossesse peu avancée, on fera coucher la femme sur le dos, le derrière et la tête un peu élevés, les pieds rapprochés des fesses, les genoux écartés et fléchis.

En élevant la tête, on procure le relâchement des muscles abdominaux ; en élevant le bassin et les cuisses, outre qu'on concourt à produire le même effet, on écarte encore de la matrice les intestins et les autres parties flottantes du bas-ventre : ce viscère se trouve ainsi isolé et plus palpable.

Le toucher n'exige autant d'appareil dans la manière de situer la femme, que quand il y a beaucoup d'incertitude ; car ordinairement on touche la femme debout, appuyée contre quelque chose de solide, et le corps un peu renversé en arrière. Au reste, quelque position qu'on fasse prendre à la femme, dès qu'elle est située d'une manière ou d'une autre, l'opérateur ayant le haut de la main couvert d'un linge, introduira le doigt indicateur, enduit d'un corps mucilagineux quelconque, par la partie inférieure de la vulve ou du vagin, avec tout le ménagement et toute la douceur imaginables, et le portera, non en ligne directe, mais un peu obliquement, de bas en haut et de droite à gauche, vers l'intestin rectum, où le col de la matrice est ordinairement placé. S'il s'agissait de toucher, pour soupçon de grossesse, une fille non déflorée, on porterait le doigt avec encore plus de circonspection, dans la crainte de flétrir et de forcer ce qui pourrait ne pas l'être encore.

Nous venons de dire qu'il fallait introduire le doigt par la partie inférieure de la vulve, et l'observation de ce précepte est de la plus grande importance, surtout pour l'accoucheur ; car, si vous introduisiez le doigt par la partie antérieure ou supérieure du vagin, vous pourriez vous embarrasser autour du clitoris, et alors, ou faire du mal à la femme par un attouchement trop violent, ou même lui causer un chatouillement qui, chez certaines personnes, pourrait vous faire soupçonner de lubricité, et détruire en un instant toute la confiance que vous aviez inspirée.

Ce doigt introduit, il faut le fixer à la partie postérieure du col de la matrice, près de son corps. On doit placer en même temps l'autre main sur la région hypogastrique, afin de pousser tout doucement la matrice vers le doigt qui est dans le vagin, pendant que celui-ci repousse légèrement le col ou le corps de l'utérus vers la main qui est placée sur le ventre. Si l'on parvient à exécuter ce mouvement alternatif, si l'on se renvoie ainsi d'une main à l'autre un corps rond et mobile, on peut être sûr que c'est la matrice qu'on sent, et la matrice occupée ou engorgée; car ce viscère, sans grossesse et sans maladie, se trouve caché derrière et sous le pubis, sans le déborder, et par conséquent on aurait beau palper le ventre, on ne peut le rencontrer. Pour le sentir, il faut qu'il ait augmenté du double ou du triple en volume, ce qui n'arrive guère qu'au terme de trois mois. Aussi ne doit-on jamais se permettre le toucher avant cette époque, dans la crainte de n'en tirer aucun fruit, et même de se faire tort à soi-même et aux autres. Avant ce temps, notre jugement ne doit être que conditionnel, si l'on n'a pu se dispenser d'en porter un de cette manière; mais le mieux est de temporiser jusqu'à ce qu'on ait à peu près atteint le terme dont il s'agit, terme qui n'est pourtant pas invariable, car il est plus avancé chez les personnes maigres que chez celles qui sont grasses et replètes : l'embonpoint peut le reculer jusqu'à quatre mois. Ce n'est pas que la matrice ne déborde également le pubis chez ces dernières, dès le troisième mois; mais le tissu graisseux qui épaissit les enveloppes du bas-ventre nous empêche de sentir plutôt la matrice à travers ses tégumens.

L'embonpoint n'est pas le seul obstacle qui puisse s'opposer au succès de l'opération. Quelquefois les muscles du bas-ventre sont naturellement dans une tension telle qu'ils nous masquent absolument la matrice, même en état de plénitude; ou bien des femmes ou filles, qui ont intérêt à cacher leur état de grossesse, tendent volontairement ces mêmes muscles, ainsi que les autres enveloppes de l'abdomen, et rendent ainsi nos recherches également infructueuses; mais alors il suffit quelquefois de les faire jaser, de leur faire des questions subites, pour mettre l'abdomen dans un état de relâchement, et saisir, comme à la volée, le corps de la matrice, en état d'imprégnation.

Si le toucher offre tant de difficultés et d'incertitude, lorsqu'il est exercé de la double manière que nous avons indiquée, que serait-ce si on ne la pratiquait que par le vagin, où certains auteurs ont prétendu qu'on pouvait trouver des signes suffisans et bien caractérisés, même d'une grossesse commençante.

Dans tous les cas, il vaudrait mieux attendre encore que de précipiter son jugement, car bientôt les mouvemens du fœtus pourront ne plus laisser de doute, comme seul signe vraiment certain de grossesse.

On distingue ordinairement deux espèces de mouvemens de la part de l'enfant, des mouvemens actifs et d'autres purement passifs : c'est-à-dire qu'il est mu par les uns, et que par les autres il se meut lui-même dans la matrice. Ceux-ci dépendent du mouvement musculaire qui a lieu chez le fœtus dès que ses muscles sont assez forts pour les exécuter, comme quand il remue les bras, les jambes ou d'autres parties du corps, ce qui arrive de très-bonne heure, quoique la plupart des femmes n'en ressentent rien à une époque où la faiblesse de ces mouvemens, la petitesse et le peu d'étendue des membres du fœtus ne lui permettent pas encore de heurter, avec une force remarquable, contre

I.

les parois de la matrice, dont les eaux, au milieu desquelles il est suspendu, le tiennent presque également éloigné de toutes parts.

Si ces mouvemens sont prématurés chez quelques femmes assez sensibles ou assez attentives pour s'en apercevoir de très-bonne heure, ils sont assez tardifs chez quelques autres pour ne se faire sentir qu'au cinquième, sixième ou même au septième mois. Mais ces cas sont extrêmement rares, et chez la plupart ils se manifestent constamment aux approches du terme de quatre mois ou quatre mois et demi de grossesse.

Le fœtus peut encore exécuter un mouvement passif dans la matrice, c'est celui du balotement au milieu du fluide dans lequel il nage. Ce mouvement dépend si peu de lui, qu'il existe même après sa mort, d'une manière très-incommode, il est vrai, pour la mère, qui se plaint de sentir comme une espèce de boule retomber vers le côté où elle s'incline. Ce mouvement est entièrement soumis à l'action de la matrice, de la femme, et même de l'accoucheur, qui peut l'exciter à son gré. Ce balotement du fœtus est aussi très-précoce; mais il ne se fait bien sentir que du troisième au quatrième mois, époque à laquelle le fœtus, ayant spécifiquement plus de pesanteur qu'un pareil volume de la masse d'eau qui l'entoure, doit reposer sur la partie la plus basse de la cavité de la matrice. Pour rendre ce balotement sensible, il suffit d'appliquer une main sur le ventre, et d'introduire un doigt de l'autre dans le vagin, devant le col et sur le corps de la matrice. Alors, exécutant le mouvement alternatif dont nous avons déjà parlé, les deux mains pourront se renvoyer tour-à-tour le fœtus mobile et prêt à retomber après chaque légère secousse que le doigt lui aura commuhiquée par le vagin, et que l'autre main aura secondée et répétée en dehors. La meilleure manière de situer alors la femme est de la faire tenir debout, cette position étant la plus propre à faciliter la chute ou l'élévation perpendiculaire de l'enfant ainsi baloté. Ce balotement est donc un signe exclusif et péremptoire de grossesse ; seulement il n'indique pas si l'enfant est mort ou vivant ; mais assez d'autres signes peuvent nous le faire connaître, comme nous l'avons déjà indiqué.

On a encore voulu que la fluctuation fût un signe positif de grossesse ; mais qui peut la reconnaître dans les premiers temps de la grossesse? et, en supposant même qu'on la reconnût, qui garantira qu'elle n'indique pas une hydropisie de matrice?

C'est donc un faible moyen, un moyen très-conjectural, que la fluctuation pour reconnaître les divers temps d'une bonne grossesse, si on n'y joint la plupart des autres signes rationnels et sensibles dont nous avons parlé, et d'autres que nous allons indiquer en parcourant les différentes époques de la gestation.

Nous avons déjà dit que, jusqu'au troisième mois de grossesse, ou environ, tous les signes rationnels étaient incertains, et que les signes sensibles même, déduits de la vue et du toucher, étaient à peu près nuls. Il arrive cependant quelquefois que dès le deuxième mois le ventre paraît se tuméfier ; mais s'il se tuméfie, ce n'est pas toujours par l'augmentation de la matrice, mais seulement par le dégagement de plusieurs gaz, qui font paraître le ventre comme météorisé ; et cela est si vrai, que ce météorisme venant à se dissiper par la suite, souvent le ventre ne paraît pas plus gros à six mois de grossesse qu'à deux. La plupart du temps, même à deux mois ou environ, le corps de la matrice prétant seul, ou à peu près seul, à son extension et transversalement, ce viscère descend un peu plus bas dans la cavité du bassin, son fond se rapprochant de son col. Or, les viscères de l'abdomen obéissant à cet affaissement, il arrive souvent que le ventre, loin d'augmenter en volume, semble au contraire s'applatir un peu. Le col d'ailleurs ne présentant presque aucune différence dans sa position, et cette différence même, s'il en existe alors, pouvant dépendre de toute autre cause physiologique ou pathologique, il est plus que démontré, par cela même, que jusqu'à l'époque de trois mois ou environ, rien de rationnel, rien de sensible ne peut nous offrir une bonne indication de grossesse.

Au troisième mois, un jour plus grand, plus lumineux, commence à éclairer l'accoucheur. A cette époque, comme nous l'avons déjà dit, le toucher peut et doit être mis en usage; à cette époque, la main de l'accoucheur n'erre plus au hasard sans rien rencontrer de sensible et de palpable; à cette époque, on découvre, on sent assez manifestement le fond de la matrice en palpant la région hypogastrique; qu'elle commence à soulever, parce qu'elle dépasse alors le rebord des os pubis, et en général celui du détroit supérieur. Cette élévation fait que la main sent dans la région indiquée une espèce de globe arrondi, égal dans toute sa surface, et présentant une certaine souplesse. Si ce corps était le résultat d'une maladie chronique, il serait moins régulier, inégal en partie, et dur en certains endroits; le col d'ailleurs, plus ou moins altéré, participerait à l'état pathologique du corps et du fond. Cette dernière différence entre une matrice malade ou grosse, ne laisse presque plus de doute à l'accoucheur sur l'état de plénitude ou de vacuité de ce viscère.

Plus le quatrième mois avance, plus les doutes, s'il en reste, doivent se dissiper, la matrice s'élevant, à cette époque, souvent de plusieurs travers de doigt au dessus du détroit supérieur; et quand même cela ne serait pas, on ne la sentirait pas moins au toucher, en faisant une pression légère et méthodique sur la région hypogastrique, alors déjà plus saillante, plus arrondie et plus tendue.

Dans le cours du cinquième mois, si les mouvemens de l'enfant tardaient à se faire sentir, le fond de la matrice, qui monte alors jusqu'à deux doigts au-dessous de l'ombilic, peut nous dispenser d'attendre après ce signe non équivoque; on en peut dire autant du col, qui, en s'éloignant d'une manière très-sensible de la vulve, se porte en arrière et en haut, surtout si c'est une grossesse en besace.

Au sixième mois, la matrice offre un changement bien plus notable. D'abord elle s'élève au-dessus de l'ombilic, et celui-ci s'efface; mais ce qu'il y a de plus remarquable à cette époque, c'est que le col commence à s'élargir du côté de sa base, en sorte qu'en cet endroit il s'évase, pour ainsi dire, en forme d'entonnoir; il acquiert aussi plus de souplesse. Voilà l'époque du sixième mois indiquée d'une manière bien frappante, par les changemens qui arrivent alors seulement au col. Il serait à souhaiter que toutes les autres époques de la gestation pussent se reconnaître à des signes aussi certains.

Quant au septième mois, il n'y a ordinairement de remarquable que l'augmentation sensible des signes du mois précédent, et la facilité de sentir la tête de l'enfant, si c'est elle qui se présente; mais cette époque est célèbre dans l'opinion du vulgaire et de quelques praticiens peu éclairés, qui croyaient qu'à ce terme l'enfant se retournait et faisait la culbute. Quoique nous soyons fort éloignés de partager l'opinion du vulgaire, à l'égard de la prétendue culbute de l'enfant, que nous regardons, au contraire, comme une chose absurde et des plus erronées, nous ne pouvons nous empêcher d'avouer qu'au terme du septième mois, plusieurs femmes éprouvent des événemens assez remarquables, dont on ne peut trop déterminer la cause, mais qui ne laissent pas que de les tourmenter et de troubler momentanément leur santé.

Dans le courant et surtout à la fin du huitième mois, le foud de la matrice s'approche tellement du creux de l'estomac ou du cœur, *scrobiculum cordis*, qu'on ne peut plus guère distinguer et apprécier au juste jusqu'à quel point elle s'étend. Aussi le cœur et l'estomac sont-ils alors fort gênés, comme l'indiquent souvent les palpitations, les suffocations, les rapports et les mauvaises digestions qui se manifestent assez communément à cette époque. Le col alors est presque entièrement effacé, et son orifice si éloigné, que pour y parvenir par le toucher, il faut quelquefois porter le doigt à une hauteur considérable, et fort en arrière, à droite ou à gauche, suivant l'inclinaison du col ou celle de la matrice.

Au neuvième mois, le toucher, loin de présenter les incertitudes des premiers temps de la grossesse, offre, au contraire, les résultats les plus intéressans par les changemens remarquables que présentent la matrice et son col. Tous deux alors achèvent de se développer, et les bords du dernier sont extrêmement minces et souples; quelquefois cependant on les trouve plus gros et tuméfiés : mais c'est un état d'œdématie de cette région de la matrice, qui s'étend au loin, et qu'il est facile de distinguer à cause de l'étendue des parties affectées. Mais une chose plus remarquable, c'est qu'au neuvième mois, loin de s'élever de plus en plus comme précédemment, la matrice redescend au contraire, et, quoiqu'elle continue à augmenter, le ventre s'affaisse et diminue ; c'est que dans ce dernier mois surtout, l'augmentation de la matrice ne se fait plus qu'aux dépens de son col, et s'étendant uniquement dans un sens, c'est-à-dire en bas, le fond et le corps doivent redescendre un peu, au lieu de continuer à s'élever. Cet affaissement, souvent subit, la légèreté que sentent les femmes, la dilatation de l'orifice, quoique arrivant quelquefois plus tôt, la souplesse de ses bords, tous ces signes, rapprochés de la suppression des règles, des premiers mouvemens de l'enfant, du volume de la matrice, de la dureté et de la grosseur de la tête, que le toucher nous fait distinguer, joints à quelques légers ressentimens de douleurs, de pesanteur sur le siége, d'envies d'uriner, etc., tout cela annonce les approches de l'accouchement, pendant et après lequel le toucher n'est pas moins utile, et doit se pratiquer de la même manière que nous venons de l'indiquer ou à peu-près, quoique dans des circonstances différentes.

FIN DU PREMIER VOLUME.

TABLE

DU PREMIER VOLUME.

(5o5)

(507)

DEUXIÈME PARTIE.

Accouchemens prétendus contre nature artificiels.

(509)

FIN DE LA TABLE.

www.ingramcontent.com/pod-product-compliance
Lightning Source LLC
LaVergne TN
LVHW021938170726
843501LV00001BA/188